Liem

Das Osteopathie-
Selbsthilfe-Buch

Thieme
QUALITÄTS-
GARANTIE

Liebe Leserin, lieber Leser,

wenn es um die eigene Gesundheit geht, darf man nichts dem Zufall überlassen. »Für eine bessere Medizin und mehr Gesundheit im Leben«: So lautet das Qualitätsversprechen der Marke Thieme. Ärztlich Tätige, Pflegekräfte, Physiotherapeuten oder Hebammen – sie alle verlassen sich darauf, dass sie von Thieme, dem führenden Anbieter von medizinischen Fachinformationen und Services, die entscheidenden Informationen zur richtigen Zeit am richtigen Ort bekommen. So können sie die Menschen, die sich ihnen anvertrauen, bestmöglich unterstützen. Auch Sie können sich auf die TRIAS Ratgeber mit dem Thieme Qualitätssiegel verlassen! Diese Informationsangebote helfen Ihnen dabei, die richtigen Entscheidungen zu treffen, wenn es um Ihre Gesundheit geht, selbst daran mitzuwirken, gesund zu werden, sich gesund zu erhalten oder das Fortschreiten einer Erkrankung zu vermeiden. Mit einem TRIAS Titel aus dem Hause Thieme überlassen Sie Ihre Gesundheit nicht dem Zufall!

Ihr TRIAS-Team

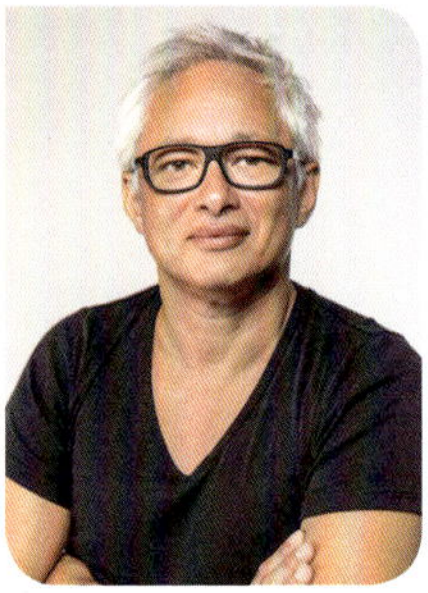

Torsten Liem hat die Osteopathie Schule Deutschland (OSD) gegründet und von 1999 bis 2019 geleitet. Neben einem D.O., einem B.Sc. und M.Sc. in Osteopathie sowie einem M.Sc. in Kinderosteopathie ist er auch in England im General Osteopathic Council als Osteopath anerkannt. Er hat die ersten akademischen Lehrprogramme in Deutschland für Osteopathie, Sport- und Kinderosteopathie sowie die osteopathische Akupunktur und die psychosomatische Osteopathie begründet und weiterentwickelt. Er hat zahlreiche Bücher geschrieben, die Zeitschrift »Osteopathische Medizin« mitbegründet und ist Mitglied im Advisory Board des »International Journal of Osteopathic Medicine«. Zudem ist er Mitglied in zahlreichen Fachgesellschaften und Vorstand der Europäischen und Deutschen Gesellschaft für Kinderosteopathie sowie des Osteopathic Research Instituts. Er unterrichtet verschiedene Yogarichtungen, Meditation und Atemtherapie und hat ein eigenes integriertes Lehrsystem entwickelt. Darüber hinaus kombiniert er musiktherapeutische Ansätze mit Osteopathie. Neben seiner Praxis in Hamburg führt er gerade klinische Forschungen zur Behandlung von Sportlern und zu Techniken der psychosomatischen Osteopathie durch. Mehr erfahren Sie in seinem osteopathischen Gesundheitsblog: www.osteopathie-liem.de.

Christine Tsolodimos hat das Handwerk der Redakteurin an der Hamburger Journalistenschule erlernt. Sie war als Redakteurin und Autorin für Magazinredaktionen und Buchverlage tätig und mehrere Jahre Medizinredakteurin der »Brigitte«. Mit Torsten Liem hat sie das Sachbuch »Osteopathie: Gezieltes Lösen von Blockaden« (TRIAS) verfasst.

Torsten Liem
mit Christine Tsolodimos

Das Osteopathie-Selbsthilfe-Buch

Wie Osteopathie wirkt und die Selbstheilung fördert
Mit Übungen für jeden Tag

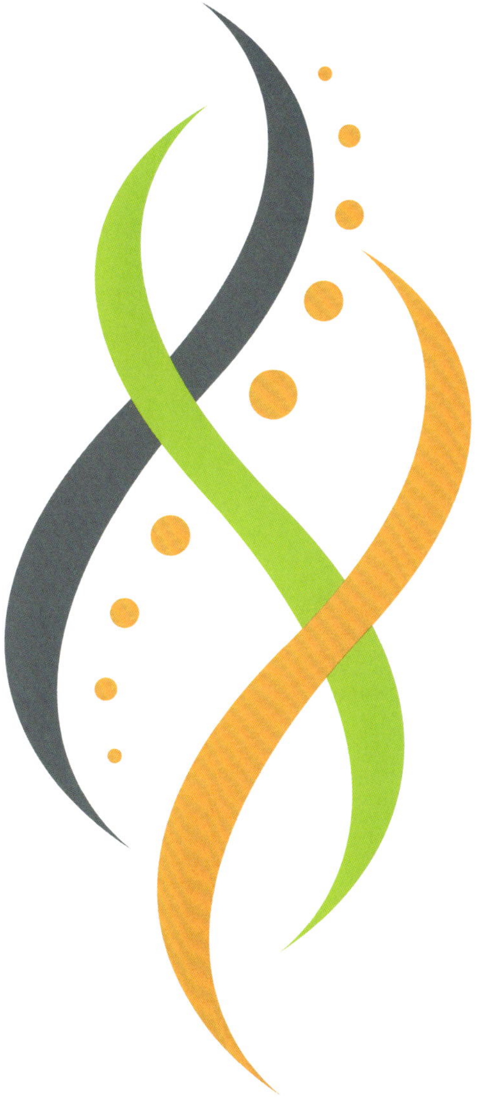

TRIAS

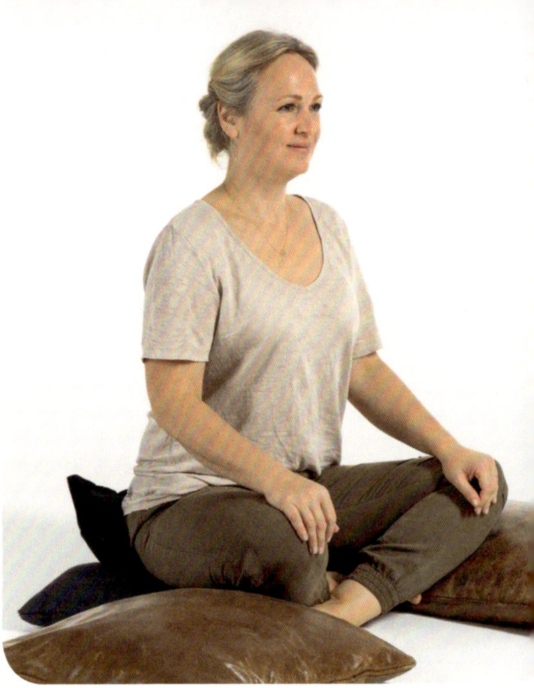

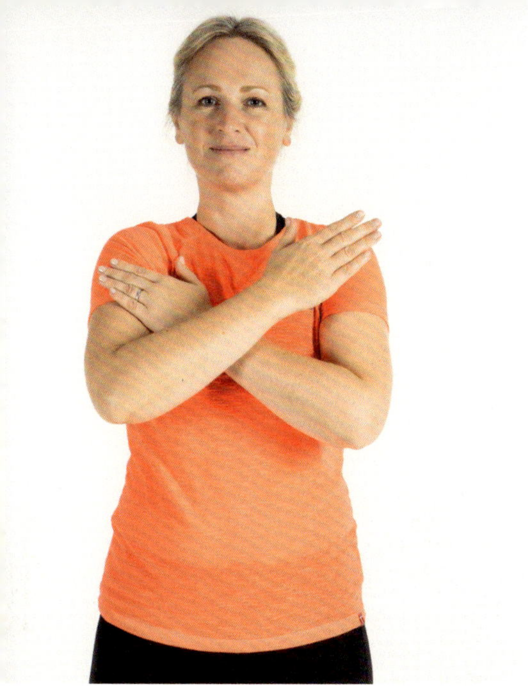

Liebe Leserin, lieber Leser,

Den Bewohnern der westlichen Industrieländer geht es so gut wie nie zuvor: Die Lebenserwartung steigt noch immer, viele Menschen sind noch im hohen Alter weitgehend gesund und beweglich.

Parallel steigt aber auch die Zahl der Menschen, die unter einer oder mehreren der großen Zivilisationskrankheiten leiden: Herz-Kreislauf-Erkrankungen, Übergewicht, Erkrankungen der Atemwege, Krebs, Depressionen und andere seelische Erkrankungen. Alle diese Erkrankungen haben auch mit unserem Lebensstil zu tun: Wie wir uns ernähren, wie viel Bewegung und Schlaf wir bekommen, ob unser Alltag eher hektisch oder ausgeglichen ist, spielt eine große Rolle.

Vielen ist das bewusst und sie möchten ihren Lebensstil zum Guten verändern. Vielleicht gilt das auch für Sie. Dieses Buch soll Ihnen Mut machen und Sie begleiten. Es basiert auf den Prinzipien der Osteopathie, des Heilverfahrens, in dem ich ausgebildet bin und mit dem ich seitdem arbeite. Ein wesentliches Merkmal der Osteopathie ist, dass Diagnose und Behandlung vorrangig mit den Händen erfolgen. Der gesamte Organismus und die Seele des Menschen werden als Einheit angesehen.

Ein wichtiger Grundsatz der Osteopathie lautet »Leben ist Bewegung«. Ernsthafte Therapeutinnen und Therapeuten (das sind die meisten) wenden diesen Grundsatz auch in ihrem beruflichen Leben an: Sie betrachten sich selbst niemals als »fertig ausgebildet«, sondern lernen ständig weiter – von ihren Patientinnen und Patienten, auf Tagungen, von Mediziner/-innen und von Fachleuten anderer Disziplinen. Sie versuchen, Antworten zu finden auf die immer neuen Fragen, die ihnen auf ihrem beruflichen Weg als Behandelnde begegnen.

Ob Ärztin oder Osteopath: Eine der wichtigsten Fragen für Behandelnde aller Fachrichtungen ist, was sie dafür tun können, damit es ihrer Patientin, ihrem Patienten auf Dauer besser geht. Mich beschäftigt diese Frage ständig, und ich denke, dass ich inzwischen einen Teil der Antwort kenne: Meine Behandlung ist nur die Hälfte wert, wenn die Patientin, der Patient nicht daran mitwirkt.

Ich bringe mit den Mitteln der Osteopathie Strukturen und Gewebe im Körper in Bewegung. So können Verhärtungen gelöst werden – der Heilungsprozess wird angestoßen. Damit er sich vollenden kann, muss jedoch der oder die Behandelte die Bewegung fortsetzen – zuerst im eigenen Denken und Fühlen. Es muss der Wunsch entstehen, sich auf den Weg zu machen. Das Leben so zu ändern, dass es einem auf Dauer besser geht. Vielleicht sind nur kleine Veränderungen nötig. Es kann aber auch sein, dass jemand für seine körperliche und seelische Gesundheit vieles »opfern« muss, was ihm im Moment noch unverzichtbar erscheint. Dazu müssen die Gedanken in Bewegung kommen.

Darum finden Sie in diesem Buch auch viel Wissenswertes über die Organe und Systeme des Körpers, ihre Aufgaben und Funktionen. Dies soll Ihnen helfen, die richtigen Entscheidungen für Ihr Wohlbefinden zu treffen. Und auch der Körper muss in Bewegung kommen. Denn ohne Bewegung kein Leben. Sie werden in diesem Buch immer wieder davon lesen.

Aber welche Veränderungen helfen wirklich und auf Dauer? Wie macht man den ersten Schritt und wie hält man durch? Das erforschen Wissenschaftler/-innen überall auf der Welt. Wir alle, wirklich jeder und jede, können ihre Erkenntnisse für unsere Gesundheit nutzen. Ich habe mich für dieses Buch selbst auf den neuesten Stand gebracht und war trotz meiner jahrelangen Erfahrung als Therapeut manchmal selbst überrascht, geradezu begeistert darüber, wie einfach es sein kann, sich selbst etwas Gutes zu tun. Mit dieser Begeisterung möchte ich Sie anstecken. Lesen Sie los! Lernen Sie überraschende »Gesundmacher« kennen. Erfahren Sie, was bereits kleine Veränderungen bewirken können. Und wie große Veränderungen, die Sie vielleicht schon ein paarmal erfolglos probiert haben, beim nächsten Mal gelingen können.

Ich selbst bin Osteopath. Das Buch ist deshalb nach den fünf Modellen der Osteopathie gegliedert. Es basiert auf den Prinzipien und Sichtweisen der Osteopathie. Dabei werden aktuelle medizinische Erkenntnisse ausdrücklich einbezogen. Wichtig ist: In diesem Buch stehen Sie im Vordergrund. Es geht weniger darum, was Osteopathen wie tun – also die genaue Beschreibung osteopathischer Behandlungstechniken –, sondern mehr darum, wie Sie auf der Basis osteopathischer Prinzipien, Sichtweisen, Ansätze und Modelle Ihre Gesundheit und Ihr Wohlbefinden aktivieren, verstärken und stabilisieren können.

Befinden Sie sich gegenwärtig in osteopathischer Behandlung, liefert dieses Buch das nötige sehr praxisnahe Verständnis, damit Sie aktiv am Heilungsprozess teilhaben und im Team mit Ihrer Osteopathin, Ihrem Osteopathen die Fundamente für Ihre Heilung legen können.

Ihr Torsten Liem

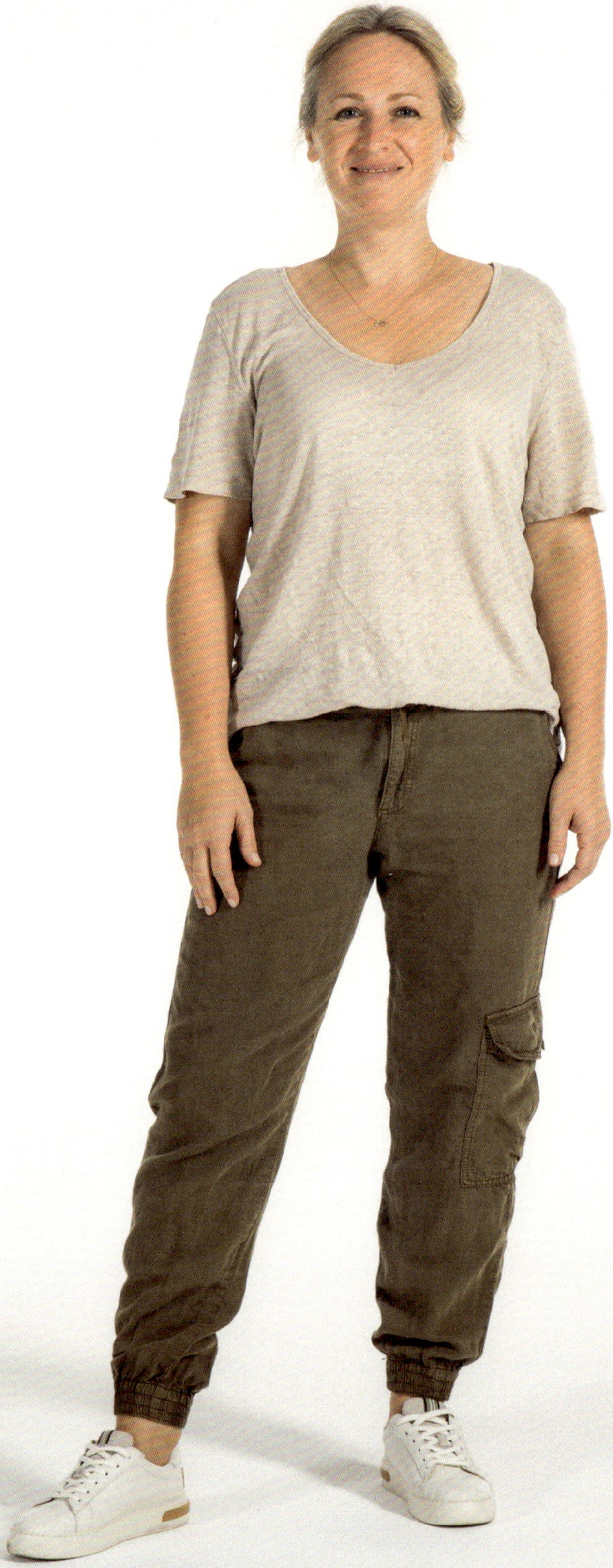

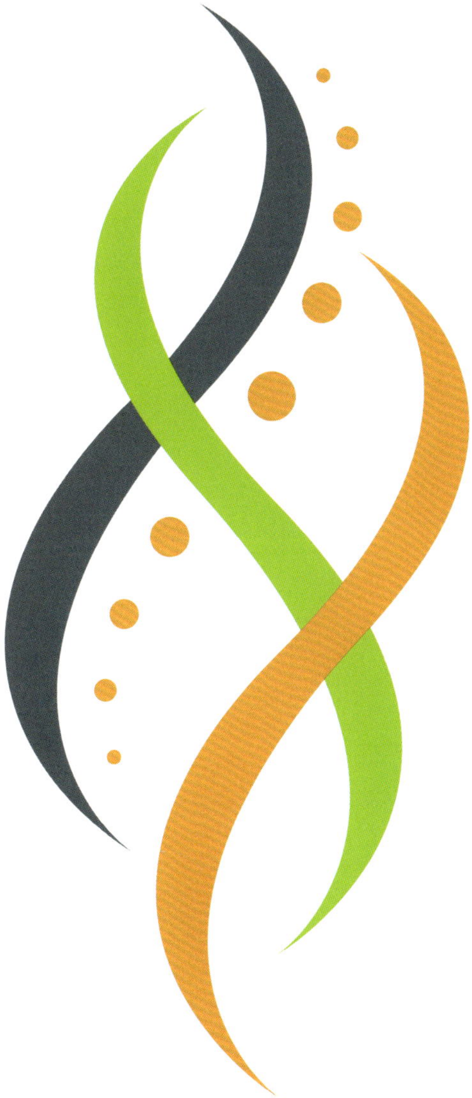

Ein paar Worte vorweg

Bevor Sie durchstarten können, erfahren Sie hier noch einige grundlegende Dinge über dieses Buch und seine Inhalte.

Neue Wege

Es ist großartig, dass Sie sich entschlossen haben, etwas für Ihre Gesundheit zu tun. Dieser Entschluss ist der erste Schritt auf einem neuen Weg zu mehr Wohlbefinden für Körper und Seele.

Vielleicht haben Sie das Inhaltsverzeichnis überflogen und fragen sich jetzt, ob Sie das alles lesen müssen, bevor Sie anfangen können, gesünder zu leben. Nein, das brauchen Sie nicht! Wenn ein Thema Sie besonders interessiert, fangen Sie einfach dort an zu lesen und die Tipps zu erproben. Ich bin allerdings überzeugt: Sobald Sie in einem Bereich Ihren Lebensstil verändert und die positiven Wirkungen gespürt haben, werden Sie Lust bekommen auf mehr.

Langjährige Gewohnheiten dauerhaft zu verändern ist eine Herausforderung, die zuerst einmal eines braucht: den Mut, den ersten Schritt zu tun. Mut braucht Motivation, den Willen, etwas jetzt zu tun. Motivation entsteht aus Wissen heraus, dem Wissen um Zusammenhänge.

Unser Körper, unsere Organe haben sich über Millionen von Jahren immer wieder an neue Verhältnisse, unsere Umgebung und Lebensbedingungen angepasst. Das Wissen darum, wie groß der Einfluss der Umwelt und unseres Lebensstils auf unseren Organismus ist und wie wir Gesundheit begünstigen können, nutzen nicht nur Osteopath/-innen, sondern auch Sie können damit aktiv Ihre Gesundheit stärken.

Es wartet eine Belohnung auf Sie. Besser gesagt, gleich mehrere: mehr Leichtigkeit. Mehr Wohlgefühl im eigenen Körper. Mehr Vertrauen auf die eigenen Kräfte. Mehr Glück. Das Wunderbare dabei: Die Belohnungen werden nicht erst verteilt, wenn der ganze Weg geschafft ist. Sie stellen sich bereits nach den ersten Schritten ein, bereiten Freude und motivieren zum Weitermachen.

Wie sich die Veränderungen in Ihrem Organismus auswirken, wie sich das messen und beweisen lässt, können Sie in wissenschaftlichen Untersuchungen nachlesen. Die kleinen hochgestellten Zahlen in den Texten verweisen auf die Veröffentlichungen, auf die ich mich beziehe. Die Listen dieser Arbeiten sind online abgelegt (den Link finden Sie am Ende des Buches, Seite 289).

»Weniger ist mehr!«

Eine Veränderung des Lebensstils ist kein Hochleistungssport, es geht nicht um schneller, höher, weiter. Gefragt sind vielmehr kleine Schritte und Ausdauer.
In einer Meta-Analyse von 150 Forschungsberichten zu Verhaltensänderungen in den Bereichen Rauchen, Ernährung und körperliche Aktivität aufgrund von ärztlichen Empfehlungen wurde festgestellt: Es ist nicht zielführend, sehr viel gleichzeitig zu verändern. Eine moderate Anzahl von Veränderungen bewirkt stärkere Effekte. Wenn das Ziel erreichbar erscheint, ist die notwendige Motivation zur Umsetzung der Veränderungen gewährleistet.[1] Zwei bis drei Veränderungen bringen den meisten Erfolg. Noch besser wird das Ergebnis, wenn alle Veränderungen zu einer der beiden folgenden Gruppen gehören[2]:

- **Aktiv werden** (z. B. mehr körperliche Aktivität, häufiger Gemüse und Fisch essen),
- **Reduzieren/verzichten** (z. B. weniger Süßigkeiten essen, Bildschirmzeit reduzieren, Entspannen und Ausruhen).

Veränderungen aus der Gruppe Reduzieren/verzichten sind wirksamer in den Bereichen Ernährung und Bewegung. Beim Rauchen haben Veränderungen aus der Gruppe **Aktiv werden** den stärkeren Effekt.[3]

Aller Anfang ... ist nicht schwer!

Vielleicht haben Sie bereits eine Wunschliste von Veränderungen – und fragen sich jetzt: Wie fange ich das bloß an? Kann ich das überhaupt schaffen?

Keine Angst! Das ist ernst gemeint. Wenn Sie eine Lebensstiländerung nur deshalb angehen, weil Sie Angst haben, Diabetes, Krebs oder eine Herzkrankheit zu bekommen, werden Sie keinen bleibenden Effekt erzielen. Angst motiviert nicht, sie lähmt und macht auf Dauer krank.

Ich möchte Sie einladen, Ihren Weg zu einem gesünderen Lebensstil und mehr Glück mit Vorfreude zu beginnen. Die folgende Übung kann Sie darin unterstützen.

Übung: Blick in die Zukunft

- Sorgen Sie dafür, dass Sie in der nächsten halben Stunde nicht gestört werden.
- Legen Sie ein paar leere Blätter und einen Stift bereit.
- Denken Sie an eine Verhaltensänderung, die Ihnen sehr wichtig ist.
- Lassen Sie sich jetzt ein paar Minuten Zeit für eine Phantasiereise.
- Stellen Sie sich vor, Sie hätten die Verhaltensänderung geschafft. Ein halbes Jahr ist seitdem vergangen. Sie haben sich an das neue Verhalten ganz und gar gewöhnt, es ist Ihnen selbstverständlich geworden. Und: Sie spüren die positiven Effekte.
- Welche sind das? Schreiben Sie auf, wie sich Ihr Befinden, Ihre Stimmung, vielleicht auch Ihr Aussehen verändert haben.
- Wie fühlen Sie sich heute insgesamt?
- Wenn Sie gefragt würden: »Und was hat es dir gebracht?«, wie würden Sie diese Frage in einem Satz beantworten?

Wie Gesundheit entsteht

Wann ist ein Mensch gesund? Wenn er an keiner bekannten Krankheit leidet, keine Schmerzen hat? Wenn die Blutwerte im Normbereich sind? Das ist nur ein Teil der Wahrheit.

Die traditionelle westliche Schulmedizin hat den Menschen »aufgeteilt«: Um den Magen z. B. kümmern sich Gastroenterolog/-innen, für die Haut sind Dermatolog/-innen zuständig, Onkolog/-innen behandeln Krebserkrankungen, Psychotherapeut/-innen die Seele. Allerdings sind die Grenzen durchlässiger geworden.

Ich selbst bin durch inzwischen jahrzehntelange Praxis und Lehre zu der Überzeugung gekommen, dass eine ganze Palette von Faktoren Gesundheit und Wohlbefinden bedingen und beeinflussen. Und es braucht eine ganze Palette von Wissenschaften, um diese Faktoren zu verstehen: Epigenetik, Genetik, Biochemie, Psychologie, Sozialwissenschaften – um nur einige zu nennen.

In der Osteopathie wurde von Anfang an der Organismus als Ganzes betrachtet und behandelt, später wurde auch der Lebenskontext des Patienten einbezogen. Aus dieser ganzheitlichen Sichtweise ist die psychosomatische Osteopathie entstanden, eine noch junge Fachrichtung innerhalb der Osteopathie, die ich entwickelt habe. Psychosomatische Osteopath/-innen sehen Körper und Seele als eine bis ins Innerste verwobene Einheit an und gehen z. B. davon aus, dass sich Funktionsstörungen der Gewebe in bestimmten Bewusstseinsmustern widerspiegeln und umgekehrt.

Diese bis ins Innerste und Äußerste verwobene Einheit und gleichzeitig dynamische und sich auch hierarchisch gegenseitig beeinflussende Vielschichtigkeit, die das Befinden eines Menschen ausmachen, kann heute viel differenzierter erkannt und behandelt werden, als es zu den Anfängen der Osteopathie wissenschaftlich möglich war. Funktionsstörungen der Gewebe spiegeln sich auf vielfache Weise in Erlebens- und Bewusstseinsmustern und allen unseren Lebensäußerungen wider und umgekehrt.

Psychosomatische Osteopath/-innen sehen nicht nur Körper, Geist und Seele als Einheit an, sondern untersuchen und behandeln auf differenzierte Art und Weise die Dynamik zwischen Körper, Psyche und dem Lebensumfeld sowie weiteren Zusammenhängen. Zugleich wird der Bewusstheit, der Haltung, dem Verhalten und dem individuellen Potenzial des Patienten, selbst an seiner Genesung mitzuwirken, eine zentrale Rolle im Heilungsprozess zugesprochen. Dadurch nimmt der Patient in der Behandlung eine aktivere Rolle ein als sonst in der Osteopathie üblich.

Einerseits zeigen sich innerliche Erfahrungen immer auch im Körperlichen, andererseits gibt es auch hierarchisierte Entwicklungen, die es in der Behandlung zu berücksichtigen gilt, z. B. ist das Vorderhirn in der Lage, Schmerzempfindungen im Körperlichen zu regulieren und zu relativieren.

Die Kettenreaktionen des Befindens

Gesundheit und Krankheit spielen sich auf verschiedenen Ebenen des menschlichen Befindens ab. In der psychosomatischen Osteopathie wird davon ausgegangen, dass es eine Hierarchie dieser Ebenen gibt; weiter oben stehen die Überzeugungen, weiter unten im System die Aktivitätszustände des autonomen Nervensystems. Eine Gesundheitsstörung kann von oben ausgehen, etwa der Überzeugung eines Menschen, dass ihm von seinen Mitmenschen Gefahr drohe. Diese Überzeugung kann Veränderungen im – für das Gefühlsleben verantwortlichen – limbischen System (wie Angst), und im au-

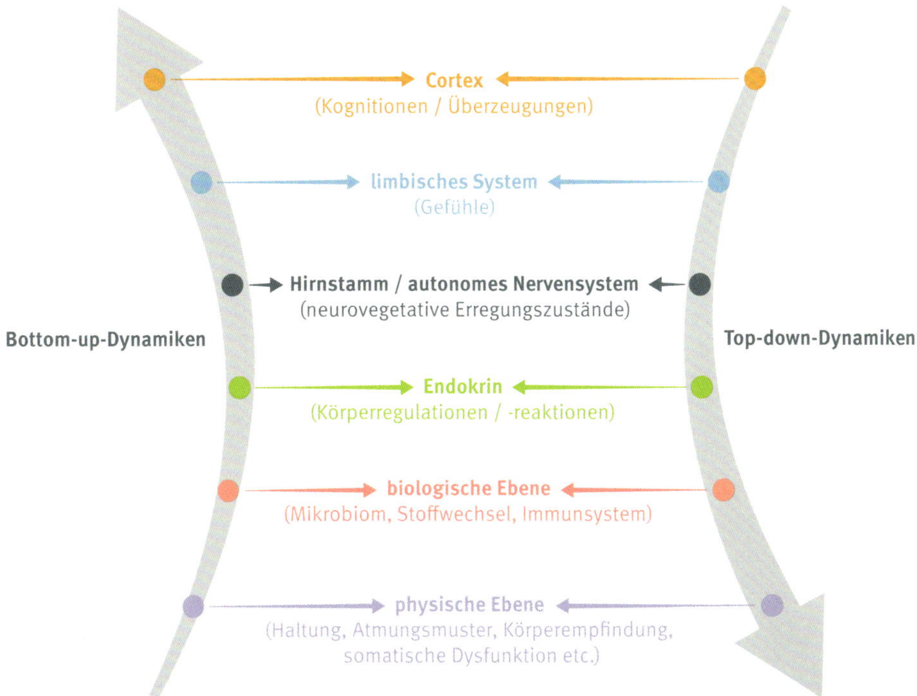

Integration von Top-down- und Bottom-up-Prozessen in die therapeutische Begegnung

tonomen Nervensystem (wie Wachsamkeit und Fluchtgefühle) und weiter darunter gelegenen Ebenen bewirken. Sie zeigt sich auch in der Körperhaltung, in Atmungsmustern, spezifischen Muskelspannungen und möglichen körperlichen Dysfunktionen. Das nennen wir »Top-down-Kette«, sie führt von den Gedanken im Vorderhirn zu Gefühlen im limbischen System zum autonomen Nervensystem, zum Hormonsystem etc. Die »Bottom-up-Kette« verläuft in umgekehrter Richtung. Es kann sich z. B. ein verstauchter Fuß auf das Becken, das Nervensystem und die Gefühle auswirken.

Jeder Patient zeigt einen anderen individuellen Cocktail verschiedener Top-down«- und »Bottom-up«-Ketten.

Mögliche Risikofaktoren, Wirkmechanismen und Einflüsse von Symptomen

Diese Kettenreaktionen sind nicht statisch, sondern zeigen eine Dynamik, eine Entstehungsgeschichte, die zu verstehen wichtig ist. Von der Befruchtung an durchläuft jeder Mensch – und im Gegensatz zu anderen Tierarten auch insbesondere nach der Geburt – zahlreiche Entwicklungsstufen. Das bedeutet aber auch, dass auf jeder Entwicklungsstufe etwas schiefgehen kann und die weitere Entwicklung möglicherweise dadurch behindert wird. Hier kann die Osteopathie unterstützend ansetzen, indem sie diese Beschränkungen aufzulösen hilft.

Koordinaten der Gesundheit

Wie gesund oder krank wir uns fühlen, hängt von einer Vielzahl von Faktoren ab. In einer Befindensstörung oder Krankheit spielen mindestens vier Sichtweisen und

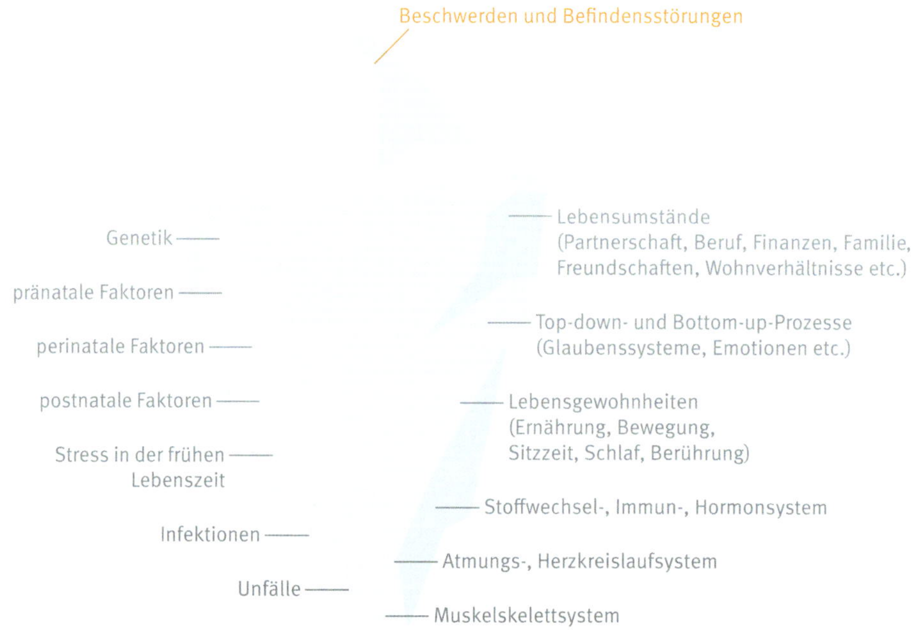

Einflüsse eine Rolle, will man den Patienten möglichst umfassend verstehen und behandeln. Dies umfasst den Menschen in seiner Beziehung zu messbaren Kategorien wie Muskel-Skelett-System etc., seine Beziehung zu sich selbst, zu anderen und in seinem Lebensumfeld (siehe Tabelle).

Koordinaten der Gesundheit

Beziehung zu sich selbst	**Gene und messbare Reaktionen**
Werte Glaubenssystem Denken Bedürfnisse Sinneswahrnehmungen Körperempfindungen Wahrnehmung aus dem eigenen Inneren Gefühle	Genetik Atmung Stoffwechsel Blutbild/Biomarker Immunsystem Herz und Kreislauf Nervensystem Bewegungsabläufe Gestik Verhalten
Beziehung zu anderen	**Beziehung zur Umgebung**
Partnerschaft Sexualität Kernfamilie familiäres Umfeld Freundeskreis berufliches Umfeld kulturelles Umfeld	Beruf Einkommen Gesundheitssystem Wohnverhältnisse Wohnumgebung unmittelbare Umwelteinflüsse globale Umwelteinflüsse

Aus der Praxis des Osteopathen

Kommen Patienten zu einer Konsultation, dann stellen ihre Beschwerden und Befindlichkeitsstörungen nur die Spitze eines Eisbergs dar. Unter der Oberfläche liegen eine Vielzahl von Risikofaktoren, Wirkmechanismen und Einflüssen.

»Unter Wasser«, meist relativ unbemerkt, wirken zahlreiche länger und kürzer wirksame, mehr oder weniger wechselwirksame, sich gegenseitig verstärkende oder vermindernde Risikofaktoren, Wirkmechanismen und Einflüsse, wie z.B. Genetik, Verlauf von Schwangerschaft und Geburt, Stress in der frühen Lebenszeit, Infektionen, Unfälle, Top-down- und Bottom-up-Prozesse (beispielsweise Glaubenssysteme, emotionales Erleben, neurovegetative Zustände wie Entspannung, Kampf- oder Fluchtimpulse etc.), Lebensumstände (Beruf, Partnerschaft, Finanzen, Familiensituation, Freundschaften, Wohnverhältnisse) Lebensgewohnheiten, Zustände des Stoffwechsel-, Immun-, Hormon-, Atmungs-, Herz-Kreislauf- und des Muskel-Skelett-Systems.

Mit der Palpation, also der Tastuntersuchung, können wir gewisse Teile des nicht sichtbaren Eisberges erfassen, wie zum Beispiel die Auswirkungen lange zurückliegender Krankheiten, Unfälle oder seelischer Belastungen. Doch es sind weitere Fachkenntnisse und Wahrnehmungstools nötig, um die Befunde mit den genannten Einflüssen in Beziehung setzen zu können. Andere Aspekte können auf diesem Wege nicht befundet werden. Hier sind weitere diagnostische Kompetenzen nötig, wie die Anamnese, die Befundung des Verhaltens, der Mimik etc., und im Weiteren ggf. auch Fragebögen, Laborbefunde etc.

Aus der Auseinandersetzung mit diesen klinischen Bezügen ist die psychosomatische Osteopathie entstanden.

Wie der Lebensstil die Gesundheit beeinflusst

Hier geht es um Fakten, die Sie kennen sollten – nicht, um sich ein schlechtes Gewissen zu machen, sondern als zusätzliche Motivation zur Veränderung. Wir haben es nämlich zu einem großen Teil selbst in der Hand, wie gesund oder krank wir sind.

In den westlichen Industrieländern sind chronische Krankheiten die Hauptursache für körperliche Einschränkungen und Beschwerden. Sie sind zugleich die häufigste Todesursache.[4] Der Großteil der Ausgaben für das Gesundheitswesen geht auf ihr Konto.[5] Studien zeigen: Bei den meisten dieser Krankheiten, einschließlich Herz-Kreislauf-Erkrankungen, Krebs und Diabetes Typ 2, besteht ein Zusammenhang mit schlechter Ernährung und Bewegungsmangel, und: Mehr als 80 % aller chronischen Erkrankungen könnten durch die Umsetzung einer gesunden Lebensweise vermieden werden.[6] Forscher/-innen sehen die westlichen Industrieländer inmitten einer Gesundheitskrise, die weitgehend auf schlechten Entscheidungen über den Lebensstil basiert.

Wie gesund sind Sie?

Bevor Sie sich auf den Weg zu Ihrem neuen Lebensstil und mehr Wohlbefinden machen, möchten Sie vielleicht wissen, wo Sie heute mit Ihrer Gesundheit stehen. Ein Fragebogen auf meiner Website (siehe Empfehlungskasten, Seite 292) kann Ihnen dabei helfen. Er enthält Fragen z. B. zu Ihren Lebens- und Arbeitsbedingungen, Ihrem Bewegungs- und Ernährungsverhalten sowie gesundheitlichen Beschwerden. Sie können ihn heute ausfüllen – und in einem halben Jahr noch einmal. Der Vergleich wird Ihnen zeigen, was sich verändert hat.

Deutschland ist da keine Ausnahme: Was Übergewicht (BMI 25–29) und Fettleibigkeit (BMI über 30) angeht, sind die Deutschen Europameister. Weltweit an der Spitze stehen die USA. Dass in Russland die Lebenserwartung der Männer bei nur 65 Jahren liegt, kann u. a. auf den hohen Alkohol- und Zigarettenkonsum zurückgeführt werden. Tatsächlich war es für mich, wenn ich in Russland lehrte, eine große Herausforderung, den vielen Wodkagelagen einigermaßen galant aus dem Weg zu gehen. Meine Versuche, Wasser ins Wodkaglas zu kippen, wurden leider immer ziemlich schnell durchschaut.

Warum ändern so viele Menschen ihr Verhalten nicht?

Untersucht wurde auch, wie viele Menschen, die Empfehlungen für einen gesünderen Lebensstil bekommen, diese auch umsetzen: Geht es um die Ernährung allgemein, tun das 23 %. Von denjenigen, die Empfehlungen zur Gewichtsabnahme und mehr Bewegung bekommen, halten sich 40 % daran.

Warum ist das so? Warum ändern so viele Menschen ihr selbstschädigendes Verhalten nicht? Auch dazu gibt es Untersuchungen:

Eine wichtige Ursache ist Unwissenheit.[7] Viele unterschätzen mögliche Risikofaktoren wie z. B. Bewegungsmangel. Chronisch Kranken ist vielfach nicht bewusst, dass sie mit ihrer Lebensweise die Krankheit verschlimmern, womöglich zu ihrem Entstehen beigetragen haben. Während der Behandlung bekommen viele kaum Informationen darüber, wie sie einen effektiven, langfristigen Plan zum Erreichen und Stabilisieren ihrer Gesundheit umsetzen könnten.[8]

Eine weitere wichtige Ursache ist eine »Konsumhaltung« in Bezug auf Gesundheit: Die Medikamente und Therapien werden es schon richten.[9] Diese Überzeugung begegnet auch mir in meiner Arbeit. Gefördert wird diese Haltung vom Medizinsystem, das sich auf die Behandlung von Krankheiten konzentriert und nicht, wie es angemessen wäre, auf Prävention durch einen gesundheitsfördernden Lebensstil. Eine Studie von 2015 kommt zu dem Schluss, dass die historisch gewachsene Ausrichtung der Gesundheitssysteme auf die Unterstützung der akuten und episodischen Versorgung und nicht auf das gleichzeitige Bestehen mehrerer Krankheiten die Patienten, zumindest in einigen Fällen, einem zusätzlichen Risiko aussetzt.

Hinzu kommt, dass viele die möglichen Schäden durch medizinische Eingriffe unter- und den zu erwartenden Nutzen überschätzen, so eine aktuelle US-amerikanische Studie. Eine ausgewogene Information darüber wäre nötig als Grundlage für realistische Erwartungen und informierte Entscheidungen der Patienten, so die Forscher.[10]

Auch der Zeitgeist spielt eine Rolle: Seit einigen Jahren engagieren sich Bewegungen wie »Body Positivity« gegen die Diskriminierung von Menschen, deren Aussehen nicht den gängigen Schönheitsidealen entspricht, die also z. B. übergewichtig sind. Eine »Nebenwirkung« dieses an sich positiven Trends ist, dass den gesundheitlichen Auswirkungen von Fettleibigkeit weniger Bedeutung zugemessen wird.

Berichte über die in den westlichen Industrieländern noch immer steigende Lebenserwartung führen vielfach zu der inneren Einstellung: Warum soll ich noch Gesundheitsvorsorge betreiben, wenn ich voraussichtlich sowieso steinalt werde? Die Antwort auf diese Frage hängt davon ab, wie beweglich und selbstbestimmt man im Alter sein möchte. Das hat wesentlich mit dem Lebensstil in den bisherigen Jahren zu tun. Die gesundheitliche Altersvorsorge ist ebenso wichtig wie die finanzielle, doch das ist bisher zu wenigen Menschen bewusst.

Die Grundlagen der Osteopathie

Bevor wir nun »voll einsteigen«, sehen wir uns noch die vier Prinzipien und die fünf Modelle der Osteopathie an.

Die Osteopathie ist zugleich Philosophie, Wissenschaft und Kunst.

Als Philosophie folgt die Behandlung unterschiedlichen Prinzipien, Sichtweisen und Modellen, die den Patienten einerseits als Ganzheit und gleichzeitig im Kontext all seiner Lebenseinflüsse versteht.

Als Wissenschaft passt sich die Lehre stets neuen Erkenntnissen an, gegebenenfalls überholte Sichtweisen werden relativiert.

Als Kunst besitzt die Osteopathie eine fast unendliche Vielzahl an Ansätzen und Techniken, die je nach Patient/-in und dem Zeitpunkt der Behandlung angewandt werden. Dabei wird – auf der Basis fundierter und detaillierter Kenntnisse der gesamten lebendigen Anatomie und Physiologie des Menschen und insbesondere ihrer Wechselwirkungen untereinander – in der Osteopathie insbesondere mittels therapeutischer Berührung behandelt.

Die vier Prinzipien

Die Osteopathie basiert im Wesentlichen auf vier Prinzipien. Sie sind eine Art »Grundgesetz«, das die Begründer der Lehre aufgeschrieben haben. Es wurde inzwischen den sich ändernden Lebensbedingungen behutsam angepasst, in seiner Substanz aber nicht verändert.

1. Der Körper ist eine Einheit.

Der Mensch ist eine Einheit aus Körper, Seele und Geist und seinem biosozialen/kulturellen Umfeld. Aus osteopathischer Sicht gibt es daher keine strikte Trennung zwischen körperlichen und psychischen Beschwerden. Osteopath/-innen sehen nicht nur den Organismus mit seinen Knochen, Muskeln, Sehnen, Bändern, Faszien, inneren Organen, Gefäßen und Nerven als Einheit an, sondern insbesondere, wie diese Gewebe mit dem Leben des Menschen in Beziehung stehen. Denn wie ein Mensch sich fühlt und ob er auf Dauer gesund bleibt, wird von einer Vielzahl körperlicher und seelischer Prozesse sowie seinen zahlreichen Beziehungsgefügen im Privaten und Beruflichen beeinflusst. Dazu zählen insbesondere auch sein Lebensstil, das heißt, sein Ernährungsverhalten, sein Bewegungsverhalten, sein Schlaf etc.

2. Struktur und Funktion beeinflussen einander wechselseitig.

Körperstrukturen im osteopathischen Sinn sind Knochen, Muskeln, Faszien, Bänder, Sehnen, Organe, Nerven, Gefäße sowie die Körperflüssigkeiten (z. B. Blut, Lymphe, Hirn- und Rückenmarksflüssigkeit). Funktionen sind die physiologischen Prozesse wie zum Beispiel Körperbewegungen, Durchblutung, die Verdauung, der Monatszyklus der Frau oder Denkprozesse und Gefühle. Strukturen und Funktionen stehen in einer engen Wechselbeziehung und beeinflussen sich ständig gegenseitig.

Wird in die Funktion eingegriffen, etwa durch Überlastung oder auch Verletzungen, leidet die Struktur. Dann können z. B. an den Ansatzstellen von Muskeln am Knochen Entzündungen entstehen. Doch diese Vorgänge können auch durch weitere Gelenke, die sich gar nicht an der betroffenen Stelle befinden, beeinflusst werden, z. B. vom Schultergelenk, von der Halswirbelsäule oder sogar vom Zwerchfell, von den Organen oder den Bauchmuskeln. Die Empfindlichkeit für Entzündungen wird u. a. auch vom Ernährungsverhalten beeinflusst. Die Fähigkeit, dieses Wechselspiel »lesen« zu können, ist mitentscheidend für die Qualität einer osteopathischen Behandlung.

3. Der Körper kann sich selbst regulieren, heilen und gesund erhalten.

Gesundheit bedeutet viel mehr, als nicht krank zu sein. Sie kann als das prinzipielle Vermögen verstanden werden, sich selbst, den eigenen Empfindungen und anderen gegenüber offen zu sein und in kommunikativen Austausch treten zu können.

An viele Herausforderungen des Lebens, auf die wir treffen, können wir uns normalerweise aus uns selbst heraus anpassen. Wir können störende Einflüsse wie zum Beispiel leichte Verletzungen, schädlichen Stress oder Krankheitserreger neutralisieren. Das passiert häufig ohne dass wir bewusst daran beteiligt sind. So heilen kleine Wunden innerhalb weniger Tage ab oder Krankheitserreger werden vom Immunsystem abgewehrt.

Manchmal übersteigen die Herausforderungen von außen unsere Fähigkeiten. Dann treten Symptome auf, wie Schmerzen, Übelkeit oder Bewegungseinschränkungen. Dabei sind auch Krankheitssymptome in der Regel selbst Ausdruck der Selbstheilungskräfte des Organismus. Viele Krankheiten heilt der Körper ohne Hilfe.

4. Eine osteopathische Behandlung folgt den ersten drei Prinzipien.

Die osteopathische Behandlung berücksichtigt gleichermaßen die Einheit des Körpers sowie das Wissen um die Selbstheilungskräfte und die Wechselbeziehungen zwischen Strukturen und Funktionen. Die Osteopathie als Heilkunst soll die Individualität von Gesundheit in jedem Menschen berücksichtigen. Krank sein heißt vor diesem Hintergrund, ein gestörtes Verhältnis zu sich sowie zur Mit- und Umwelt zu haben.

Als Osteopath/-innen richten wir unser Augenmerk auf diese Selbstheilungsprozesse. In der Praxis unterstützen wir diese körpereigenen Regulationsmechanismen durch unsere Hände mittels osteopathischer Techniken. Ebenso wirken wir daran mit, dass Patient/-innen die Signale der Symptome verstehen und im Idealfall ihren Lebensstil so verändern, dass die Symptome als »Signalgeber« nicht mehr nötig sind und abklingen.

Die fünf Modelle

Was untersuchen Osteopath/-innen? Wie gelangen sie zu ihren Diagnosen? Wie finden sie heraus, wo sie ansetzen müssen? Hier geht es um das »Navigationssystem« der Osteopathie, die fünf Modelle.

Wir alle haben Stress, ein Leben lang: Körperliche, seelische und soziale Herausforderungen und Belastungen wirken auf uns ein, zudem elektromagnetische Felder, Bakterien, Viren, Pilze, Parasiten, Umweltschadstoffe. Viele Belastungen entstehen durch die individuellen Lebensbedingungen und den Lebensstil. Zunächst ist unser Organismus bestrebt, mögliche Stressfaktoren aufzulösen. Ist dies nicht möglich, passt er sich an. Dies wird durch Veränderungen im Organismus selbst, auch in den Geweben, erreicht.

Dieser Prozess der Selbstregulation (Fachausdruck: allostatische Anpassung) ist allerdings seinerseits eine Herausforderung und Belastung für den Körper und wird dann, wie Osteopathen sagen, zur allostatischen Last. Je nachdem, wie lange und wie intensiv die Stressfaktoren auf uns einwirken, und je nachdem, wie anfällig wir für diese sind, erschöpfen sich unsere Kräfte der Anpassung. Unser Körper zeigt das durch Symptome wie Schmerzen oder Unwohlsein etc.

Für einen erfahrenen Osteopathen wird dies erkennbar an der Änderung der Beziehung zwischen Struktur (zum Beispiel dem Muskel-Skelett-System) und Funktion (zum Beispiel der Beweglichkeit der Gelenke), noch lange bevor dauerhafte Schäden entstehen. Die Tastuntersuchung zeigt bereits minimale Veränderungen einzelner Bereiche – auch im Organbereich. Bei der Diagnose und Behandlung geht es dem Osteopathen darum, die Kräfte und Faktoren herauszufinden und zu stärken, die zur Heilung beitragen können. Diese Herangehensweise ist eng verwandt mit dem Ansatz der Salutogenese (Entstehung von Gesundheit) in der modernen Medizin. Die Salutogenese untersucht Faktoren, die dafür entscheidend sind, dass sich Menschen in Richtung Gesundheit entwickeln.

Wie Osteopathen behandeln

Die moderne Osteopathie geht davon aus, dass selten ein einzelner Faktor für den aktuellen Zustand eines Patienten verantwortlich ist. In der Regel sind Kombinationen von Faktoren in der Lebensgeschichte eines Patienten beteiligt. Um die Beschwerden zu verstehen und auflösen zu können ist es wichtig, diese Faktoren zu verstehen und einzubeziehen. Die Behandlung ist immer auf die einzelne Person ausgerichtet. So behandeln Osteopathen weniger eine Krankheit – die Behandlung ist vielmehr ganz auf die Eigenheiten des Patienten und seinen Lebenskontext abgestimmt.

Ziel der Behandlung ist es, das Gleichgewicht innerhalb des Organismus und seine Anpassungsfähigkeit insgesamt zu stärken.

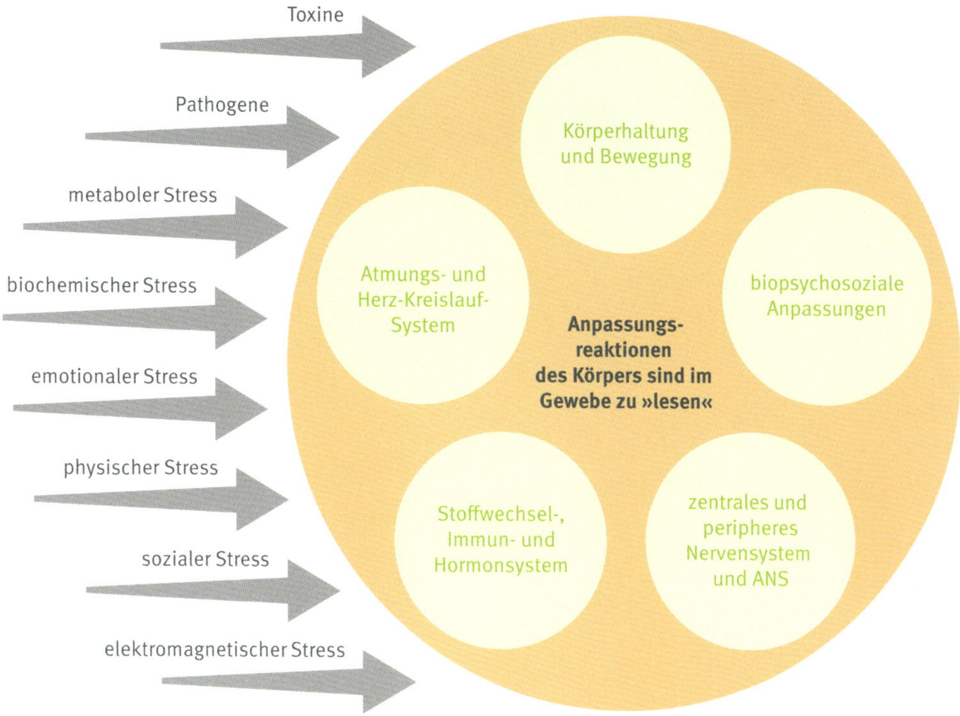

Dabei helfen die fünf Modelle der Osteopathie[11]:

1. das Modell der Körperhaltung und Bewegung (biomechanisches Modell)
2. das Atmungs- und Herz-Kreislauf-System (respiratorisch-zirkulatorisches Modell)
3. das System des Stoffwechsels, des Immun- und Hormonsystems (metabolisch-energetisches Modell)
4. das Nervensystem mit dem Gehirn sowie dem peripheren Nervensystem (neurologisches Modell):
5. die biopsychosozialen Anpassungen

Jedes Modell umfasst anatomische, physiologische und psychologische Faktoren. Behandelnde in der Osteopathie haben alle diese Modelle im Blick und »in den Händen«. In der Regel werden bei jedem Beschwerdebild, das Patienten zeigen, alle Modelle – individuell unterschiedlich gewichtet – in die osteopathische Behandlung integriert!

Die Osteopathin, der Osteopath untersucht und stellt fest, ob und in welchem Maß die selbstregulatorischen Kräfte schädlichen Stressfaktoren ausgesetzt sind, z. B. Toxinen, metabolischem Stress, emotionalem Stress, sozialem Stress etc. (siehe Abbildung). Es wird aber auch ermittelt, welche Vorgänge im Körper gut laufen. Je nach dem Gesamtbild, das dabei entsteht, setzt sich die Therapie aus den Modellen zusammen. Bei der Behandlung geht es zunächst darum, das, was gesund ist, zu stärken. Dann wird damit begonnen, belastende Gewebespannungen und feinste Bewegungseinschränkungen zu lösen. Die Osteopathie kann als alleinige Therapie, aber auch im Verbund mit anderen medizinischen Behandlungen eingesetzt werden.

Dieses Buch ist nach den fünf Modellen gegliedert. Manche Organe und Systeme hätten ebenso gut auch einem anderen Modell zugeordnet werden können. Daran zeigt sich, wie sehr alle Bereiche des Organismus miteinander vernetzt sind, gemeinsam Aufgaben erfüllen und einander beeinflussen.

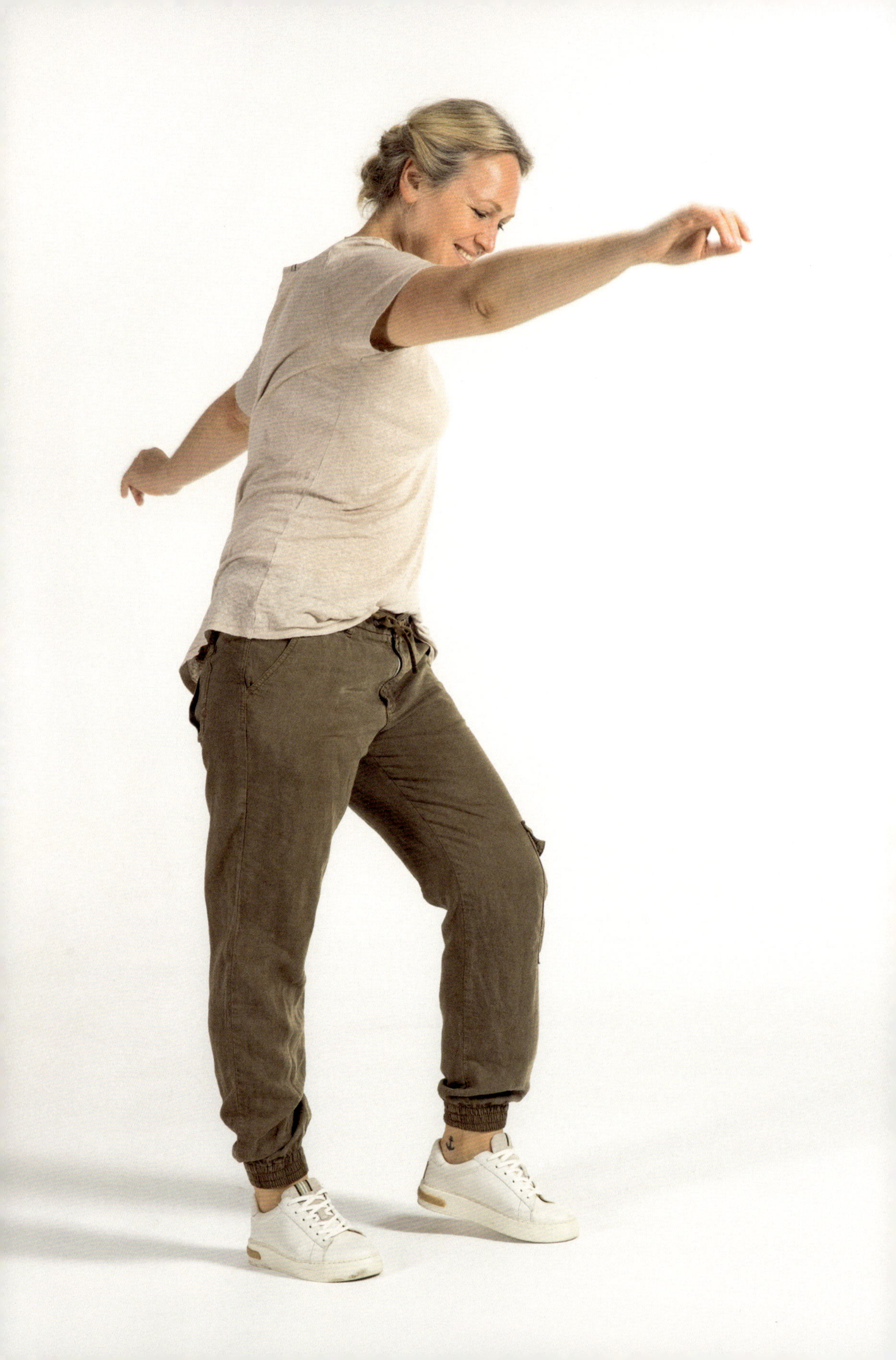

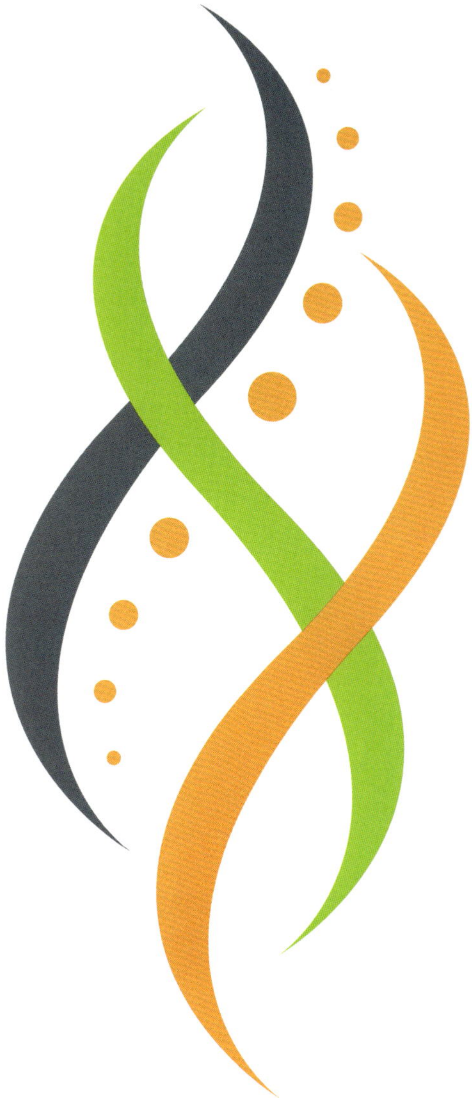

Körperhaltung und Bewegung

Dieses Modell betrifft Körperhaltung und Bewegung. Es befasst sich mit den »harten Fakten« – den Knochen, Gelenken, Bändern, Faszien und Muskeln, die unseren Körper stützen, halten und bewegen.

Wunderwerk Körper

Nähern wir uns unserem Körper schrittweise an. Wir beginnen mit den Stütz- und Bindegeweben.

Um die 200 Knochen und rund 140 Gelenke bilden unser Skelett. Über 650 Muskeln sowie Bänder, Sehnen und Fasziengewebe stützen es und machen Bewegungen möglich – den weiten Schritt des Marathonläufers ebenso wie das Beugen eines Fingergelenks beim Greifen einer Saite auf der Geige. Dazu die ungezählten Bewegungen, die unser Körper im Alltag unbemerkt erledigt: eine Jacke vom Haken nehmen, Schuhe anziehen, eine Treppe hinaufgehen. Ein hochkomplexes Zusammenspiel vieler Elemente ist nötig, damit Bewegungen, selbst die banalsten, gelingen. Das beste Mittel, um das zu erreichen: Bewegung. Doch genau daran fehlt es den meisten von uns. Statt sich wie unsere Vorfahren den ganzen Tag u.a. bei der Nahrungssuche und -beschaffung zu bewegen und körperlich anzustrengen, sitzen viele von uns pausenlos in starrer Haltung vor Monitoren, essen und trinken zu viel. Übergewicht, Schmerzen, langfristig auch ernste chronische Krankheiten sind natürliche Folgen. Die gute Nachricht: Sie können das verhindern, und das ist leichter als Sie vielleicht denken.

In diesem Kapitel lernen Sie Ihren Bewegungsapparat besser kennen. Sie erfahren, was er braucht, um Sie durchs Leben zu tragen, jeden Tag aufs Neue, und verlässlich zu funktionieren bei allem, was Sie tun. Vielleicht bekommen Sie noch mehr Respekt vor diesem Wunder der Natur. Vielleicht nehmen Sie sich vor, ab sofort mit Ihren Knochen, Gelenken, Muskeln und Bändern besser umzugehen – nicht, weil Sie »müssen«, sondern weil Sie erkannt haben, dass es sich lohnt. Damit wäre die wichtigste Voraussetzung für ein bewegteres, gesünderes Leben schon erfüllt.

Sie brauchen nicht von heute auf morgen zum Hochleistungssportler zu werden – das wäre auch gefährlich. »Einmal pro Woche ins Fitnessstudio« wäre ein Anfang, genügt aber nicht. Es geht vielmehr darum, Bewegung in Ihren Alltag zu bringen und dafür zu sorgen, dass Ihr Körper immer genug davon hat. Sie werden sehen: Das tut gut und macht Spaß!

Betrachtet werden vom Osteopathen, von der Osteopathin im Kontext dieses Modells

- die Körperhaltung und deren Auswirkung auf das Gesamtbefinden;
- Störungen an Gelenken, Bändern, Faszien und Muskeln und muskuläre Störungen in Wechselwirkung zum Gesamtorganismus, z. B. zu anderen Bereichen des Bewegungsapparates in Form von Verspannungen, Schonhaltungen, Muskel- und Gelenkschmerzen oder in Wechselwirkung zu Organen/Organfunktionen und umgekehrt;
- Störungen des Bewegungsapparates und ihre Einflüsse auf die Durchblutung, das Hormon- und das Nervensystem und umgekehrt. So können z. B. Gelenkschmerzen Rückenmarkssegmente sensibilisieren und dadurch andere Bereiche schmerzempfindlich machen, sodass eine eigentlich harmlose Bewegung plötzlich Schmerzen verursacht und zu einer Verletzung führt;
- Einflüsse des Bewegungsapparates auf den Stoffwechsel und umgekehrt;
- körperliche Aktivität und Sitzzeit in ihren Wirkungen und Auswirkungen.

Dieses Modell wird von Osteopath/-innen zur Behandlung gewählt, um die Funktion der Knochen, Muskeln, Faszien und Sehnen des Bewegungsapparates so zu beeinflussen, dass Bewegung und Körperhaltung frei, kraftvoll, mit vollem Bewegungsausmaß und auf den Punkt so ausgeführt werden können, wie wir es im Alltag, bei der Arbeit und bei unseren Hobbys brauchen – und natürlich, um Schmerzen zu heilen oder zu lindern.

Osteopath/-innen sind bekannt dafür, den Bewegungsapparat, seine einzelnen Elemente und Wechselwirkungen mit höchster Kompetenz zu untersuchen und zu behandeln. In diesem Buch geht es darum, was Sie selbst tun können, um Ihren Bewegungsapparat für Ihren Alltag fit zu halten und beim Heilen zu unterstützen. Und nicht nur das, Sie erfahren auch, wie seine Funktion Ihre Gesundheit im Ganzen unterstützt.

Dabei werden Sie verblüffende Erkenntnisse gewinnen. Sicher haben Sie gehört, dass Vitamin D irgendwie etwas mit den Knochen zu tun hat, aber wussten Sie auch, dass Sexualität Ihre Knochengesundheit unterstützt und der Knochen seinerseits Ihrem Gedächtnis auf die Sprünge hilft? Oder dass viel Sitzen nicht nur Ihr Knochen-Muskel-System schädigt, sondern fast alle Organe des Körpers? Auf den folgenden Seiten erfahren Sie außerdem, wie Sie Ihre Knochen gesund erhalten und heilen lassen können. Und damit sind nicht nur die Knochen gemeint, denn eigentlich sind Sehnen-, Bänder- und Muskelprobleme immer auch Knochenprobleme.

Vielleicht finden Sie es auch, ebenso wie ich, unglaublich motivierend zu verstehen, dass das Muskelsystem als Drüse angesehen werden kann, die das Immunsystem kontrollieren kann, wenn es angemessen benutzt wird. Mit zunehmendem Muskelabbau steigt übrigens im Alter die Sterblichkeitsrate an. Deshalb zeige ich Ihnen nicht nur einfache Tests, die Sie selbst ausführen können, sondern Sie erfahren auch, was Sie wissen müssen, um Ihre Muskeln auf die beste Art und Weise zu nutzen, und zwar so, dass Sie es sofort umsetzen können. Sie werden staunen: Das macht nicht nur Spaß, sondern erzeugt auch Energie und Wohlgefühl – und das sofort!

Knochen – die Alleskönner des Körpers

Meistens denken wir nicht viel über unsere Knochen nach. Dabei sind sie echte Alleskönner, denen wir mehr Beachtung schenken sollten.

Für Osteopath/-innen ist der Knochen wesentlich. Das wird schon an dem Namen der Lehre deutlich, der von den griechischen Wörtern für Knochen und für Leiden und Leidenschaft abgeleitet ist. Allerdings sind alle Gewebe und Körpersysteme für Osteopathen bedeutsam. Ein wesentliches Merkmal der Osteopathie ist, wie schon gesagt, dass sie die Beziehungen und Wechselwirkungen im Körper und auch außerhalb des Körpers berücksichtigt.

Osteopathen nutzen den Knochen als Hebel, um Druck oder Zug auf Nerven und Gefäße zu lösen. Sie behandeln auch den Knochen selbst mit ihren Händen, um sogenannte intraossale (d. h. sich im Knochen befindende Spannungen), z. B. nach einem Sturz oder einem Bruch, zu beheben.

Vielleicht ist Ihnen bekannt, dass der Knochen als Stützgerüst für den Körper dient und ihm Stabilität gibt, während die Muskeln die aktiven Bewegungsanteile darstellen. Verbindende Strukturen sind Sehnen, Bänder und Faszien. Doch die Funktionen des Knochens gehen weit darüber hinaus, uns einfach Stabilität zu verleihen. Möglicherweise haben Sie schon einmal gehört, dass der Knochen als Speicher für Calcium,

Was sind Faszien?

Faszien sind Bindegewebehäute, die u. a. Muskeln, Knochen, Organe, Nerven und Gefäße umhüllen. Sie ermöglichen, dass diese sich gegeneinander bewegen könnten, dienen der Kraftübertragung, besitzen Fühlorgane z. B. zur Wahrnehmung der Information aus dem Körperinneren und haben zahlreiche weitere Funktionen. Durch Fehlbelastung, Entzündung oder zuviel Sitzen können Faszien »verkleben«. Dabei entstehen möglicherweise Schmerzen. Alle in diesem Kapitel gezeigten Übungen verbessern auch die Faszienfunktion.

Magnesium und Phosphor dient. Aber hätten Sie beispielsweise gedacht, dass unser Knochensystem eng mit der Fortpflanzung verbunden ist? Oder dass es einen Zusammenhang gibt zwischen den Knochen und der Gedächtnisleistung (Seite 28)?

Im Folgenden werden Sie viele weitere Beziehungsgefüge kennenlernen und so die große Bedeutung des Knochens für den Körper viel besser verstehen und wertschätzen lernen. Denn der Knochen steht ganz im Dienst des Körpers.

Die Knochen und ihre wichtigsten Beziehungsgefüge

Unsere Knochen stehen in Beziehung zu

- Fortpflanzung
- Stillen
- Hormonsystem
- Hoden
- Muskel
- Gehirn
- Intelligenz
- Herz
- Bauchspeicheldrüse
- Stoffwechsel
- Niere
- Darm

Die Rolle der Knochen bei der Fortpflanzung

Calcium aus dem Knochen ist notwendig für den Eisprung und die Menstruation. Es leitet zudem die Geburt ein: Der Mineralstoff führt in der Membran der Fruchtblase zu einem Elastizitätsverlust und löst dadurch einen Blasensprung und in der Folge Wehen aus.

Die Beziehung zwischen Knochen und Hormonen

Das Geschlechtshormon Östrogen ist eine Art »Knochenwächter«: Es hemmt direkt und indirekt den Knochenabbau. In der Menopause verringert sich der Östrogenspiegel, es kommt zum Knochenabbau und in der Folge werden Osteoporose und Fetteinlagerung in Stammzellen (Knochenmarkverfettung) begünstigt.

Osteoblasten – Zellen, die Knochengewebe bilden – produzieren auch Osteocalcin. Das vor allem im Knochen gebildete Protein hat eine Vielzahl von Funktionen im Körper: Es reguliert den Zuckerstoffwechsel (mittels Insulinbildung), die Energieabgabe und die männliche Fruchtbarkeit. Die Insulinausschüttung wiederum erhöht den Energieverbrauch im braunen Fettgewebe und in den Muskeln, stellt ihnen also Energie bereit, um sich zu bewegen.

Spezialisierte Knochenzellen produzieren Hormone und setzen damit Prozesse in Gang, die zur Regulation des körpereigenen Mineral- und Nährstoffhaushalts beitragen.

Testosteron beeinflusst neben der Libido u. a. auch den Aufbau von Knochenzellen. Vitamin D ist u. a. an der Bildung von Testosteron beteiligt und hilft damit indirekt auch der Knochengesundheit und der Libido.[12]

Verminderte sexuelle Aktivität kann zu einer verringerten Testosteronproduktion im Hoden führen, die wichtig für die Spermienproduktion wäre. Folge ist, dass im Knochen unkarboxyliertes Osteocalcin freigesetzt wird, um die Testosteronproduktion im Hoden anzuregen. Dabei kommt es zu Abbau von Knochenmasse und damit langfristig zu Osteoporose.

Eine gesunde Schilddrüse ist wichtig für einen guten Knochenaufbau. Vor allem das Schilddrüsenhormon T3 (für Triiodthyronin) beeinflusst den Knochenstoffwechsel. Eine Überproduktion (Schilddrüsenüberfunktion) kann indirekt den Abbau von Knochengewebe beschleunigen. Eine Unterfunktion der Schilddrüse kann zur Folge haben, dass der Reparaturmechanismus der Knochen gestört wird und kleine Risse nicht mehr (wie beim ganz gesunden Menschen) unbemerkt heilen. Deshalb muss bei Knochenproblemen auch die Schilddrüsenfunktion untersucht werden.

Knochen und Muskeln, Sehnen, Bänder

Viele Probleme mit Muskeln, Sehnen und Bändern, wie z. B. der Tennisellenbogen oder die Reizung der Achillessehne, sind eigentlich Knochenprobleme. Begünstigt werden sie durch ein sesshaftes Leben und Bewegungsmangel – das sind die schlimmsten Feinde der Knochengesundheit. Bewegungsmangel führt zu schlechterer Durchblutung und als Folge davon zu einem chronischen Sauerstoffmangel sowohl im Knochen als auch in fast allen anderen Geweben, wie beispielsweise in der Sehne, im Muskelbauch und am Knochen-Sehnen-Übergang, im Bindegewebe und auch in der Haut. Das erhöht die Anfälligkeit z. B. für Entzündungen. Schließlich bewirkt viel Inaktivität eine Abnahme der Zugfestigkeit und Schwächung der Befestigungen von Muskeln, Bändern und Sehnen, eine schlechte Regeneration von Muskelfasern und die Entstehung von Gewebeschäden am Knorpel. Das begünstigt Verletzungen wie zum Beispiel Bänderrisse.

Was Sie dagegen tun können? Ganz einfach: die Sitzzeit verringern, sich den Tag über viel bewegen und aktiv bleiben! Bewegung und Belastung stärken nicht nur die Knochen und Muskeln, sondern lösen auch piezoelektrische Impulse (piezoelektrische Impulse: mechanische Beanspruchung wird in elektrische Impulse verwandelt) aus, die unter anderem an der Knochenbildung und der Hormonausschüttung beteiligt sind.

Die Knochen und das Gehirn

Das vor allem im Knochen gebildete Protein Osteocalcin verbessert die Insulinsensibilität (Fähigkeit der Körperzellen, auf Insulin zu reagieren) und damit die Energieaufnahme im Gehirn. Es begünstigt das räumliche Lernen und das Gedächtnis.[13]

Die Knochen und das Herz

Knochengewebe ist wie ein Tresor, es umschließt das Knochenmark und die darin enthaltenen Stammzellen des Körpers. Stammzellen haben noch keine konkrete Funktion. Sie können sich vermehren und zu spezialisierten Zellen weiterentwickeln. z. B. zu Abwehrzellen oder Herzzellen, die für die Gesundheit und Regeneration des Herzens wichtig sind.

Intervallfasten und Knochen

Häufiges, über den Tag verteiltes Essen fördert den Knochenabbau u. a. durch Ent-

Dauerbaustelle Skelett

Die Knochen sind ein Leben lang in Bewegung: Knochenmasse wird auf- und abgebaut, sodass das Skelett sich stetig erneuert. Zudem passt es sich den aktuellen Bedürfnissen des Körpers an. Beim Sport zum Beispiel baut der Organismus in den Regionen, die gerade besonders bewegt und belastet werden, Knochenmasse ab. Sobald der Körper zur Ruhe kommt, wird wieder Knochenmasse aufgebaut. Deshalb ist es so wichtig, nach sportlicher Belastung eine Ruhephase einzulegen. Wohldosierte Belastung, z. B. durch gezieltes Krafttraining oder Laufen mit den entsprechenden Ruhepausen, baut dauerhaft Knochenmasse auf und stabilisiert so die Knochen.
Bei gesunden jungen Erwachsenen ist der stetige Aufbau und Abbau von Knochenmasse nahezu im Gleichgewicht; bereits ab etwa dem 30. Lebensjahr überwiegt der Abbau geringfügig. Bewegungsmangel, körperliche Überlastung, bestimmte Krankheiten und auch Mangelernährung (Magersucht!) haben langfristig zur Folge, dass deutlich mehr Knochenmasse abgebaut wird. Dann erhöht sich das Risiko, an Osteoporose (krankhaftem Abbau der Knochensubstanz) zu erkranken.
Sicherlich wird es für Sie jetzt schon verständlich sein, dass bei Sportlern und bewegungsaktiven Menschen die kleinste funktionelle Einheit im Knochen – die Osteone (zentrale Knochenkanälchen mit Blutgefäß und konzentrisch darum angeordnete Knochenlamellen) – viel zahlreicher und leistungsfähiger sind als bei Menschen, die sich kaum bewegen.

zündungsprozesse (bei jeder Nahrungsaufnahme kommt es zur Entzündung als Schutz vor möglichen Erregern in der Nahrung) und viel Insulinausschüttung. Tun Sie sich und Ihren Knochen etwas Gutes und verlängern Sie die Zeiträume, in denen Sie nichts essen und essen Sie nicht öfter als 2–3-mal pro Tag. Ein starker Gesundmacher, auch für die Knochen, ist das Intervallfasten (Seite 154).

Nieren und Knochen

Ein Nierenproblem kann unter Umständen langfristig auch zu einem Knochenproblem werden und Osteoporose begünstigen. Beispielsweise ist die Niere wichtig für den Aufbau von aktivem Vitamin D, welches wiederum Osteoblasten (knochenaufbauende Zellen) stimuliert und die Aufnahme von Calcium im Darm fördert.

Vitamine für die Knochen

Vitamin K begünstigt die Aufnahme von Calcium in den Knochen. Bei Vitamin-K-Mangel leiden zuerst die Knochen, dann auch das Gehirn, da die Neubildung von Hirnzellen beeinträchtigt wird. Tun Sie etwas Gutes für Ihre Knochen und achten Sie auf ausreichend Vitamin K, z. B. aus Blattsalat oder Spinat. Sollten Vitaminpräparate nötig sein, ist meist eine Kombination von Vitamin D und Vitamin K sinnvoll, da beide synergistisch wirken, also einander in ihrer Wirkung verstärken.

Depressionen, der Darm und die Knochen

Ein hoher Serotoninspiegel spielt nicht nur bei Depressionen eine Rolle, der Neuotransmitter ist auch ungünstig für die Knochengesundheit. Hier besteht ein wichtiger Zusammenhang zum Darm: Ein durchlässiger Darm (Leaky Gut, Seite 179), führt zu einem Anstieg von Serotonin im Blut; dadurch wird indirekt der Knochenabbau gefördert.[14] Fördern Sie deshalb einen gesunden Darm (Seite 134). Ggf. können Sie Ihren Serotoninspiegel beim Arzt bestimmen lassen.

Chronische Entzündungen und die Knochen

Entzündungen nehmen das Immunsystem in Anspruch. Wenn das Immunsystem aufgrund chronischer Entzündungen ständig aktiv sein muss, ist das schädlich für die Knochengesundheit: Es verbraucht dann nämlich etwa 6-mal so viel Calcium und 4-mal so viel Magnesium wie im Normalzustand, und diese Mineralstoffe bekommt es aus dem Knochen. Das hemmt auf Dauer den Aufbau von Knochensubstanz. Chronische niedriggradige Entzündungen (Seite 170) im Körper vermindern den Knochenaufbau.[15] Tun Sie deshalb alles, um sie zu vermeiden oder zu beseitigen.

Die Knochen stärken

Alles, was Sie für Ihre Gesundheit tun, hat direkt oder indirekt auch auf die Knochen positiven Einfluss. Besonders wirksam sind diese Maßnahmen:

- Regeneration und Ruhe nach Bewegung und Sport
- ausreichend Schlaf, am besten 7,5–8,5 Stunden pro Tag
- Intervallfasten (13–16 Stunden pro Tag)
- nicht mehr als 2–3 Mahlzeiten pro Tag
- regelmäßig gelebte Sexualität
- ein normaler Spiegel der Hormone Testosteron und Östrogen sowie der Vitamine D und K (Tests beim Arzt oder als Selbsttests zum Einsenden an ein zertifiziertes Labor)
- eine hohe VO2max (VO2max ist die maximale Sauerstoffmenge, die vom Körper während einer maximalen Ausbelastung, etwa bei einem intensiven Intervalltraining, aufgenommen werden kann, Seite 35.)
- eine ausreichende Zufuhr von Acetylcholin (steuert u. a. die Übertragung von Nervenimpulsen auf die Muskeln), z. B. durch Eier, Fisch und Meeresfrüchte;
- eine ausreichende Zufuhr des Vitamins Folsäure, das u. a. am Zellwachstum und der Blutbildung beteiligt ist (Kohlarten und grünes Gemüse)
- eine ausreichende Calciumaufnahme; sie kann durch ballaststoff- und faserreiche Nahrung sowie Bifidobakterien (erhältlich als Nahrungsergänzungsmittel) verbessert werden.

Muskeln – unsere Motoren

Dass wir Muskeln brauchen, um uns bewegen zu können, ist Allgemeinwissen. Aber unsere Muskeln sind viel mehr als simple Motoren.

Der menschliche Körper hat mehr als 650 Muskeln. Bewusst können wir die Skelettmuskulatur mittels Nervenimpulsen steuern. Sicherlich ist Ihnen bekannt, dass Muskeln Körperbereiche in Bewegung bringen. Aber wussten Sie, dass Muskelaktivität bzw. Bewegung quasi eine Wunderpille sind?
Sie senken nachweislich das Risiko für Gesamtmortalität, Herz-Kreislauf-Erkrankungen, Bluthochdruck, Schlaganfall, metabolisches Syndrom, Typ-2-Diabetes, Brust- und Dickdarmkrebs, Depression und Stürze.[16] In der Evolution war Nahrungsaufnahme immer mit Bewegung verknüpft. Deshalb ist es auch nicht verwunderlich, dass Gewichtsabnahme und -regulation nur durch eine Kombination von gesunder Ernährung und Bewegung gut klappt.

So produzieren Skelettmuskelfasern hunderte von heilsamen Stoffen (wie Proteine und Wachstumsfaktoren[17] u. a.), besonders, wenn diese angespannt werden[18] und nach körperlichem Training[19] und entfalten dabei eine Schutzfunktion gegen Krankheitsphänotypen. So wirkt die Muskulatur wie eine Hormondrüse auf den Körper[20], deren Stoffe »Myokine« genannt werden. Diese wirken beispielsweise stoffwechselaktivierend, entzündungshemmend, immunmodulierend[21], krebshemmend[22], alterungsverzögernd und antioxidativ[23, 24]. Sie stimulieren außerdem die Ausschüttung des Brain-derived neurotrophic Factors (BDNF), der Neuronen und Synapsen schützt und ihr Wachstum fördert[25]. Joggen und andere leichte körperliche Aktivitäten fördern außerdem mittels eines bestimmten Myokins, Irisin, die Bildung von gutem braunem Fettgewebe und damit optimiert es den Energiestoffwechsel im Körper, verbessert die zelluläre Wärmebildung, hemmt die ungesunde Fettbildung und fördert die Knochengesundheit.[26]

Regelmäßige Bewegung erneuert und optimiert unser Muskelfasersystem, sodass unsere Muskeln jung bleiben. Je früher im Leben damit begonnen wird, desto besser.
Hohe Muskelmasse geht mit guter Insulinsensibilität einher[27] und ist zudem ein we-

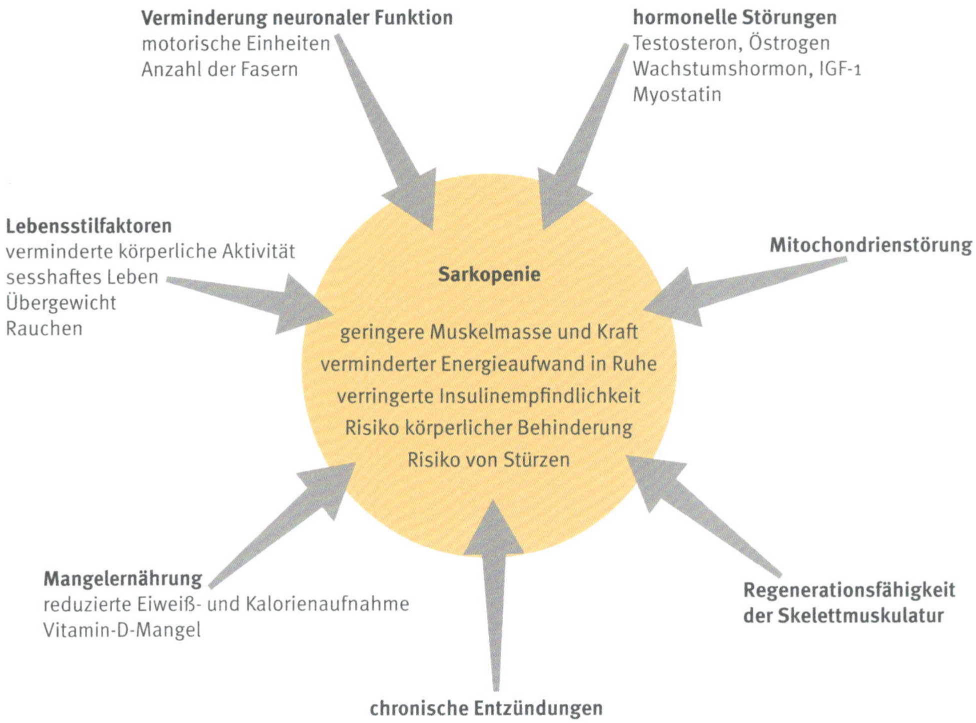
Verminderung neuronaler Funktion
motorische Einheiten
Anzahl der Fasern
hormonelle Störungen
Testosteron, Östrogen
Wachstumshormon, IGF-1
Myostatin
Lebensstilfaktoren
verminderte körperliche Aktivität
sesshaftes Leben
Übergewicht
Rauchen
Mitochondrienstörung
Sarkopenie
geringere Muskelmasse und Kraft
verminderter Energieaufwand in Ruhe
verringerte Insulinempfindlichkeit
Risiko körperlicher Behinderung
Risiko von Stürzen
Mangelernährung
reduzierte Eiweiß- und Kalorienaufnahme
Vitamin-D-Mangel
Regenerationsfähigkeit
der Skelettmuskulatur
chronische Entzündungen

Risikofaktoren für Sarkopenie

sentlicher Garant für ein langes Leben.[28] Umgekehrt erhöht jedes Prozent Muskelmasseverlust im Alter das Sterberisiko.[29]

Die Lust sich zu bewegen wird zentral mittels Motivation reguliert und ist mit dem dopaminergen System im Gehirn verbunden. Umgekehrt verbessert Bewegung auch die Dopaminverfügbarkeit im Gehirn und so die kognitive Leistungsfähigkeit. Wollen Sie erfolgreich in Bewegung kommen, ist es außerdem wichtig zu wissen, dass niedrige Blutzuckerwerte die Freisetzung von Dopamin verbessern, während erhöhte Blutzuckerwerte diese vermindern. Auch ein hoher BMI-Wert, das heißt Übergewicht, vermindert die Lust auf Bewegung.[30]

Darm und Muskulatur sind über die sogenannte Darm-Muskel-Achse verbunden: Auf der einen Seite kann Übertraining die Dünndarm-Homöostase stören. Auf der anderen Seite hat das Dünndarmmikrobiom Einfluss auf die Muskelfunktion. Ein ausbalanciertes Darmmikrobiom kann außerdem Entzündungen reduzieren, antioxidativ wirken und den Darmblutfluss bei muskulärer Belastung reduzieren, sodass die Muskulatur besser durchblutet und so die sportliche Leistungsfähigkeit verbessert wird.[31]

Darüber hinaus gibt es noch die Fettgewebe-Muskel-Achse: Skelettmuskel und Fettgewebe sind die beiden größten Organe des Körpers und beide wirken als hormonelle Organe, die Zytokine, die Myokine bzw. Adipokine ausschütten.[32] Myokine verbessern die Zuckeraufnahme und Fettoxidation im Muskel[33] und im ganzen Körper[34, 35] und schützen gegen die Ablagerung von Fett in der Leber und im Muskel[36]. Regelmäßige körperliche Aktivität verbessert außerdem unsere Fettwerte.[37]

Leben ist Bewegung!

Lassen Sie Sport in Ihr Leben – es lohnt sich. Wer sich bewegt, lebt länger und besser, die körperliche und auch die seelische Gesundheit profitieren.

Studienergebnisse aus aller Welt zeigen, dass regelmäßige körperliche Betätigung das Risiko für eine Reihe von Krankheiten (Herz-Kreislauf-Erkrankungen, Diabetes mellitus Typ 2 und Dickdarmkrebs) senkt und sogar als Behandlung für diese wirksam ist. Weiterhin senkt sie das Risiko für Osteoporose, Übergewicht und Beschwerden am Muskel-Skelett-Apparat. Sogar eine Wirksamkeit von regelmäßiger körperlicher Aktivität bei Depressionen wird diskutiert.[38] Auch bei der Lebenserwartung zeigen sich die positiven Auswirkungen von Sport auf die Gesundheit: In Studien konnte beobachtet werden, dass ausreichende körperliche Aktivität mit einer höheren Lebenserwartung assoziiert ist.[39]

Es ist nie zu spät!

Das größte Gesundheitsrisiko für die Menschen in der westlichen Welt sind die »Non-communicable Diseases« (NCDs). Gemeint sind damit Erkrankungen, die nicht übertragbar und vom Lebensstil beeinflusst sind, z. B. Krebserkrankungen, Diabetes Typ 1 und Typ 2, Herz-Kreislauf- und Atemwegserkrankungen sowie psychische Störungen. Sie gehören mittlerweile weltweit zu den häufigsten Todesursachen der Welt. Es gibt verschiedene Risikofaktoren für die Entwicklung einer NCD. Dazu gehören:

- körperliche Inaktivität
- ungesunde (Über-)Ernährung
- Alkohol- und Nikotinkonsum
- schlechte Luftqualität

Wir können also, was diese häufigen Krankheiten angeht, unser Risiko selbst beeinflussen. Bewegung spielt dabei eine wichtige Rolle. Wer sich ein Leben lang ausreichend bewegt, hat ein deutlich geringeres Risiko, im Alter unter gesundheitlichen Beeinträchtigungen zu leiden. Muskelschwund und das Nachlassen der Beweglichkeit sind nicht, wie viele glauben, unvermeidliche Alterserscheinungen. Hauptursache ist, dass viele Menschen sich immer weniger bewegen, je älter sie werden. Kinder und Jugendliche haben in der Regel noch ein ausreichendes Level an körperlicher Betätigung. Mit dem Eintritt ins Erwachsenenalter nimmt die sportliche Aktivität bei den meisten Menschen kontinuierlich ab – Muskelmasse, Kraft und Beweglichkeit schwinden. Wird jedoch lebenslang Ausdauer- und Krafttraining zur Erhaltung der Muskelmasse absolviert, bleibt die Funktion des Muskelsystems bis ins hohe Alter erhalten.[42]

Falls Sie all das verpasst haben, vielleicht schon die Auswirkungen langjähriger Bewegungsarmut spüren: Kommen Sie jetzt in Bewegung. Fangen Sie einfach an. Vielleicht mit den Körperübungen für den Alltag in diesem Buch oder einem Spaziergang in der Mittagspause. Wissenschaftler/-innen haben nämlich auch eine gute Nachricht für uns: Bewegung hilft in jedem Alter. Wer mit 70 anfängt und konsequent dabeibleibt, wird schon bald spüren, was im Alltag alles leichter geht und mit 71 über die eigene Fitness staunen. Körperliche Betätigung ist grundlegend für den allgemeinen Gesundheitszustand im Alter.[43]

Wie fangen Sie am besten an?

Zur Prophylaxe und insbesondere ab dem 50. Lebensjahr ist ein ausgewogenes Training aus Koordinations-, Ausdauer- und Kraftübungen wichtig. Mobilisierung, Dehnung und isometrische Übungen (Anspannung der Muskeln ohne Bewegung und ohne Hilfsmittel) sollten ebenfalls enthalten sein. Um ein entsprechendes Programm, angepasst an Ihre Bedürfnisse und Ihre körperliche Belastbarkeit, zusammenzustellen, brauchen Sie Unterstützung, etwa durch eine/-n Osteopath/-in oder Physiotherapeut/-in mit entsprechender Spezialisierung.

Sofort beginnen können Sie mit der Umstellung Ihrer Lebensweise, wie eine Forschergruppe um den amerikanischen Kardiologen James O'Keefe vorschlägt. Ihre These: Die systematische Verlagerung von einem körperlich sehr aktiven Lebensstil in einer natürlichen Umgebung im Freien, wie die menschliche Spezies ihn über weite Teile ihrer Geschichte praktizierte, zu einem sitzenden Lebensstil in Innenräumen ist eine Hauptursache für viele chronische Zivilisationskrankheiten.[44] Wir brauchen viel und

Wie viel Bewegung ist genug?

Das Robert-Koch-Institut (die zentrale Einrichtung der Bundesregierung auf dem Gebiet der Krankheitsüberwachung und -prävention) empfiehlt, dass jede/r »mindestens an drei, am besten an allen Tagen der Woche wenigstens eine halbe Stunde körperlich so aktiv sein sollte, dass er oder sie dabei leicht ins Schwitzen gerät«.[40]
Eine Empfehlung der Weltgesundheitsorganisation (WHO) besagt, dass Erwachsene pro Woche mindestens 2,5 Stunden mit mäßiger oder 75 Minuten mit anstrengender Intensität trainieren sollten. Dabei sollte immer mindestens 10 Minuten am Stück Sport gemacht werden.[41] Diese Werte erreichen in Deutschland laut einer Schätzung der WHO von 2018 lediglich 46 % der Erwachsenen zwischen 18 und 64.

intensive Bewegung, um uns wohlzufühlen und gesund zu bleiben. Der Vorschlag der Forscher/-innen ist so einfach wie überzeugend: sich bewegen wie ein Steinzeitmensch. Zwar gehört es nicht mehr zu unserem Alltag, unsere Nahrung selbst zu erlegen und zu sammeln und dafür weite Strecken laufend zurückzulegen. Wir können diese Aktivitäten jedoch durch andere ersetzen, die in unseren Alltag passen und so die ursprünglichen Aktivitätsmuster simulieren.

Fit und ausdauernd mit VO2max

Die maximale Sauerstoffaufnahme (VO2max) ist ein Kriterium für die Ausdauerleistung eines Menschen beim Sport. Der Messwert gibt an, wie viele Milliliter Sauerstoff aus der Atemluft maximal in die Skelettmuskulatur transportiert werden können, wenn der Körper unter voller Belastung steht. Er ist also ein Maß für die Sauerstoffzufuhr über die Atmung, den O_2-Transport im Herz-Kreislauf-System sowie (zusammen mit dem Trainingszustand) für die Sauerstoffverwertung im Muskel selbst. Je höher die maximale Sauerstoffaufnahme im Muskelstoffwechsel ausfällt, desto mehr Sauerstoff steht für die Energiebereitstellung im Muskel unter Beteiligung von Sauerstoff bereit, ohne die schädliche Bildung von Laktat. Laktat ist das Salz der Milchsäure. Wird mehr davon produziert, als der Organismus abbauen kann, kommt es zur »Übersäuerung« und vorzeitigen Ermüdung der Muskulatur. Damit ist die VO2max mitentscheidend dafür, wie lange und intensiv jemand Ausdauertraining durchführen kann.

Für Profi-Sportler ist es wichtig, ihre VO2max zu kennen und nach Möglichkeit zu steigern. Aber auch »normale« Menschen

Fit wie ein Steinzeitmensch

Aktivitäten der Jäger und Sammler	Aktivitäten für Sie
Tragen von Baumstämmen	Tragen von Lebensmitteln, Gepäck
Tragen von Fleisch (20 kg) zurück zum Lager	Tragen des Rucksacks beim Laufen
Tragen von Kleinkindern	Tragen von Kleinkindern
Pirsch auf Tiere, Jagen	Intervalltraining
Graben (Knollen im Feld)	Gartenarbeit
Tanzen (zeremoniell)	Tanzen (Aerobic)
Tragen, Stapeln von Steinen	Gewichte heben
Schlachten eines großen Tieres	Holzspalten mit der Axt
Gehen – normales Tempo (Felder und Hügel)	Gehen – normales Tempo (draußen)
Sammeln von pflanzlichen Nahrungsmitteln	Unkraut jäten im Garten
Bau von Unterkünften	Schreinerarbeiten
Werkzeugbau	grobe Hausarbeit (Staubsaugen, Böden wischen)

Jäger- und Sammlertätigkeiten und empfohlene Äquivalente[45]

können von einem guten VO2max-Wert profitieren. Er ist nämlich auch ein Indikator für den Zustand der Atemwege und des Herzens, die kardiorespiratorische Fitness. Sie wird einerseits durch Erbfaktoren beeinflusst, ist aber auch vom körperlichen Aktivitätslevel abhängig. Menschen mit einer guten kardiorespiratorischen Fitness, sprich mit einer hohen VO2max, erkranken seltener an chronischen Krankheiten und haben ein geringeres Risiko, frühzeitig zu sterben.[52] Eine gute kardiorespiratorische Fitness in der Lebensmitte wirkt sich bis ins hohe Alter positiv aus, weit in den späteren Lebensabschnitt hinein.[53]

Die maximale Sauerstoffaufnahme hat zwar eine genetische Komponente und nimmt mit den Lebensjahren auch ab. Sie lässt sich aber in jedem Alter durch regelmäßiges Ausdauertraining um ca. 15–20 % (je nach Belastungsintensität) verbessern. Es ist also möglich, mit einem VO2max-Training das biologische Alter zu senken.[54]

Mehr Sauerstoff durch Ausdauertraining

Die drei Faktoren (Sauerstoffzufuhr über die Atmung, O_2-Transport im Herz-Kreislauf-System und die Sauerstoffverwertung im Muskel), welche die VO2max definieren, eignen sich unterschiedlich gut zur Steigerung der individuellen VO2max durch Ausdauertraining.

Die wichtigste Stellschraube ist die Sauerstoffverwertung in den Skelettmuskeln, die für die willkürlichen, aktiven Bewegungen zuständig sind. Dort muss der O_2 aus dem Blut in die Muskulatur gelangen, in der sich die Mitochondrien (Zellorgane, die der Energiegewinnung dienen) befinden. Die Mitochondrien benötigen den Sauerstoff für die aerobe (von Sauerstoff abhängige) Energiebereitstellung und erhalten diesen aus den Kapillaren (das sind die feinsten Verästelungen der Blutgefäße). Ausdauertraining wirkt sich über Blutdruckerhöhung positiv auf die Sauerstoffausschöpfung aus, indem es Kapillaren aktiviert, erweitert oder neue produziert. Gleichzeitig stimuliert Ausdauertraining die Vermehrung der Mitochondrien, dadurch erhält der Körper mehr Energie.[55]

Eine weitere Möglichkeit, die persönliche VO2max zu steigern, bietet das Herzminutenvolumen (HMV). Der Wert beschreibt, wie viel Sauerstoff aus der Lunge ins Blut aufgenommen und in die Muskulatur gebracht werden kann. Das HMV lässt sich aber nur bis zu einer gewissen physiologischen Grenze durch Ausdauertraining steigern. Auf die Sauerstoffzufuhr in den Lungen über die Atmung kann über Training kein Einfluss genommen werden, da die Diffusionskapazität (Fähigkeit, Sauerstoff aufzunehmen) anatomisch begrenzt ist.

In einer aktuellen, hochwertigen Studie konnte gezeigt werden, dass hochintensives Intervalltraining (High-Intensity-Interva-ll-Training = HIIT) genauso wirksam bei der Verbesserung der Kapillarisierung (Blutversorgung der Muskeln) und der Mitochondrienaktivität ist wie Ausdauertraining.[56]

HIIT ist im Vergleich zum kontinuierlichen aeroben Training (d. h. Training bei niedriger Belastung) effektiver bei der Normalisierung des oxidativen Stresses und wirkt sich positiv auf die Konzentration von Antioxidantien aus.[57] Mit oxidativem Stress sind – vereinfacht gesagt – Störungen der natürlichen Entgiftungs- und Reparaturfunktionen der

Zellen gemeint. Antioxidantien sind Substanzen, die solchen Störungen entgegenwirken. Mehrere Studien zeigten außerdem, dass HIIT die maximale Sauerstoffaufnahme (VO2max) und in den Mitochondrien die Oxidation von Kohlenhydraten verbessert.[58]

Beim HIIT-Training wechseln kurze hochintensive Trainingsphasen mit entspannteren Intervallen oder aktiven Pausen ab. Der Vorteil des HIIT gegenüber dem klassischen Ausdauertraining ist die Zeitersparnis. Durch die hohe Intensität der Übungen in kürzeren Intervallen dauert ein HIIT lediglich 20–30 Minuten. Allerdings findet diese Trainingsform an der Belastungsgrenze statt und ist daher eher für geübte Sportler geeignet. So reichen bereits 30 Minuten intensives Training pro Woche bei einer Gesamttrainingszeit von 75 Minuten/Woche, um beispielsweise Blutzuckerwerte und Marker des Skelettmuskelstoffwechsels bei Patienten mit Typ-2-Diabetes zu verbessern.[59]

Kraft- versus Ausdauersport

Kraftsport ...	Ausdauersport ...
• stärkt das Immunsystem, • erhöht die körperliche Leistungsfähigkeit und Belastbarkeit, • trägt zum zielgerichteten Muskelaufbau bei, • stabilisiert Knochen und Gelenke, • verringert das Osteoporose-Risiko, • steigert den Kalorien-Grundumsatz, • verbessert den Stoffwechsel.[60]	• fördert die Bildung des »Energiemoleküls« ATP in den Muskeln, • beschleunigt die Stoffwechselvorgänge bei der Muskelkontraktion, • schont die Glykogenreserven in Leber und Muskeln, • bewirkt schnellere Verbrennung von freien Fettsäuren aus den Fettdepots.[61]

Kraft- oder Ausdauersport, was ist besser?

Die Tabelle zeigt, dass Kraft- wie Ausdauertraining Vorteile bieten. Studien legen nahe, dass eine Kombination beider Bewegungsformen am besten wirkt:

- Widerstandstraining in Kombination mit vorangegangenem Ausdauertraining stimuliert das Muskelwachstum stärker als isoliertes Widerstandstraining.[62]
- VO2max steigt nur bei Ausdauer- und gleichzeitigem Kraft- und Ausdauertraining, während andererseits isoliertes Krafttraining zu einer signifikanten Zunahme der Maximalkraft führt.[63]
- Bei Jugendlichen ist gleichzeitiges Training von Ausdauer und Kraft effektiver bei der Verbesserung der körperlichen Fitness und der sportlichen Leistung als einseitiges Ausdauer- oder Krafttraining.[64]

Deshalb ist es günstig, beide Trainingsformen miteinander zu kombinieren. Dies ist auch ganz einfach zu Hause möglich. Sie können gleich hier jeweils einige Übungen für die Kraft und für die Ausdauer ausprobieren. Sie brauchen lediglich eine Sportmatte oder eine Decke und idealerweise einen großen Spiegel.

Achtung: Wenn Sie sich heute noch nicht oder nur wenig bewegt haben, wärmen und dehnen Sie Ihren Körper etwas vor. Sie können z. B. für einige Minuten locker auf der Stelle gehen, dabei die Knie hochziehen und auch die Arme »mitnehmen«. Dann den Körper strecken, dehnen und einmal richtig ausschütteln. Oder Sie probieren 2–3 Dehnübungen (Seite 76).

Klein anfangen, allmählich steigern

Vielleicht waren Sie bisher eher inaktiv und scheuen ein wenig davor zurück, das zu ändern. Wie Ungeübte in Bewegung kommen, ist gut erforscht.

Inaktiven Menschen ist anzuraten, ihre körperliche Aktivität angemessen, das heißt, langsam und allmählich, zu steigern.[46] Am besten fangen Sie mit zügigem Gehen an.[47] Sie können die körperliche Aktivität über den Tag verteilt, in Blöcken von beispielsweise 10 Minuten, durchführen.

Es besteht eine Dosis-Wirkungs-Beziehung zwischen körperlicher Aktivität und Gesundheit. Dabei sind die positiven Auswirkungen größer, wenn über die Mindestempfehlungen hinaus trainiert wird. Körperliche Aktivität sollte aber je nach individueller Fitness und eventuell bestehenden Erkrankungen angepasst werden.

Nur ein kleiner Prozentsatz der Erwachsenen mittleren und fortgeschrittenen Alters praktiziert regelmäßig Bewegung im Sinn von Sport, obwohl die Vorteile bekannt sind. Das liegt vor allem daran, dass Motivation und die Fähigkeit zum Selbstmanagement (etwa, Zeiten für Bewegung einzuführen und einzuhalten) fehlen. Deshalb wurde untersucht, wie sich die Fähigkeit zum Selbstmanagement steigern lässt. Als günstig hat sich eine der Person angepasste Mischung von Maßnahmen erwiesen. Dazu gehören eine Klärung der Motivation und der Ziele, das Erkennen und Verändern von negativen und selbstzerstörerischen Einstellungen und Unterstützung durch andere.

Ein lange eingeübtes Verhalten wie »bewegungsarm leben« ändert sich nicht von allein. Nötig sind dazu Motivationsfaktoren (»Was zwingt mich, mein Verhalten zu ändern?« »Was gewinne ich durch die Veränderung?«), Erwartungen (»Wie wird mein Leben sein, wenn der Erfolg meiner Verhaltensänderung sichtbar wird?«) und Selbstregulation (Anpassung an die neuen, selbst bestimmten Bedingungen).

Unbewusst führt unser Gesundheitsmanager im Gehirn ständig eine Kosten-Gewinn-Rechnung durch: Wie viel muss ich geben und was kriege ich dafür? Und habe ich überhaupt genug Energie und kann mir die Veränderung leisten? Motivation entsteht u. a. durch Bewusstmachung z. B. von dem, was ich durch Bewegungen, Übungen und durch formulierte Ziele gewinne. Ziele wirken dann am stärksten, wenn sie selbst gesetzt und realistisch sind. Für den Anfang genügen kleine Ziele: Selbst eine geringe Steigerung der körperlichen Aktivität kann die Lebensqualität, das seelische Wohlbefinden, das Denkvermögen und die körperliche Gesundheit deutlich steigern[48] und auch das körperliche Erscheinungsbild verbessern.

Mit Unterstützung, z. B. durch eine/-n Behandler/-in oder Trainer/-in, können Strategien erarbeitet werden, die Verhaltensänderung auch durchzuhalten. Dazu gehören neben dem Setzen realistischer Ziele Aktionspläne zu ihrer Erreichung, eine positive und gewinnorientierte Botschaft über den Sinn der Verhaltensänderung, eine klare Kommunikation der Vorteile von Lifestyle-Veränderungen, das Einbinden sozialer Netzwerke (Partner, Familie, Freunde) und Ermutigung, regelmäßiges Feedback zu und Anerkennung von Fortschritten, Anreize für nachhaltiges Aufrechterhalten von Verhaltensänderungen und Motivationssteigerung wie Belohnungen für das Durchhalten und/oder für hervorragende Leistungen.[49]

Selbstwirksamkeit (Vertrauen in die eigenen Fähigkeiten, die Veränderung durchzusetzen und durchzuhalten), Kontrollgefühl (Überzeugungen über Selbstkontrolle) und positive Emotionen können durch kognitive Verhaltensstrategien und kognitive Umstrukturierung, z. B. durch Reframing (Seite 265), negativer Einstellungen zum Sport oder zu den eigenen Fähigkeiten, erreicht werden. Eine Belohnung für sich selbst im Voraus zu planen führt zu effektivem Verhalten. Das Einbinden sozialer Netzwerke spielt eine Schlüsselrolle bei der Förderung gesunder Verhaltensweisen. Eine Möglichkeit ist zum Beispiel, sich mit der Familie oder mit Freunden eine gemeinsame Aktivität wie Urlaub oder Ausgehen vorzunehmen, sobald ein Ziel erreicht ist. Am besten entwickeln Sie Ihre Ziele in Absprache mit der Familie/den Freunden und halten sie über die eigenen Fortschritte auf dem Laufenden.[50] So können Sie sich zusätzliche Motivation »abholen«, wenn Sie über eine schwierige Phase im Trainingsprogramm nicht hinauskommen oder der Fleiß nachlässt.

Ideal sind zunächst zwei sportliche Aktivitäten pro Woche. Wenn Sie bemerken, dass es Ihnen schwerfällt, sie allein durchzuführen, suchen Sie sich einen Übungsleiter. Studien zeigen: Überwachte körperliche Betätigung verbessert die wöchentliche Trainingsfrequenz wirksamer als körperliche Betätigung ohne Aufsicht.[51] Ein Trainingsprogramm für zu Hause in Verbindung mit einem Gruppentraining kann eine weitere Steigerung der Trainingszeit bewirken.

Beaufsichtigte oder individualisierte Bewegungsübungen in Kleingruppen und Selbstmanagementtechniken können das konsequente und sorgfältige Üben auch außerhalb des angeleiteten Trainings fördern.

Es ist auch sehr hilfreich, sich einen Übungspartner zu suchen und dann gemeinsam zu trainieren. Welche Art von Bewegung durchgeführt wird, scheint weniger wesentlich. Gruppentraining kann soziale Unterstützung und »Buddy-Systeme« fördern, die mit konstanterem Üben und mit längeren Übungsprogrammen einhergehen.

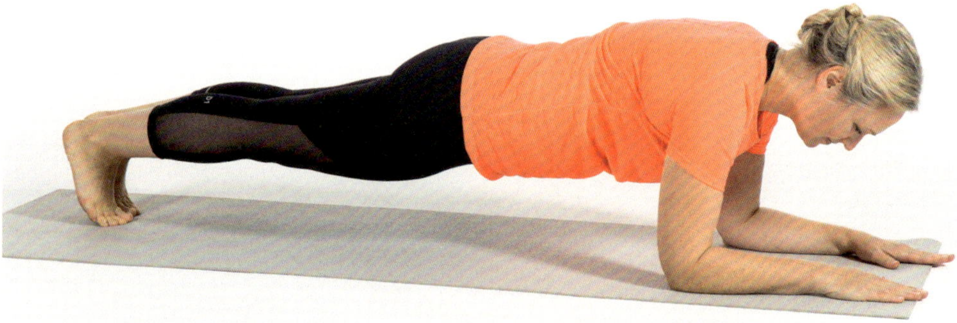

Planke

- Legen Sie sich auf den Boden und positionieren Sie Ihre Ellenbogen unter die Schultern, die Unterarme liegen auf dem Untergrund auf.
- Stellen Sie die Füße auf und drücken Sie sich hoch, sodass nur noch die Unterarme und die Füße Kontakt mit dem Boden haben. Spannen Sie dabei Ihren Bauch an, indem Sie den Bauchnabel zur Wirbelsäule ziehen, gleichzeitig spannen Sie das Gesäß an. Achten Sie darauf, dass Ihr Körper eine gerade Linie bildet und Sie weder ins Hohlkreuz fallen noch der untere Rücken durchhängt. Die Füße bleiben zusammen. Überprüfen Sie Ihre Haltung wenn möglich im Spiegel. Diese Übung trainiert die Bauch- und gesamte Rumpfmuskulatur.

Wie oft/wie lange? Anfänger: 30 Sekunden; Fortgeschrittene: 2–4 Minuten. Bis zu 5 Durchgänge.

Als Sitzunterbrechung: Position für 20 Sekunden halten und dann den Körper für 10 Sekunden ablegen. Wiederholen Sie dies 2 Minuten lang. Gleichzeitig 10 tiefe Atemzüge nehmen und nach dem letzten Ausatmen die Luft so lange wie möglich anhalten. Diese Atmung unabhängig von der Übungssequenz bis zum Ende der Übung durchführen.

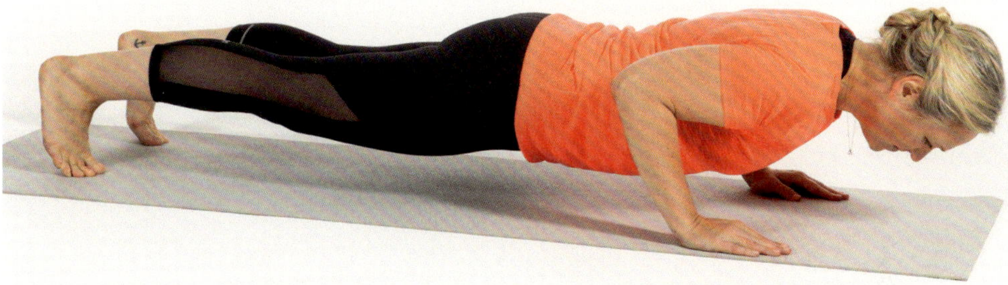

Liegestütz

- Sie liegen auf dem Bauch. Platzieren Sie Ihre Hände etwas breiter als schulterbreit auf der Matte.
- Stellen Sie die Fußspitzen auf und strecken Sie kraftvoll die Beine. Spannen Sie Bauch, Gesäß, Rumpf und Oberkörper an und drücken Sie sich vom Boden ab. Die Hände befinden sich direkt unterhalb Ihrer Schultergelenke. Ihr Körper bildet eine gerade Linie von den Füßen bis zum Nacken. Richten Sie den Blick zum Boden.
- Beugen Sie langsam und kontrolliert die Ellenbogen, sodass sich der Körper bis kurz über den Boden absenkt. Wenn möglich befinden sich die Ellenbogen nah am Körper.
- Drücken Sie sich dann wieder nach oben. Achten Sie darauf, dass Sie Ihre Ellenbogen stets ein wenig gebeugt halten!
- Anfänger stützen die Knie am Boden ab und führen die Übung so durch.

Wie oft/wie lange? Anfänger: 10, allmählich steigern; Fortgeschrittene: bis 40

Als Sitzunterbrechung können Sie Liegestütze bis zur Erschöpfung wiederholen. Eine weitere Variante: 10 schnelle Liegestütze, dann die Position mit gebeugten Ellenbogen für 1 Minute halten und anschließend 10 langsame Liegestütze.

Regelmäßig ausgeführt, wird das Risiko für kardiovaskuläre Krankheiten durch diese Übung deutlich gesenkt.[65]

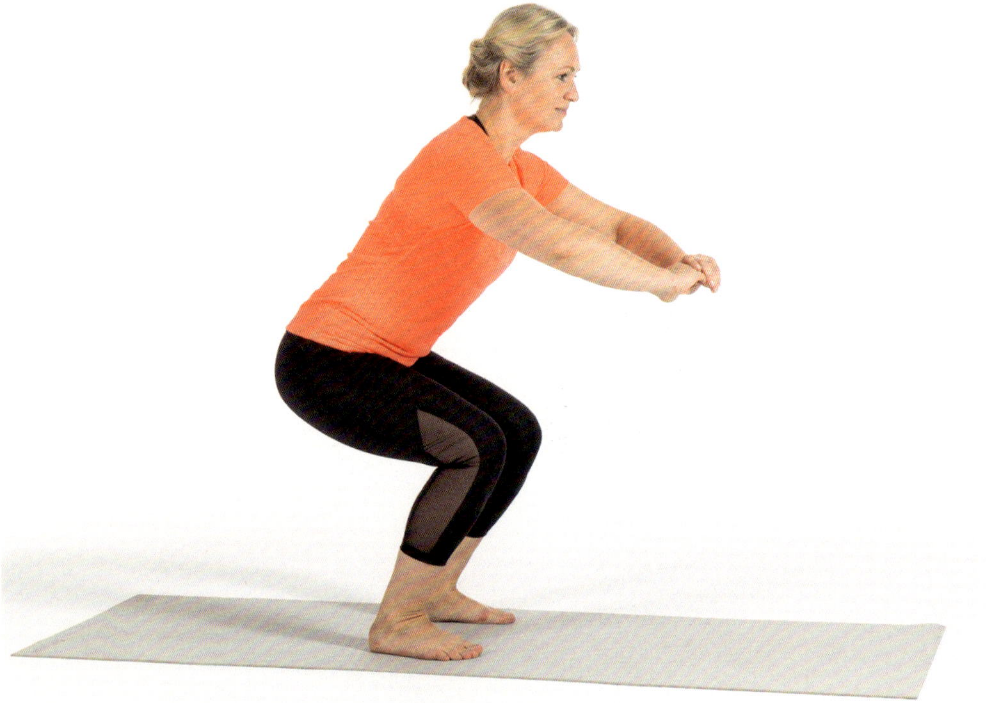

Kniebeugen

Kniebeugen beanspruchen über die Hälfte aller Muskeln im Körper und zählen neben Liegestützen, Dips und Klimmzügen zu den effektivsten Übungen zur Muskelkräftigung. Sie entsprechen einem Bewegungsmuster, das Menschen seit Jahrtausenden durchführen. Eine exakte Ausführung ist wichtig: Lassen Sie Ihre Kniebeuge von Ihrer Osteopathin, Ihrem Osteopathen oder Ihrer Fitnesstrainerin bzw. Ihrem Fitnesstrainer korrigieren.

- Sie beginnen im Stehen. Ihre Füße stehen hüftbreit und das Gewicht ruht auf Ihren Fersen. Knie und Füße zeigen nach vorne. Achten Sie darauf, dass der Rücken gerade und der Kopf in Verlängerung der Wirbelsäule bleiben.
- Schieben Sie das Gesäß nach hinten und beugen Sie die Knie so weit, dass sich die Oberschenkel mindestens parallel zum Boden befinden. Achten Sie darauf, dass Sie die Knie nicht über die Fußspitzen hinaus nach vorn schieben.
- Unten angekommen halten Sie die Position für ein paar Sekunden und drücken sich dann langsam wieder nach oben.

Wie oft/wie lange? Anfänger: 20 pro Tag; Fortgeschrittene: 50–100-mal pro Tag, ggf. mit Gewichten in den Händen.

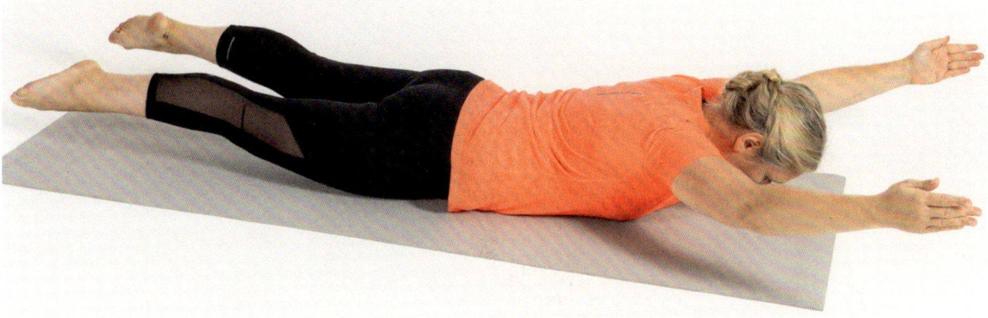

Superman mit Leglift

Diese Übung verbessert Ausdauer und Kraft in den Streckmuskeln und unterstützt so die Körperhaltung und -kontrolle.

- Sie liegen flach auf dem Bauch, Beine und Arme sind gestreckt. Richten Sie den Blick auf den Boden, damit der Nacken entspannt bleibt.
- Heben Sie die nach vorne gestreckten Arme, den Oberkörper sowie die Beine vom Boden ab und halten Sie sie für die gesamte Dauer der Übung in der Luft. Heben Sie insbesondere die Beine nicht mit Schwung, sondern sehr kontrolliert.
- Heben Sie die Fersen Richtung Decke und heben Sie gleichzeitig den Oberkörper ein wenig nach oben an. Die Position für ein paar Sekunden halten.

Wie oft/wie lange? Anfänger: 4–5 Wiederholungen, ohne die Position zu halten. Ab 10 Wiederholungen kann die Position – zunächst für 5 Sekunden – gehalten werden. Dann allmählich steigern.

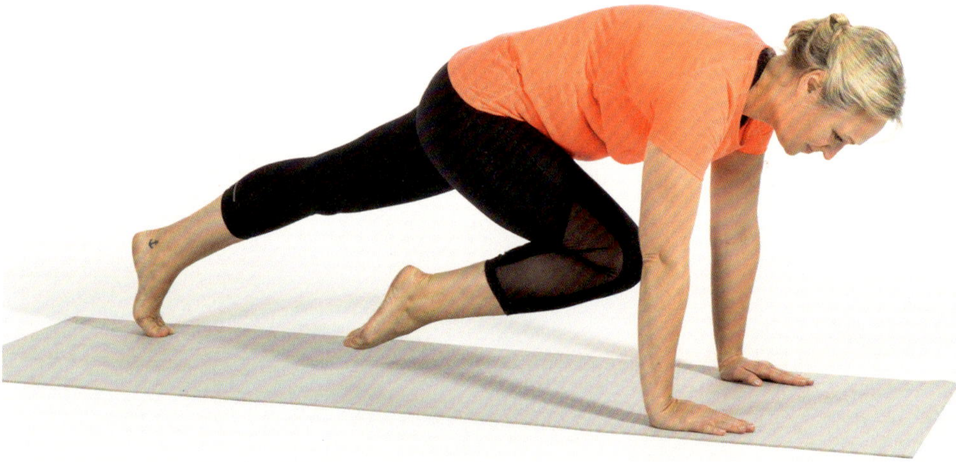

Bergsteiger

- Sie liegen mit gestreckten Beinen bäuchlings auf der Matte. Platzieren Sie Ihre Hände direkt unter den Schultergelenken.
- Drücken Sie sich hoch, sodass nur noch Hände und Füße Kontakt mit dem Boden haben. Die Ellenbogen sind durchgestreckt. Ihr Körper bildet eine gerade Linie von den Füßen bis zum Nacken, spannen Sie dafür Bauch- und Gesäßmuskulatur an. Die Füße bleiben zusammen. Richten Sie den Blick zum Boden.
- Ziehen Sie jetzt abwechselnd ein Knie an den Oberkörper oder Ellenbogen. Wählen Sie eine für Sie machbare Geschwindigkeit.

Wie oft/wie lange? Anfänger: ca. 30 Sekunden; Fortgeschrittene: 1–2 Minuten. Achten Sie auf eine korrekte Ausführung und machen Sie im Zweifel weniger, aber dafür saubere Wiederholungen.

Als Sitzunterbrechung: Führen Sie 20 Sekunden lang abwechselnd die Innenseiten der Oberschenkel zum gleichseitigen Ellbogen. Machen Sie das so schnell wie möglich, aber in sauberer Ausführung. Anschließend pausieren Sie für 10 Sekunden. Führen Sie diesen Rhythmus für 2 Minuten durch. Atmen Sie während der Übung folgendermaßen: 10 tiefe Atemzüge, anschließend nach der Ausatmung die Luft so lange wie möglich anhalten.

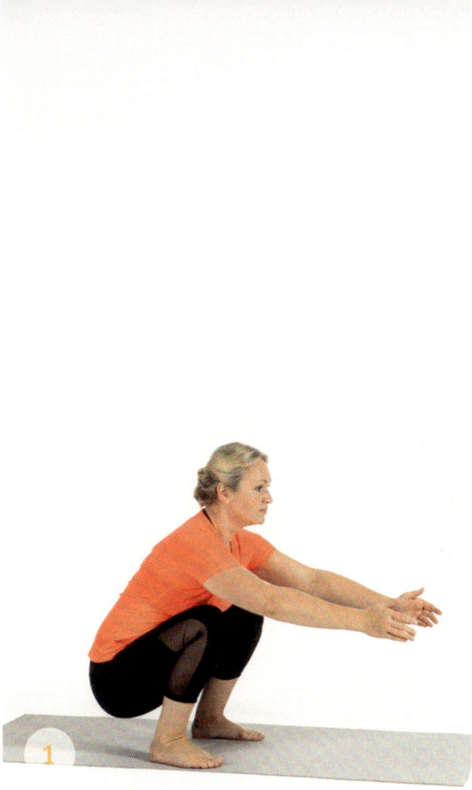

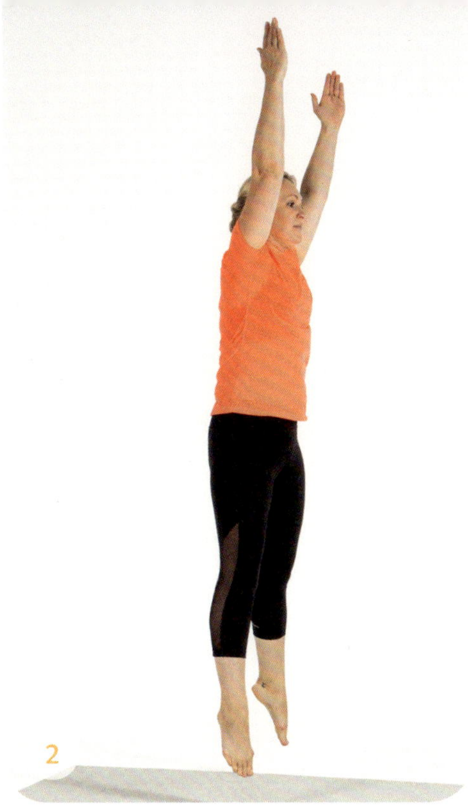

Squat Jumps

- Sie stehen aufrecht, die Füße hüftbreit, die Füße und Knie leicht nach außen geneigt.
- Gehen Sie mit geradem Rücken (kein Hohlkreuz) in eine tiefe Hocke (Squat), dabei das Gewicht auf die Fersen bringen. Der Blick ist nach vorne gerichtet. Die Arme vor den Körper bringen ❶.
- Drücken Sie sich kraftvoll aus dieser Position nach oben ab und springen Sie ein paar Zentimeter in die Luft. Dabei die Arme nach oben strecken ❷.

Wie oft/wie lange? Anfänger: 30 Wiederholungen mit moderater Geschwindigkeit; Fortgeschrittene: 60 Wiederholungen mit moderater Geschwindigkeit.

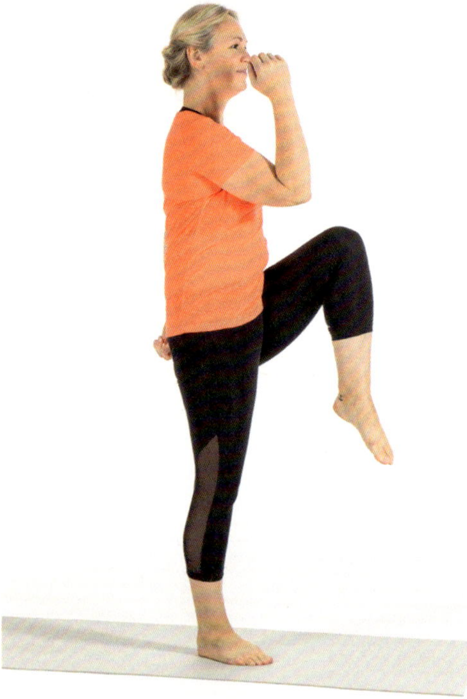

High Knees

- Stellen Sie sich aufrecht hin, die Füße hüftbreit.
- Ziehen Sie die Knie abwechselnd bis zur Brust; die Ellenbogen können jeweils zum gegenüberliegenden Knie schwingen.
- Achten Sie darauf, dass der Oberkörper aufrecht bleibt und die Oberschenkel am höchsten Punkt mindestens parallel zum Boden stehen. Fallen Sie nicht ins Hohlkreuz.

Wie oft/wie lange? Anfänger: 3 × 15–30 Wiederholungen mit moderater Geschwindigkeit, dazwischen jeweils 30 Sekunden Pause; Fortgeschrittene: 3 × 30–60 Wiederholungen mit schneller Geschwindigkeit, dazwischen jeweils 15–30 Sekunden Pause.

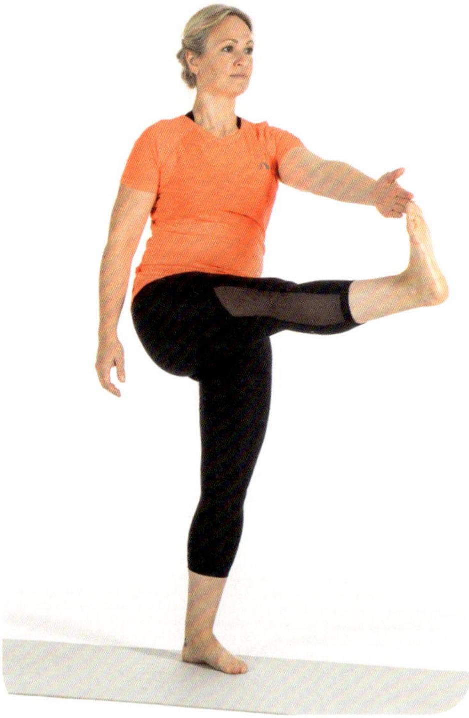

Hand to Toe

- Sie stehen aufrecht mit geradem Oberkörper, die Füße hüftbreit.
- Strecken Sie die Arme zunächst auf Schulterhöhe zur Seite aus.
- Heben Sie das rechte Bein gestreckt gerade in Richtung Decke. Gleichzeitig führen Sie den linken Arm nach vorne und berühren kurz die Fußspitze; der rechte Arm senkt sich seitlich am Körper.
- Führen Sie dann das rechte Bein wieder zum Boden.
- Die Übung mit dem linken Bein und dem rechten Arm wiederholen.

Wie oft/wie lange? Anfänger: 30 Wiederholungen mit moderater Geschwindigkeit; Fortgeschrittene: 60 Wiederholungen mit moderater Geschwindigkeit.

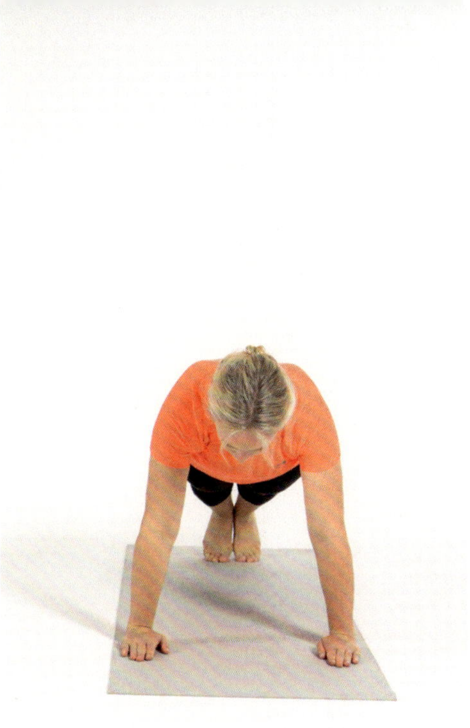

1

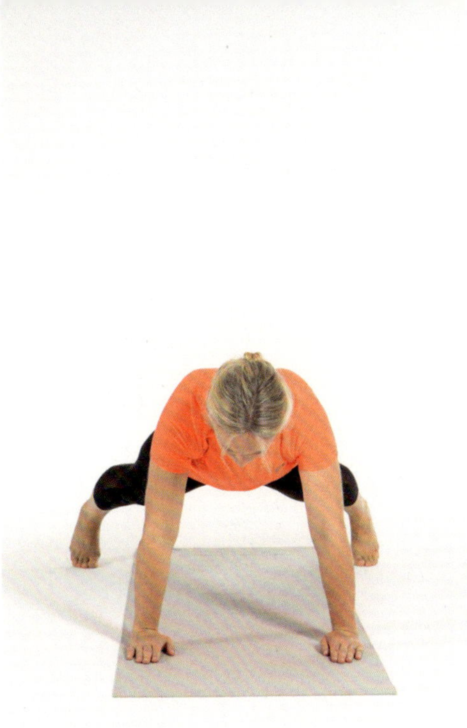

2

Plank Jacks

- Sie liegen flach und mit gestreckten Beinen auf dem Bauch. Platzieren Sie Ihre Hände etwas breiter als schulterbreit auf der Matte.
- Stellen Sie die Fußspitzen auf und strecken Sie kraftvoll die Beine. Spannen Sie Bauch, Gesäß, Rumpf und Oberkörper an und drücken Sie sich vom Boden ab ❶.
- Achten Sie darauf, dass sich Ihre Hände direkt unter Ihren Schultergelenken befinden. Ihr Körper sollte eine gerade Linie von den Füßen bis zum Nacken bilden. Überprüfen Sie Ihre Haltung gegebenenfalls im Spiegel. Richten Sie dann den Blick zum Boden.
- Jetzt springen Sie synchron mit Ihren Füßen in die Grätsche, sodass die Füße außerhalb der Matte aufkommen, und wieder zurück ❷.

Wie oft/wie lange? Anfänger: Wählen Sie ein Tempo, das Sie für 30 Sekunden aufrechterhalten können, aber nur solange Sie nicht ins Hohlkreuz fallen. Sie können zwischendurch die Knie absenken. Fortgeschrittene wiederholen die Sequenz 3-mal, jeweils mit 30 Sekunden Pause.

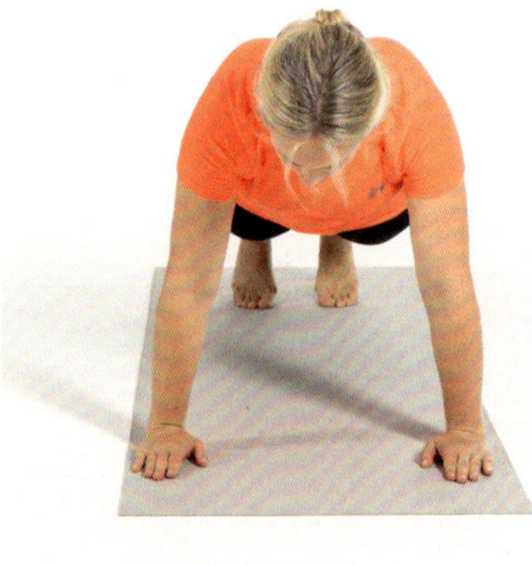

1

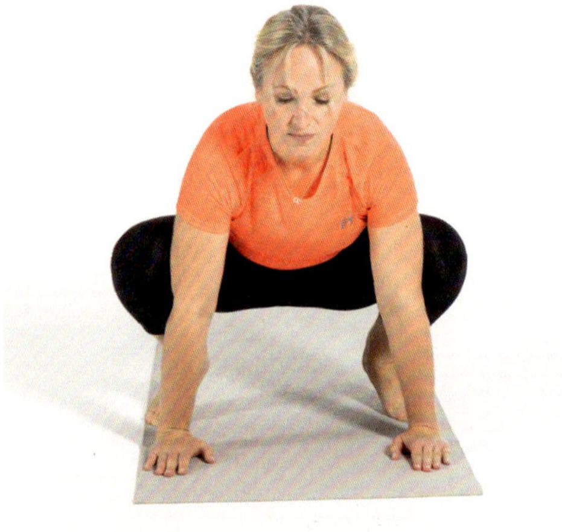

2

Frogger

- Begeben Sie sich in eine Liegestützposition mit gestreckten Armen und den Händen unterhalb der Schultern, die Füße auf den Zehenspitzen und der ganze Körper in einer Linie ❶.
- Springen Sie mit geradem Rücken – wie ein Frosch – in eine tiefe Hocke. Die Füße landen außen neben den Händen ❷. Anfänger können auch mit kleinen Schritten in die Position trippeln.
- Sobald die Füße neben den Händen einen festen Stand haben, springen Sie wieder nach hinten in die Liegestützposition. Der Blick ist während der Übung auf den Boden gerichtet.

Wie oft/wie lange? Anfänger: Wählen Sie ein Tempo, das Sie für 30 Sekunden aufrechterhalten können. Machen Sie 30 Sekunden Pause. Wiederholen Sie die Sequenz idealerweise 3-mal. Fortgeschrittene: schnelles Tempo und 15–30 Sekunden Pause.

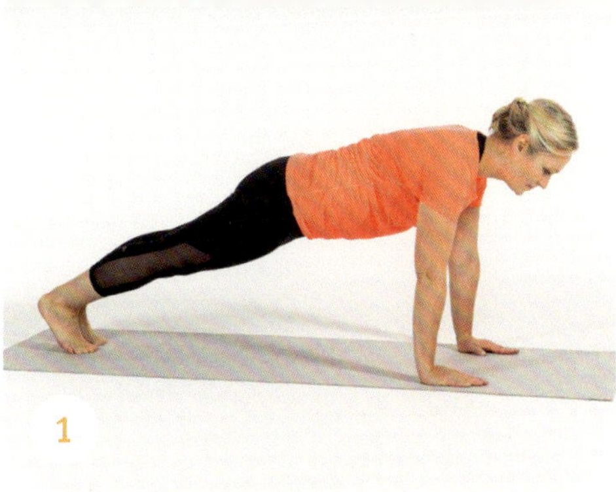

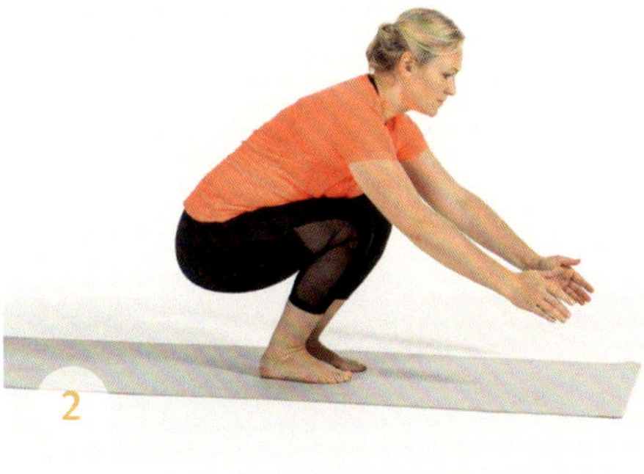

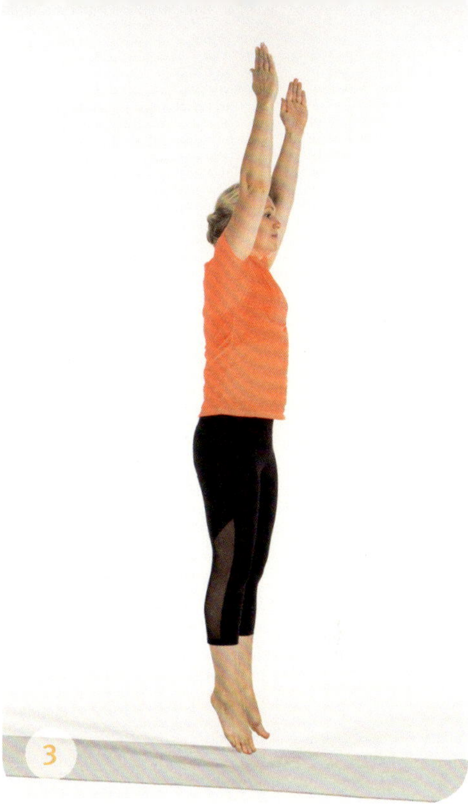

Burpees

- Sie beginnen im Stehen vor Ihrer Matte. Ihre Füße stehen hüftbreit.
- Beugen Sie die Knie und setzen Sie die Hände auf die Matte auf und springen Sie mit beiden Füßen in eine Liegestützposition ❶. Alternative: Die Füße nacheinander nach hinten setzen.
- Führen Sie einen Liegestütz aus und springen Sie dann mit beiden Füßen nach vorn in die Hocke ❷. Landen Sie dabei auf dem ganzen Fuß und bewegen Sie die Knie kontrolliert. Lassen Sie das Gelenk nicht nach innen fallen (alternativ können Sie die Füße nacheinander nach vorn setzen).
- Richten Sie sich auf und machen Sie einen Strecksprung nach oben. Die Arme werden dabei nach oben gestreckt ❸.
- Achten Sie darauf, die Bauchspannung zu halten, in der Liegestützposition nicht durchzuhängen sowie den Rücken beim Aufstehen nicht zu stark zu überstrecken.

Wie oft/wie lange? Anfänger: 30 Sekunden lang so viel kontrollierte Burpees wie möglich; Fortgeschrittene: 20 und mehr Burpees in 1 Minute.

Aufstehen, bewegen!

Die beste Methode, in Bewegung zu kommen, ist: sich bewegen. Nicht nächste Woche. Nicht morgen. Jetzt!

Alle 30 Minuten die Fenster öffnen und den Raum durchlüften ist eine der bekannten Regeln zum Schutz vor einer Corona-Infektion. Ich möchte Sie einladen, eine Regel zum Schutz Ihrer Gesundheit und zur Förderung Ihres Wohlbefindens einzuführen: alle 30–60 Minuten vom Stuhl aufstehen und den Körper in Schwung bringen.

Sitzen ist das neue Rauchen, heißt es gelegentlich in Zeitschriftenartikeln. Das klingt sehr plakativ, ist aber nicht weit entfernt von der Wahrheit. Übermäßiges Sitzen ist eine ernsthafte Gesundheitsgefahr.[66] Es trägt zum Entstehen chronischer Beschwerden und Krankheiten bei und verschlimmert sie.[67]

Erst vor einigen Jahren wurde das dauernde Sitzen als eigenständiges, erstzunehmendes Gesundheitsrisiko erkannt. Seitdem boomt die Forschung. Die Ergebnisse sind einerseits erschreckend, weil sie zeigen: Die in den westlichen Industrieländern übliche sitzende Lebensweise ist Gift für Körper, Geist und Seele. Aber, und das ist die gute Nachricht: Jede/r von uns kann seine Gesundheitsrisiken durch das Sitzen verringern. Es ist deutlich leichter, vom Dauersitzen loszukommen als vom Rauchen. Die positiven Effekte zeigen sich sofort, Entzugserscheinungen gibt es keine. Alle 30 Minuten 3 Minuten gehen genügen bereits, um Körper und Geist Gutes zu tun: Man fühlt sich erfrischt, Herzfrequenz und Stoffwechsel werden messbar positiv beeinflusst. Noch besser ist es, den Puls für 2 Minuten durch Übungen auf etwa 110 Schläge pro Minute zu bringen.

Aktuelle Forschungsergebnisse

Für eine Studie in Israel berichtete eine zufällig ausgewählte Gruppe von 1663 Frauen und Männern im Alter ab 65 über ihre körperliche Bewegungsroutine. Auf der Grundlage einheitlicher Richtlinien wurden die Teilnehmer als »ausreichend aktiv«, »unzureichend aktiv« und »inaktiv« eingestuft. Bei

Abgleich mit den Lebensumständen wurde festgestellt, dass Einsamkeit bei Frauen im fortgeschrittenen Alter mit zunehmender Inaktivität verbunden ist. Ungeklärt ist, ob Einsamkeit die Ursache für verminderte körperliche Aktivität ist oder ob körperliche Aktivität als Schutzfaktor gegen Einsamkeit benötigt wird.[68]

In einer Überblicksuntersuchung von 32 Studien konnte ein deutlicher Zusammenhang zwischen den Symptomen einer Depression und psychischem Distress (negativem Stress) sowie der Zeit, die in der Freizeit an Bildschirmen verbracht wird, gefunden werden. Ein schlechterer psychischer Gesundheitszustand wurde bei Jugendlichen festgestellt, die täglich mehr als 2–3 Stunden am Bildschirm verbrachten.[69]

Laut einer Studie zu den Risiken für Herzerkrankungen bei Frauen ist bis zum 30. Lebensjahr das Rauchen der wichtigste Risikofaktor. Ab etwa dem 30. bis zum 90. Lebensjahr ist Bewegungsmangel der größte Risikofaktor für Herzkrankheiten, er überwiegt sogar den Faktor Übergewicht. Diese Ergebnisse legen nahe, dass die körperliche Aktivität über die gesamte Lebensspanne eines Erwachsenen hinweg aufrechterhalten und gefördert werden sollte.[70]

Eine Übersichtsstudie kam zu dem Ergebnis, dass das Unterbrechen der Sitzzeit durch gemächliches Gehen genügen könnte, den Stoffwechsel bei körperlich inaktiven Personen und Typ-2-Diabetikern positiv zu beeinflussen. Die Form, Intensität und Häufigkeit der körperlichen Aktivität, die erforderlich ist, um den schädlichen Auswirkungen eines längeren Sitzens wirksam entgegenzuwirken, ist abhängig von den Merkmalen der jeweiligen Person, insbesondere vom sonstigen üblichen Niveau körperlicher Aktivität. So scheint bei jungen Menschen, die normalerweise körperlich aktiv sind, eine höhere Intensität oder Menge von Bewegung notwendig zu sein.[71]

Sportliche Aktivität kann die Effekte einer sitzenden Lebensweise nicht ausgleichen. Sitzende Tätigkeiten sind ein unabhängiger Risikofaktor und erhöhen das Risiko einer Person für Krankheiten und einen frühzeitigen Tod, wie eine weitere Studie gezeigt hat. So war ein »sesshaftes« Leben auch bei Untersuchten, die eine mäßige bis kräftige körperliche Aktivität hatten, mit einem höheren Risiko für das erste Auftreten einer Herz- und Gefäßerkrankung verbunden.[72]

Das Unterbrechen von längerem Sitzen vermindert Müdigkeit. Eine randomisierte Crossover-Pilotstudie von 2016 an übergewichtigen Erwachsenen kam zu dem Ergebnis, dass dafür sogar schon kurze Gehpausen – alle 30 Minuten für 3 Minuten – reichten.[73]

Ausgleichsübungen bei sitzender Lebensweise

Optimal ist, eine sitzende Tätigkeit etwa alle 30–60 Minuten zu unterbrechen und sich kurz und intensiv zu bewegen, sodass der Puls etwa auf 110 Schläge pro Minute kommt. Für die meisten Übungen brauchen Sie keine oder nur einfache Hilfsmittel.

Wer im Großraumbüro arbeitet, wird den Raum verlassen müssen, um Übungen durchführen zu können. Möglicherweise gibt es im Betrieb einen ungenutzten Raum, z. B. einen Konferenzraum, den Sie für ein paar Minuten aufsuchen können – seien Sie

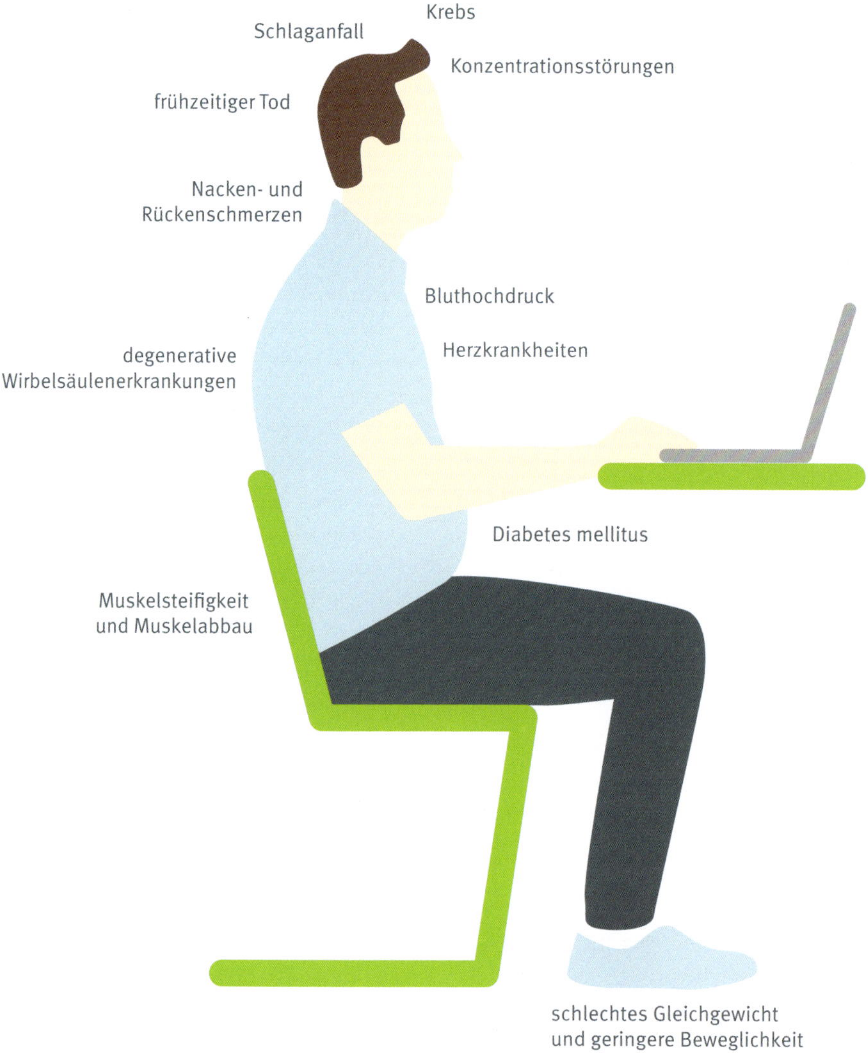
Krebs
Schlaganfall
Konzentrationsstörungen
frühzeitiger Tod
Nacken- und Rückenschmerzen
Bluthochdruck
degenerative Wirbelsäulenerkrankungen
Herzkrankheiten
Diabetes mellitus
Muskelsteifigkeit und Muskelabbau
schlechtes Gleichgewicht und geringere Beweglichkeit

Mögliche Gesundheitsschäden durch zu viel Sitzen

kreativ für Ihre Gesundheit! Einige Übungen können Sie im Treppenhaus machen. Optimal wäre natürlich ein allen Beschäftigten zugänglicher Fitnessraum. Sportangebote nach Feierabend und in der Mittagspause sind in großen Unternehmen längst Standard. Werben Sie in Ihrem Betrieb dafür, dass zusätzlich Möglichkeiten für Mini-Bewegungspausen geschaffen werden. Prävention von Spannungskopfschmerz, Rückenproblemen und anderen Beschwerden, die unmittelbar mit Bewegungsmangel zusammenhängen, ist auch im Interesse Ihres Arbeitgebers.

Wenn Sie jetzt Lust bekommen haben, sich selbst in Bewegung zu bringen, können Sie sofort damit anfangen. Auf den folgenden Seiten finden Sie Übungen, mit denen ich in meiner Praxis arbeite. Die Übungen können im Rahmen eines hochintensiven Intervall- und Widerstandstrainings eingesetzt werden. Die jüngste Forschung hat gezeigt, dass diese Form der Bewegung sich günstig auswirkt bei Menschen mit erhöhtem Risiko für Stoffwechsel- und Herzkrankheiten und auch für Ältere sicher ist.[74] Fast alle Übungen gibt es in einer »sanften« und einer »harten« Variante. Für Ungeübte und als Sitzpause am Arbeitsplatz empfiehlt sich die sanfte Variante. Später können Sie sich nach und nach steigern.

Die Übungen sind kein geschlossenes Programm, sondern als Auswahl gedacht. Sie können sich für den Anfang bis zu drei Übungen aussuchen, die Ihnen besonders liegen, und Ihr Repertoire später erweitern. Sie können die Übungen nutzen, um möglichst oft Ihre sitzenden Tätigkeiten zu unterbrechen und sie über den Tag verteilt durchführen.

Bonusübung

Sie brauchen einen Raum, in dem Sie für 5 Minuten ungestört sind.

- Wählen Sie Musik aus, die Sie gerne mögen.
- Tanzen Sie für 5 Minuten oder auch länger so frei wie möglich.
- Haben Sie Spaß dabei, entspannen Sie sich!

Wichtig für alle Übungen:

- Suchen Sie sich Übungen aus, die Ihnen zusagen.
- Üben Sie am Anfang langsam und achten Sie auf die richtige Haltung.
- Wenn Schmerzen auftreten, hören Sie auf.
- Genießen Sie die Bewegung, haben Sie Spaß!
- Vermeiden Sie Langeweile beim Bewegen und wechseln Sie deshalb immer wieder die Übungen.

Sie brauchen:

- eine Matte für die Übungen am Boden
- eine Stoppuhr (Smartphone), um Zeiten zu nehmen
- für einige Übungen einen Küchenstuhl
- für eine Übung ein Springseil (Sportgeschäft)

Es eignen sich auch alle im vorigen Abschnitt dargestellten Kraft- und Kardioübungen, wie z. B. die Planke (Seite 40), Liegestütz (Seite 41), Bergsteiger (Seite 44).

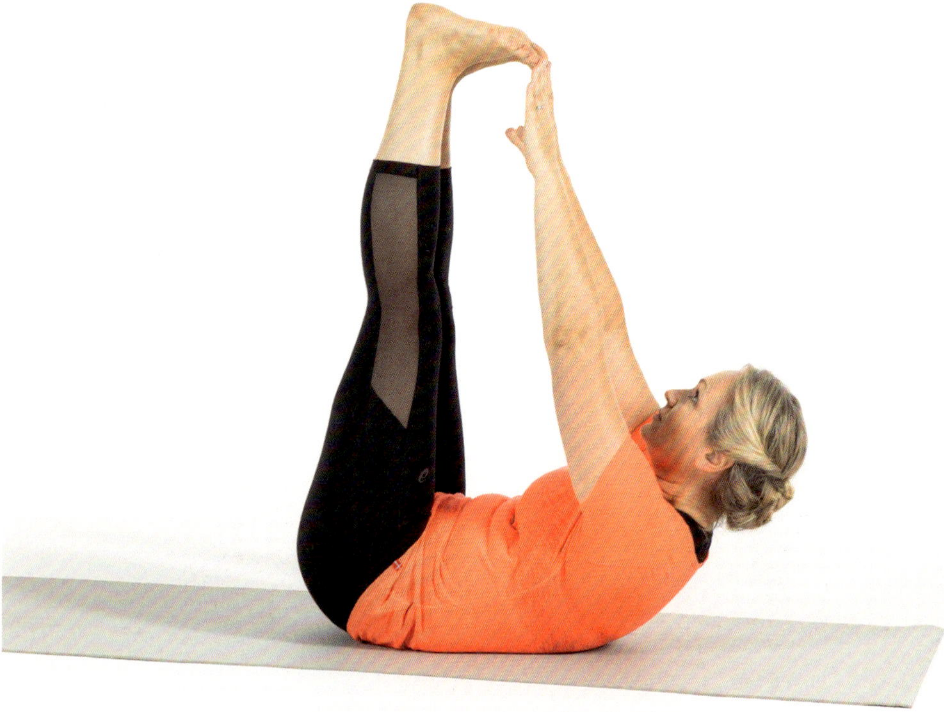

Toe Touches

Diese Übung kräftigt vor allem den Rumpf.

- Begeben Sie sich in Rückenlage, die Beine und Arme zur Decke gerichtet.
- Heben Sie den Rumpf, die Schultern und den Kopf an, um mit den Fingern die Zehen zu berühren.
- Dann die Berührung lösen und den Körper ablegen.
- Diese Bewegungsabfolge zügig wiederholen.
- Fällt das zu schwer, kann die Übung auch einseitig durchgeführt werden. Dabei werden abwechselnd die linken Finger an die linken Zehen und die rechten Finger an die rechten Zehen geführt.

Wie oft/wie lange?

- Wiederholen Sie diese Abfolge für 1–2 Minuten.

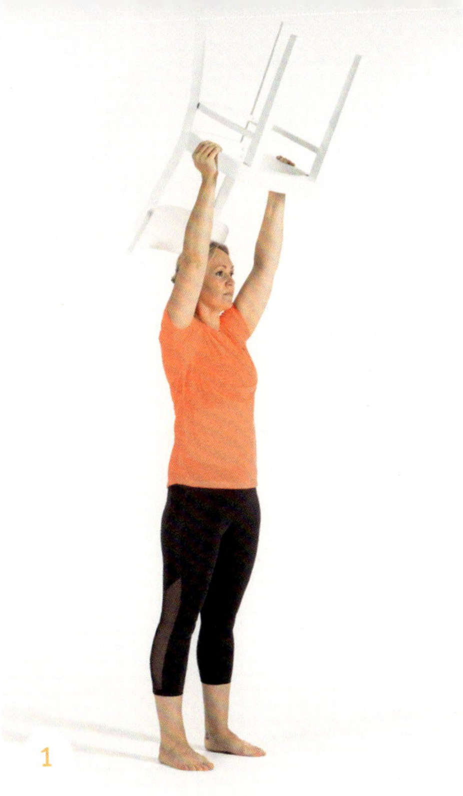

1

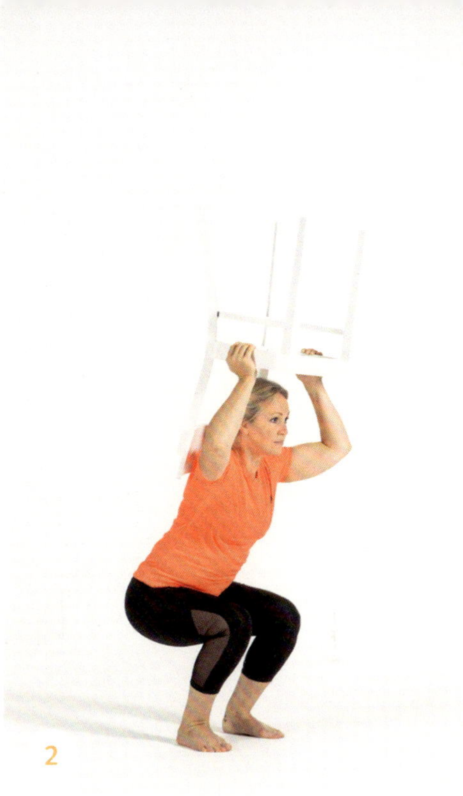

2

Überkopfkniebeuge

Sie brauchen einen Stuhl oder etwas anderes etwa gleicher Größe, das Sie leicht heben können (z. B. leere Kiste).

- Finden Sie die für Sie passende Position, indem Sie die Füße hüftbreit oder weiter auseinanderstellen und die Füße mehr nach vorne oder mehr nach außen zeigen lassen, je nachdem, was angenehm ist. Die Knie zeigen in dieselbe Richtung wie Ihre Füße.
- Halten Sie den Stuhl mit gestreckten Armen über den Kopf ❶.
- Beugen Sie gleichzeitig Knie und Hüfte. Bleiben Sie dabei mit dem Oberkörper aufrecht. Senken Sie das Gesäß ab, ohne dass die Fersen vom Boden abheben oder der Oberkörper sich nach vorne beugt und der Stuhl nicht mehr über dem Kopf ist ❷. Dann richten Sie sich wieder auf.

Wie oft/wie lange? Führen Sie die Übung 2 Minuten lang aus.

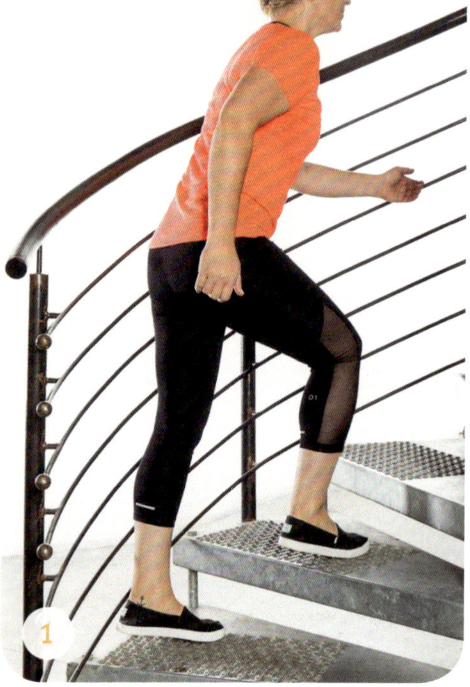

1

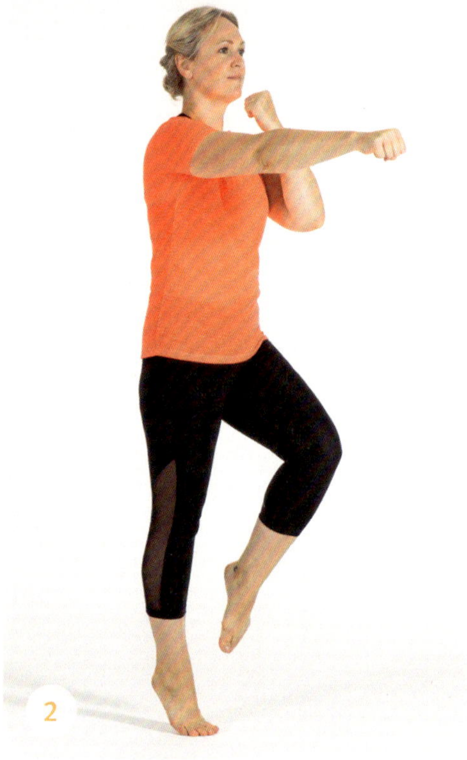

2

Treppensteigen

- Für diese Übung suchen Sie sich ein Treppenhaus. Gehen Sie nun, so schnell es Ihnen möglich ist, die Treppen hoch und wieder runter.
- Variante: Wenn das nicht anstrengend genug sein sollte, können Sie auch eine oder zwei Treppenstufen überspringen.

Wie oft/wie lange? Machen Sie dies 2 Minuten lang ohne Pause.

Boxen im Stand

Diese Übung aktiviert den Stoffwechsel sehr stark und trainiert die Koordination.

- Stellen Sie sich auf die Zehenspitzen und positionieren Sie Ihre Fäuste auf Kinnhöhe.
- Führen Sie abwechselnd gerade Schläge in die Luft aus. Die Arme werden bei jedem Schlag fast komplett ausgestreckt.
- Gleichzeitig laufen Sie dabei auf der Stelle, dabei bleiben Sie auf den Zehenspitzen. Wenn möglich heben Sie den rechten Fuß, während die linke Hand schlägt, und umgekehrt.

Wie oft/wie lange? Führen Sie die Übung 1–2 Minuten lang aus.

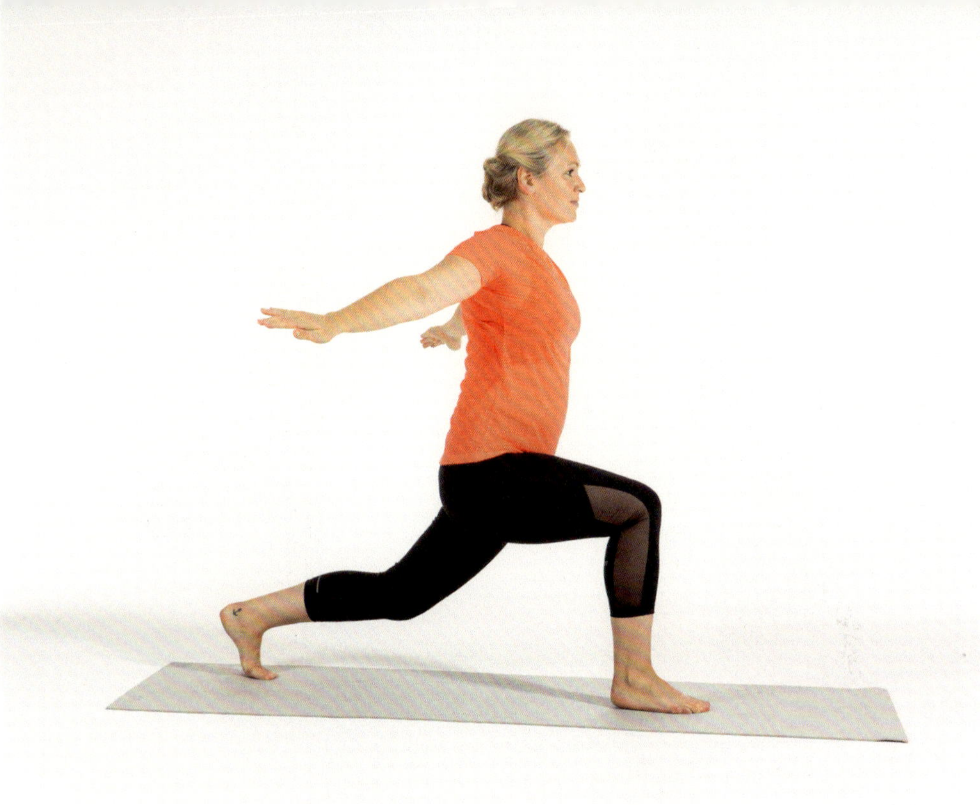

Große Armkreise

- Sie stehen im Ausfallschritt: Nehmen Sie eine große Schrittstellung ein, das vordere Bein ist 90° gebeugt. Das hintere Knie befindet sich knapp über dem Boden, berührt diesen jedoch nicht. Der Oberkörper ist aufrecht. Die Arme hängen locker neben dem Oberkörper herab.
- Lassen Sie die Arme 10-mal nach vorne kreisen, dann 10-mal nach hinten.
- Danach kreisen Sie jeweils mit einem Arm nach vorne und mit einem nach hinten.
- Wechseln Sie dann die Position der Beine und wiederholen Sie die Abfolge.

Wie oft/wie lange? Wiederholen Sie jeweils 10-mal.

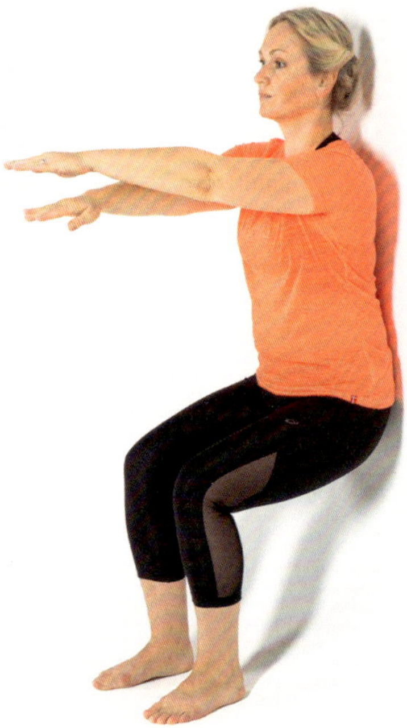

1

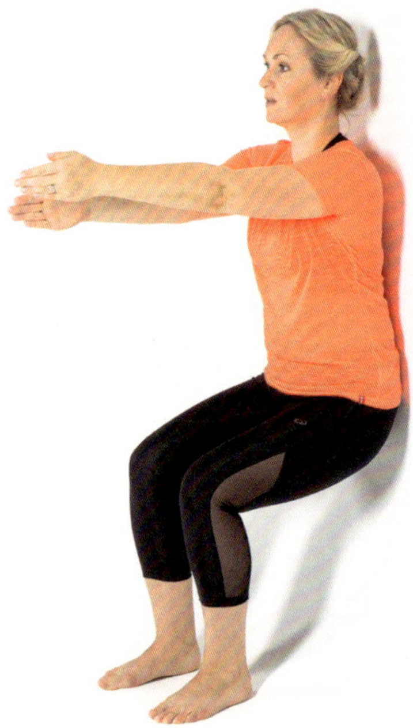

2

Armbewegungen vertikal und horizontal

- Sie stehen mit dem Rücken an einer Wand, die Füße stehen etwa hüftbreit parallel zueinander.
- Stehen Sie mit den Füßen so weit von der Wand entfernt, dass Hüfte und Knie 90° gebeugt sind.
- Nehmen Sie zehn tiefe Atemzüge und halten Sie nach der letzten Ausatmung die Luft so lange wie möglich an.
- Währenddessen bewegen Sie die vor dem Körper ausgestreckten Arme im Wechsel 20 Sekunden horizontal ❶ und 20 Sekunden vertikal ❷. Die Bewegungen sollten kurz und schnell sein.

Wie oft/wie lange? Wiederholen Sie diesen Vorgang 2 Minuten lang.

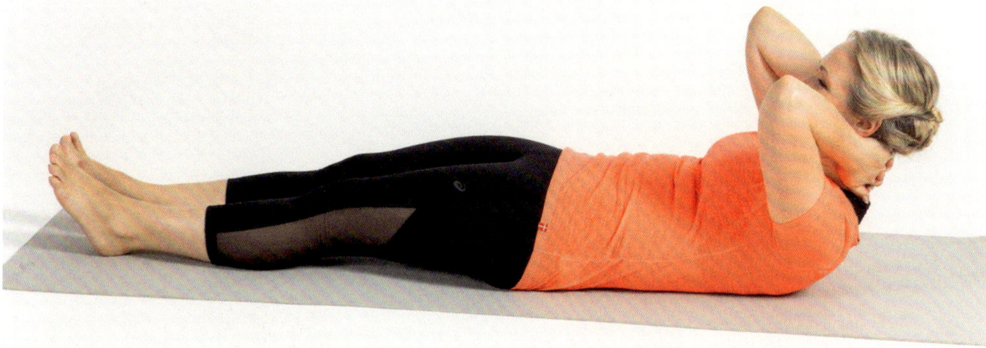

Crunches

- Sie liegen mit gestreckten Beinen auf dem Rücken. Um den Rücken zu schonen, kann auch die alternative Ausführung gewählt werden.
- Heben Sie den Oberkörper bis in die Vertikale an und legen Sie ihn dann wieder ab.

Wie oft/wie lange? Wiederholen Sie die Übung fortlaufend für 20 Sekunden. Machen Sie dann 10 Sekunden Pause. Führen Sie diesen Rhythmus für 4 Minuten durch. Heben Sie zum Abschluss 4-mal die Beine gestreckt so hoch es geht an und pressen Sie den Rücken dabei in den Boden.

Alternative Ausführung: Die Beine sind um etwa 90° angewinkelt. Die Fingerspitzen berühren leicht die Schläfen. Heben Sie Ihren Oberkörper mit möglichst geradem Rücken an, bis die Schulterblätter den Boden nicht mehr berühren. Halten Sie diese Position für ein paar Sekunden und senken Sie dann den Oberkörper langsam und kontrolliert wieder ab. Auch beim Ablegen die Muskelspannung im Bauch aufrechterhalten. Achten Sie darauf, beim Hochkommen nicht mit dem Kopf nach oben zu ziehen und nicht mit Schwung zu arbeiten. Fallen Sie nicht ins Hohlkreuz.

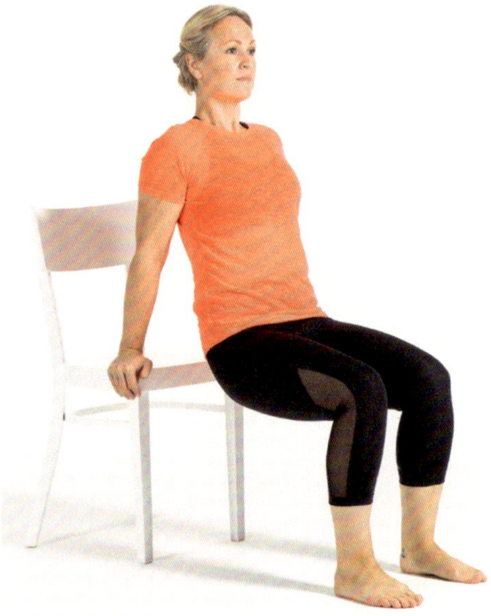

1

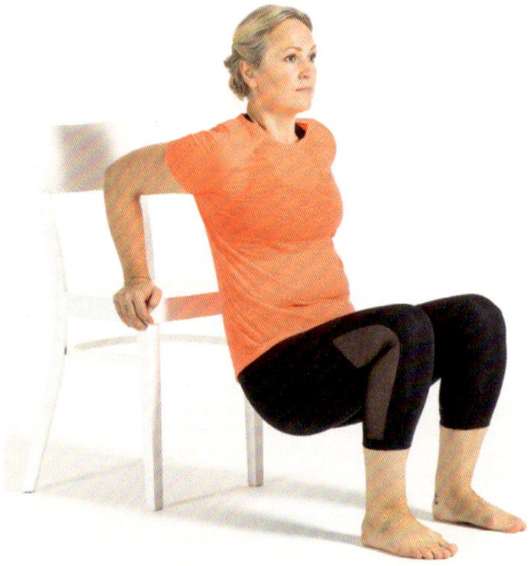

2

Dips

Sie brauchen einen stabilen Stuhl mit normaler Sitzhöhe, der so platziert ist, (z. B. auf einer Matte), dass er während der Übung nicht wegrutschen kann.

- Setzen Sie sich auf den vorderen Rand der Sitzfläche des Stuhls. Der Blick ist während der gesamten Übung geradeaus gerichtet. Die Füße stehen hüftbreit und haben vollständigen Bodenkontakt, die Knie stehen im 90°-Winkel.
- Umfassen Sie die Sitzfläche am vorderen Rand links und rechts neben dem Gesäß fest mit den Händen.
- Drücken Sie die Arme durch und heben Sie Ihr Gesäß vom Stuhl ab. Das Körpergewicht ist gleichmäßig auf Arme und Beine verlagert ❶. Wenn Sie den Schwierigkeitsgrad erhöhen wollen, können Sie die Knie auch strecken.
- Beugen Sie die Arme, bis die Ellbogen um 90° gebeugt sind und das Gesäß sich entsprechend absenkt ❷. Anschließend strecken Sie die Arme wieder fast ganz durch (aber nicht vollständig) und heben gleichzeitig das Gesäß auf Höhe der Sitzfläche an.
- Ziehen Sie die Schultern während der Übung aktiv nach hinten und unten und halten Sie den Rücken stabil in aufrechter Position.

Wie oft/wie lange? Wiederholen Sie die Übung bis zur Erschöpfung.

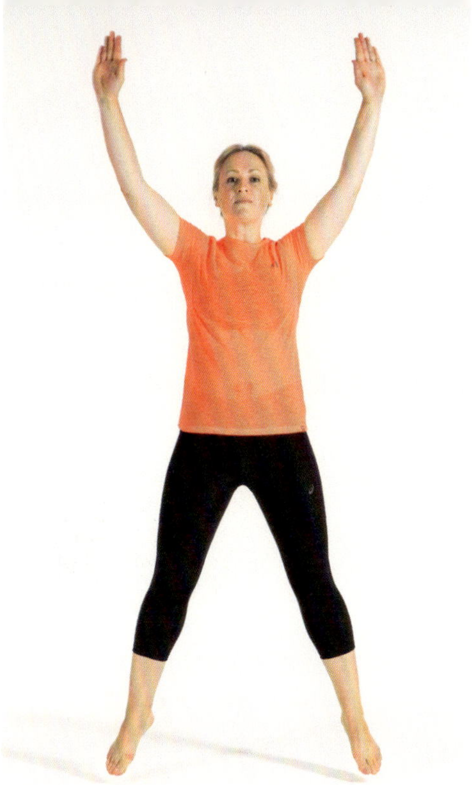

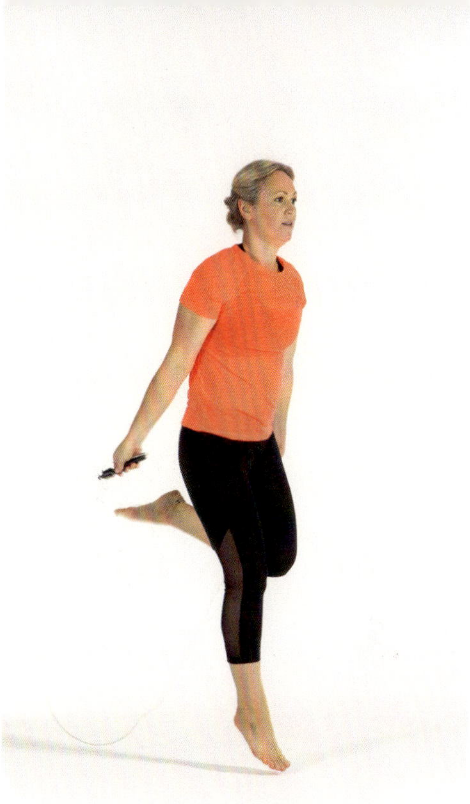

Hampelmann

- Sie stehen aufrecht. Die Füße zeigen nach vorne und berühren sich. Die Arme hängen locker neben dem Körper.
- Springen Sie in die Luft und landen Sie in einer Grätsche mit ungefähr zwei Hüftbreiten Abstand zwischen den Füßen.
- Gleichzeitig führen Sie die Arme neben dem Körper gestreckt nach oben und über dem Kopf zusammen.
- Springen Sie sofort zurück in die Ausgangsposition.

Wie oft/wie lange? Wiederholen Sie die Übung 2 Minuten lang so schnell wie möglich und ohne in der Ausführung unsauber zu werden.

Seilspringen

Sie brauchen ein Springseil passender Länge (Körpergröße + etwa 90 cm). Zum Einstellen im Stehen mit beiden Füßen auf das Seil treten und die Enden mit beiden Händen hochziehen. Dann das Seil so greifen, dass die Hände sich etwa auf Höhe der Achselhöhlen befinden.

- Halten Sie die Griffe des Seils ungefähr auf Taillenhöhe. Das Seil hängt vor Ihrem Körper.
- Treten Sie mit beiden Füßen vor das Seil.
- Schwingen Sie das Seil mit gestreckten Armen über Ihren Kopf nach vorn. Wenn es kurz vor Ihren Füßen ist, springen Sie darüber. Das Seil weiterdrehen und springen.

Wie oft/wie lange? Führen Sie die Übung 2 Minuten lang durch.

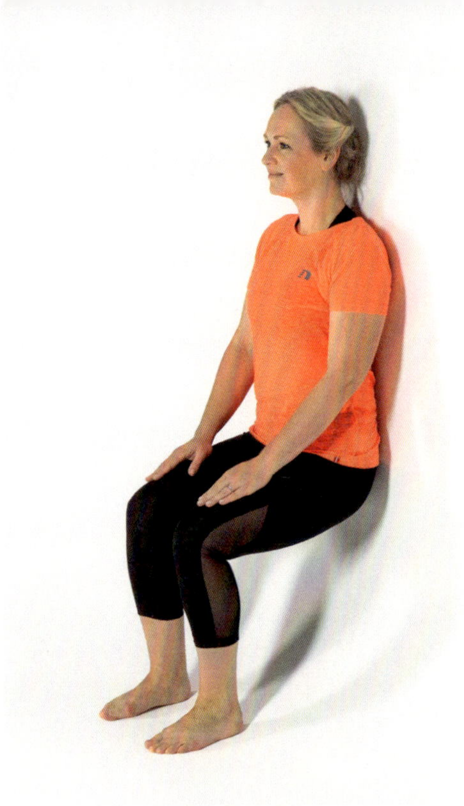

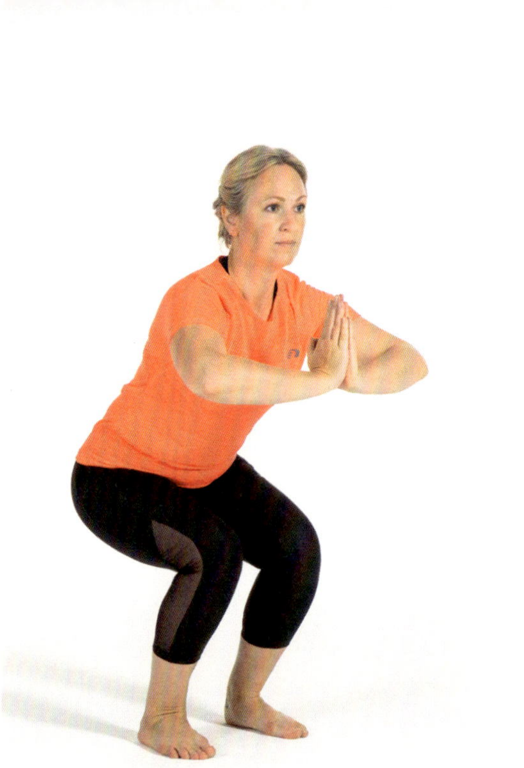

Stuhl

- Sie stehen mit dem Rücken an einer Wand.
- Machen Sie kleine Schritte von der Wand weg, wobei der Rücken an der Wand bleibt. Gehen Sie nach vorne, bis Ihre Hüften und Knie 90° gebeugt sind.
- Halten Sie die Position mit an die Wand gepresstem Rücken.

Wie oft/wie lange? Beginnen Sie mit einer Minute und erweitern Sie die Übung auf zwei Minuten und mehr. Während der Übung können die Beine zittern und die Muskeln ziehen. Sie trainiert auch das Durchhaltevermögen.

Tiefer Stand

- Sie stehen aufrecht, die Füße parallel zueinander und etwa hüftbreit auseinander.
- Beugen Sie Hüfte und Knie um ungefähr 90°. Halten Sie dabei den Oberkörper so aufrecht wie möglich. Pressen Sie die Handflächen vor dem Brustkorb aneinander.

Wie oft/wie lange? Halten Sie diese Position so lange wie möglich.

Alternative Ausführung: Während der Ausführung nehmen Sie 10 tiefe Atemzüge und halten nach der letzten Ausatmung die Luft an. Konzentrieren Sie sich zusätzlich auf die Wahrnehmung in Ihren Füßen und den Kontakt zum Boden (Erdung).

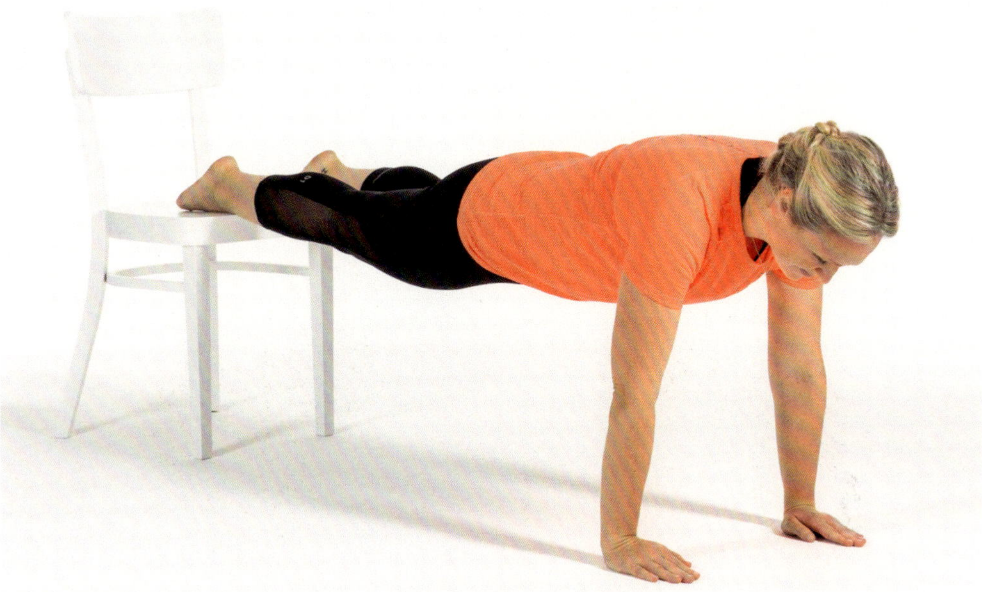

Vordere Muskelkettenstärkung

Sie brauchen einen Stuhl.

- Sie liegen auf dem Bauch. Die Hände befinden sich unter den Schultern.
- Legen Sie die Fußspanne beider Füße auf die Sitzfläche des Stuhls. Die Beine sind gestreckt.
- Strecken Sie die Ellenbogen und heben Sie Ihren Körper an, sodass Sie sich in einer Art Liegestützposition mit erhöhten Beinen befinden.
- Halten Sie den Körper parallel zum Boden, Körper und Beine sind gerade. Achten Sie darauf, sich nicht zu verdrehen oder ins Hohlkreuz zu fallen.

Wie oft/wie lange? Halten Sie die Position für etwa 1 Minute.

Sanftere Variante: Sie können die Übung auch auf den Ellenbogen und ohne Stuhl durchführen. Dabei sind die Füße auf dem Boden aufgestellt.

Schwere Variante: Heben Sie für jeweils 10–30 Sekunden die Beine abwechselnd etwa 10 cm gestreckt in die Höhe.

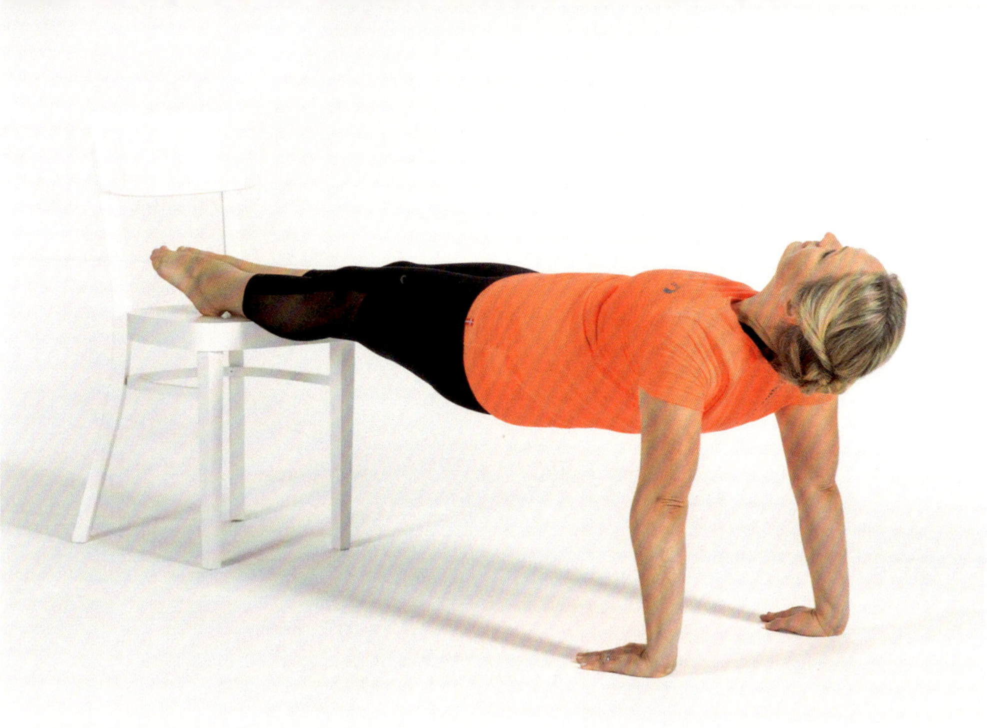

Hintere Muskelkettenstärkung

Sie brauchen einen Stuhl.

- Sie sitzen auf dem Boden. Legen Sie die Fersen beider Füße auf die Sitzfläche des Stuhls und strecken Sie die Beine. Setzen Sie die Hände hinter sich auf den Boden auf.
- Strecken Sie die Ellenbogen und stemmen Sie Ihren Körper vom Boden weg.
- Der Körper befindet sich jetzt parallel zum Boden; halten Sie Rumpf und Beine gerade. Achten Sie darauf, sich nicht zu verdrehen. Die Zehen sind nach oben gerichtet, die Füße nicht gedreht.

Wie oft/wie lange? Halten Sie die Position für etwa 1 Minute.

Sanfte Variante: Sie können die Übung auch auf den Ellenbogen und ohne Stuhl durchführen. Dabei sind die Fersen auf dem Boden aufgestellt.

Schwere Variante: Heben Sie für jeweils 10–30 Sekunden die Beine abwechselnd etwa 10 cm gestreckt in die Höhe.

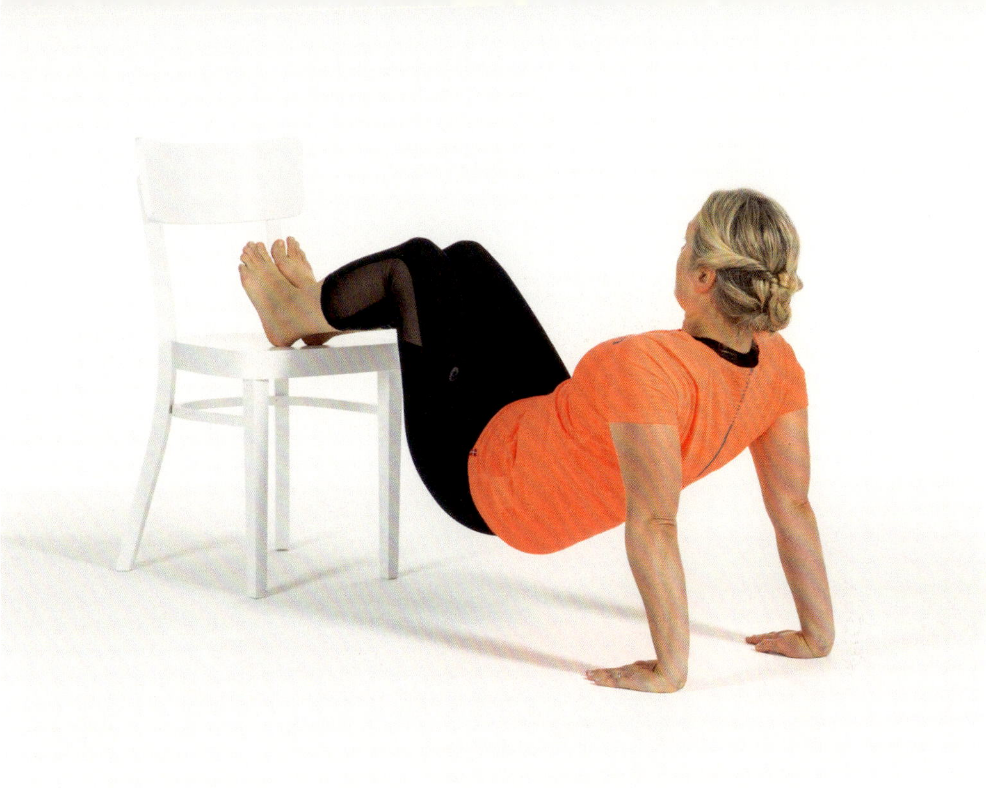

Hintere Stabilisationslinienstärkung

Sie brauchen einen Stuhl.

- Sie sitzen auf dem Boden. Legen Sie die Fersen beider Füße auf die Sitzfläche des Stuhls und beugen Sie Beine und Knie um etwa 90° Grad.
- Strecken Sie die Ellenbogen durch. Den Körper gerade halten.
- Achten Sie darauf, sich nicht zu verdrehen. Die Zehen sind nach oben gerichtet, die Füße nicht gedreht.

Wie oft/wie lange? Halten Sie die Position für etwa 1 Minute.

Sanfte Variante: Sie können die Übung auch auf den Ellenbogen und ohne Stuhl durchführen. Dabei sind die Fersen auf dem Boden aufgestellt.

Schwere Variante: Heben Sie für jeweils 10–30 Sekunden die Beine abwechselnd etwa 10 cm gestreckt in die Höhe.

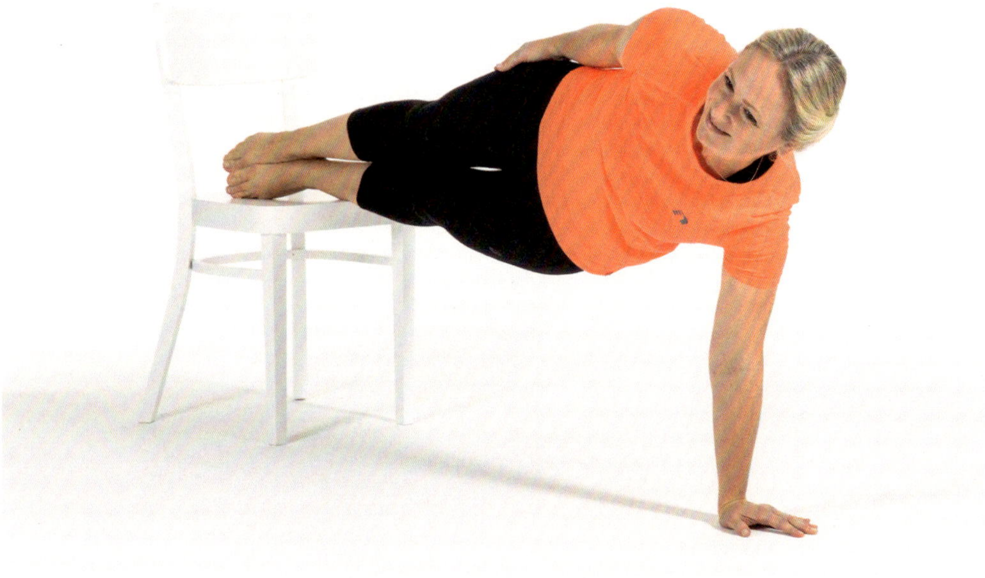

Seitliche Muskelkettenstärkung

Sie brauchen einen Stuhl.

- Sie liegen auf der Seite, die unten liegende Hand befindet sich etwa auf Schulterhöhe.
- Legen Sie beide Beine gestreckt seitlich auf der Sitzfläche des Stuhls ab.
- Strecken Sie den unteren Arm durch. Der andere Arm liegt seitlich oben auf dem Körper ab. Der Körper befindet sich in etwa parallel zum Boden; halten Sie Rumpf und die Beine gerade. Achten Sie darauf, sich nicht zu verdrehen.

Wie oft/wie lange? Verbleiben Sie in dieser Position für etwa 30 Sekunden. Dann heben Sie für 10–30 Sekunden das obere Bein etwa 10 cm gestreckt in die Höhe. Anschließend wechseln Sie die Seite.

Sanfte Variante: Sie können die Übung auch auf den Unterarm gestützt und ohne Stuhl durchführen.

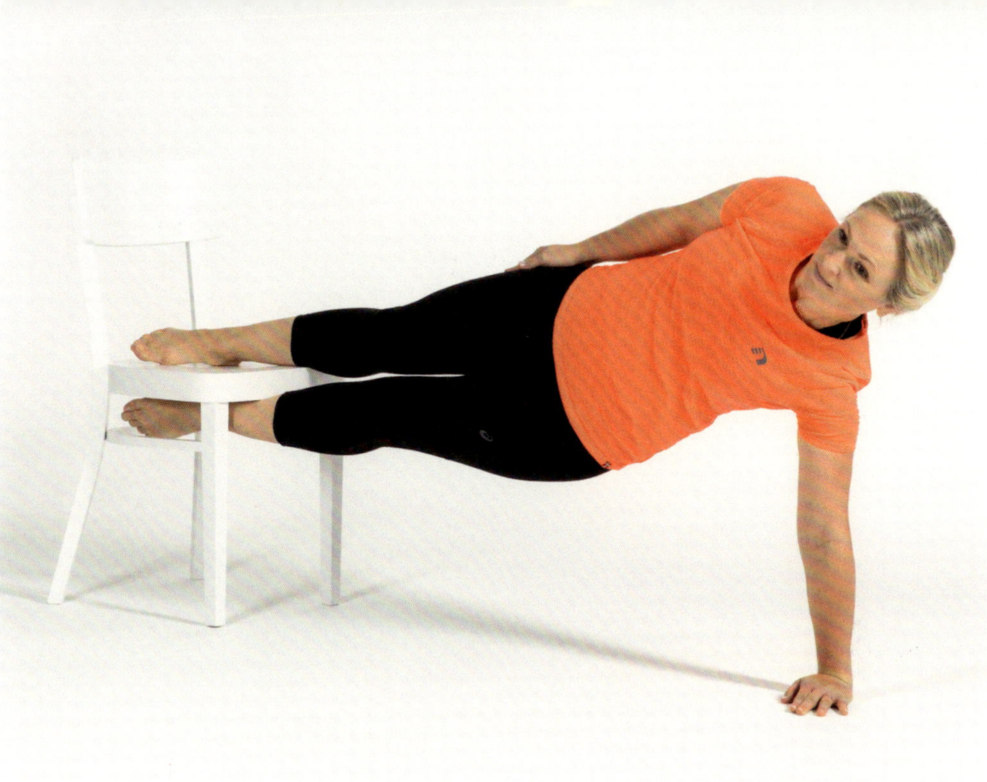

Innere Muskelkettenstärkung

Sie brauchen einen Stuhl.

- Sie liegen auf der Seite, die unten liegende Hand befindet sich etwa auf Schulterhöhe.
- Legen Sie das obere Bein gestreckt seitlich auf der Sitzfläche ab. Das untere Bein berührt die Unterseite der Sitzfläche. Beide Beine sind gestreckt.
- Strecken Sie den unteren Arm durch. Der andere Arm liegt seitlich auf dem Körper ab. Der Körper befindet sich in etwa parallel zum Boden.
- Achten Sie darauf, sich nicht zu verdrehen, halten Sie Kopf und Schultern in einer Linie mit dem Rest des Körpers.

Wie oft/wie lange? Halten Sie die Position für 10–30 Sekunden. Wechseln Sie dann die Seite.

Sanfte Variante: Sie können die Übung auch auf den Unterarm gestützt durchführen.

Wie fit sind Ihre Muskeln?

Mit ein paar einfachen Tests können Sie herausfinden, wie es um Ihre Muskelkraft bestellt ist.

Ab der Lebensmitte, mit etwa 40 Jahren, bei einigen bereits ab etwa 30, geht es los: Mit jedem Lebensjahr verlieren unsere Muskeln an Leistung, Kraft und Masse. Wenn wir nicht gegensteuern, kann der Kraftverlust dazu führen, dass wir bereits relativ früh im Leben in unserer Beweglichkeit und körperlichen Belastbarkeit deutlich eingeschränkt sind. Hinzu kommt: Jedes Prozent Muskelmasseverlust verringert die Lebenserwartung um ein Jahr.

Die gute Nachricht: Muskeln sind trainierbar – in jedem Alter. Wenn Sie jetzt beginnen, Ihre Muskeln zu stärken, werden sie schon bald wieder an Kraft und Masse gewinnen.

Forscher/-innen haben mehrere Verfahren entwickelt, die Muskelqualität zu messen und zu bewerten. Als zuverlässigster Hinweisgeber gilt die Kraft in den Händen. Sie nimmt deutlich ab, je älter wir werden. Ein Gesamtbild der Muskelkraft ergibt sich, wenn zusätzlich die Beinmuskelkraft geschätzt und die Muskelmasse gemessen wird.

Sitting-Rising-Test

Die Übung wurde in den 1990er-Jahren vom brasilianischen Sportmediziner Claudio Gil Soares de Araújo und seiner Frau Denise, einer Sportwissenschaftlerin, entwickelt, um die Beweglichkeit von Sportlern zu testen. Später ergab eine Studie, dass der Test offenbar Hinweise auf die voraussichtliche Lebenserwartung von 50–80-Jährigen geben kann.

Sie können die Übung nutzen, um Ihre Beweglichkeit, Kraft und Koordination zu prüfen und zu schulen.

Der Sitting-Rising-Test ist nicht geeignet für Menschen mit chronischen Bewegungseinschränkungen.

Ausführung:

- Stellen Sie sich gerade hin, die Füße etwa schulterbreit auseinander.
- Stellen Sie einen Fuß vor den anderen, als wollten Sie die Beine übereinanderschlagen.

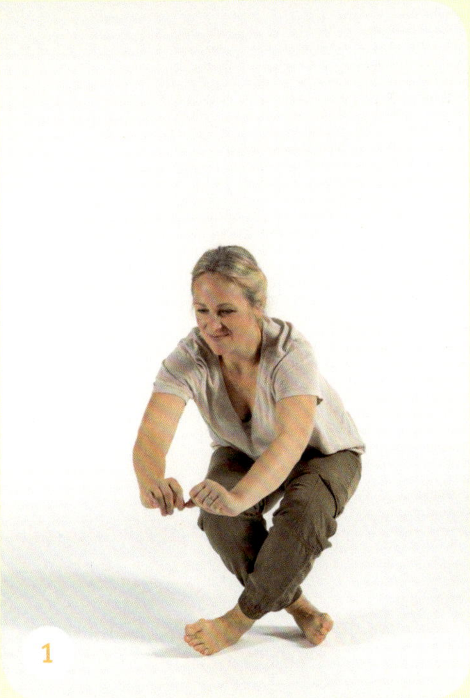

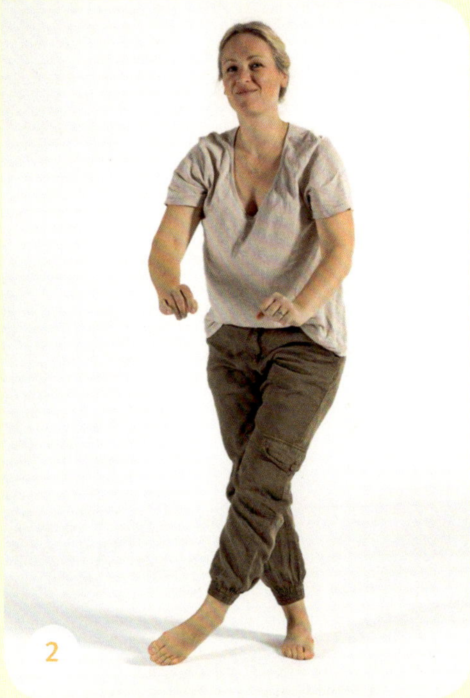

- Setzen Sie sich in den Schneidersitz, ohne die Hände zur Hilfe zu nehmen, sich fallen zu lassen oder sich abzustützen ❶.
- Stehen Sie wieder auf und kommen Sie in die Ausgangsposition, ohne die Hände oder Knie zur Hilfe zu nehmen, zurückzufallen oder sich abzustützen ❷.

Der Test wird einmal durchgeführt. Beurteilt wird der fließende Ablauf dieser Übung. Sowohl für das Hinsetzen als auch für das Aufstehen können Sie ein Maximum von 5 Punkten erhalten, also insgesamt 10 Punkte. Einen Punkt Abzug gibt es für jede Unterstützung (z. B. Hand oder Knie). Bei Instabilitäten werden nochmals 0,5 Punkte abgezogen. Eine genaue Beurteilung kann durch Ihren Osteopathen durchgeführt werden. Sie können jedoch bereits durch einen Selbstversuch merken, ob Sie die Ausführung gut meistern oder sie Ihnen schwerfällt. Wenn Sie anfangs Schwierigkeiten haben, lassen Sie sich nicht entmutigen, sondern probieren Sie es immer mal wieder. Durch den Trainingseffekt wird die Übung mit der Zeit leichter.

Handkraft messen

Menschen im Alter zwischen 18–40 sollten für etwa 30 Sekunden mindestens 35 kg zusammendrücken können, bei Älteren kann die Kraft geringer sein. Die Dauer gibt auch Aufschluss über die Muskelleistung.

Sie brauchen:

- ein Hand-Dynamometer (Fitnessstudio) oder
- einen verstellbaren Handtrainer (Sportgeschäft, günstige Modelle unter 20 €) oder
- eine Badezimmerwaage

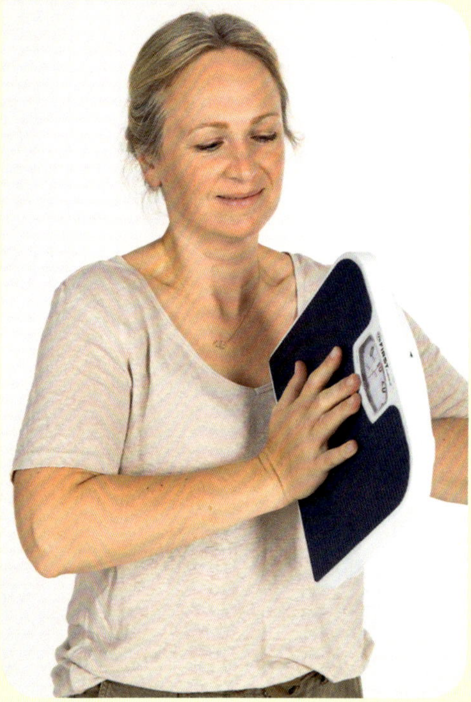

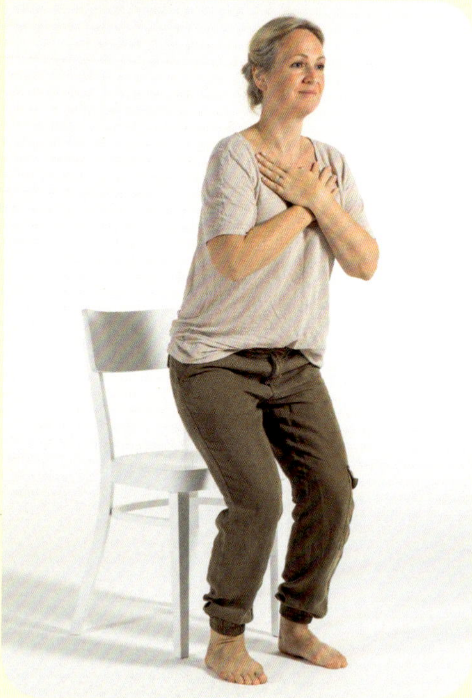

Stellen Sie am Handtrainer die Belastung ein und probieren Sie, welche Last Sie bewältigen können. Haben Sie eine Waage zur Verfügung, legen Sie eine Hand auf die Ober- und eine auf die Unterseite und drücken Sie die Waage so hart wie möglich mit beiden Händen zusammen; Sie können Ihr Ergebnis dann ablesen.

Falls Sie weniger als 24 kg zusammendrücken können, könnte das – je nach Lebensalter – ein Hinweis auf Gesundheitsstörungen sein, die mit einer deutlichen Abnahme der Muskelqualität einhergehen. Um sich Klarheit zu verschaffen, besprechen Sie das Ergebnis mit Ihrem/Ihrer Behandler/-in.

Die Muskelqualität der Beine einschätzen

Dieser Test muss für ein valides Ergebnis von einem Profi durchgeführt werden, weil er komplexe Messungen und Berechnungen erfordert. Probieren Sie die Übung trotzdem gern im Alleingang und mehrmals nacheinander. Auch ohne Auswertung werden Sie spüren, wie gut Ihre Beinmuskeln gerade trainiert sind.

Sie brauchen einen (Küchen-)Stuhl ohne Armlehne oder einen Hocker, auf dem Sie so sitzen können, dass Unter- und Oberschenkel etwa im rechten Winkel zueinander stehen.

- Sie sitzen aufrecht auf dem Stuhl.
- Legen Sie die Hände übereinander auf die Brust.
- Stehen Sie 5-mal hintereinander ohne Pause mit Schwung auf und setzen Sie sich wieder.

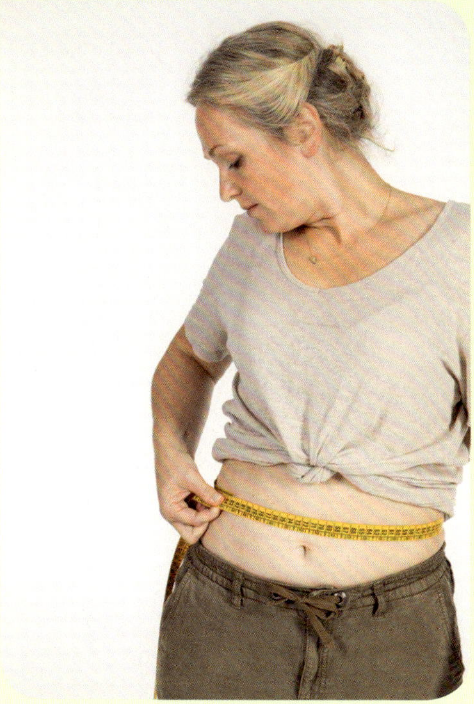

Fachleute errechnen die Muskelkraft aus Beinlänge, Körpergewicht, Schwerkraft und der benötigten Zeit.

Die Übung eignet sich auch als kleine Bewegungspause zum Unterbrechen einer Tätigkeit im Sitzen. Einen allgemeinen Eindruck von Ihrer Fitness gibt der Sitting-Rising-Test.

Muskelmasse-Test mit einer Körperanalysewaage

Solche Waagen sind für unter 100 Euro erhältlich. Die meisten ermitteln neben Gewicht und Muskelmasse den Körperfettanteil, das viszerale Fett (»Bauchfett«) den Body-Mass-Index (BMI) und den Kaloriengrundumsatz. Der Grundumsatz ist die Anzahl der Kalorien, die zum Aufrechterhalten der Lebensfunktionen in völliger Ruhe benötigt werden. Die Waagen zeigen auch an, wie Ihre Werte entsprechend Ihres Alters zu interpretieren sind.

Das Taille-Größe-Verhältnis messen

Das Taille-Größe-Verhältnis ist genauer als der BMI. Sie können den Wert selbst ermitteln, dazu brauchen Sie ein flexibles Maßband, wie es beim Nähen verwendet wird.

- Stellen Sie sich aufrecht hin.
- Messen Sie Ihren Taillenumfang mit dem Maßband. Die richtige Stelle befindet sich auf der Mitte zwischen der letzten Rippe und dem Beckenkamm.
- Teilen Sie die Zahl (in cm) durch die Körpergröße (auch in cm).

Bei 15–40-Jährigen sollte das Taille-Größe-Verhältnis zwischen 0,4 und 0,5 liegen. Ab 40 ist ein Wert zwischen 0,4 und 0,6 günstig. Je weiter der Wert nach oben abweicht – anders gesagt: je mehr Bauchfett – desto höher ist das Risiko für Muskelverletzungen[75] sowie für Herz-Kreislauf-Erkrankungen wie Arteriosklerose, Herzinfarkt und Schlaganfall und Stoffwechselerkrankungen wie Diabetes mellitus. Ein zusätzlicher Risikofaktor ist das Alter: Je älter wir sind, desto höher das Risiko einer Muskelverletzung bei vergrößertem Bauchumfang.[76]

Wichtige Faktoren, die geeignet sind, vor einer Muskelverletzung zu schützen, sind

- eine gesundheitsfördernde Ernährung,
- ein ausreichend hoher Vitamin-D-Spiegel,
- eine ausreichende Wasserzufuhr,
- eine ausreichende Aufnahme guter Eiweiße (z. B. in Form von Eiern, Fisch, Geflügel und Nüssen),
- kein oder ein möglichst geringer Alkoholkonsum.

Die Muskeln dehnen, Gesundheit gewinnen

In der Osteopathie werden neben Übungen zu Kraft und Koordination verschiedene Dehnungstechniken eingesetzt.

Unser Bewegungsumfang ist von der Beweglichkeit der Gelenke, den umgebenden Knochen und dem Gelenkkapsel-Band-Apparat sowie der passiven und aktiven Spannung der zugehörigen Muskeln abhängig. Die passive Muskelspannung (Grundspannung des Muskels ohne Aktivität) wird bestimmt von den »Materialeigenschaften« des Muskels und der umgebenden Faszie. Die aktive Spannung ist abhängig von der dynamischen Muskelkontraktion (Anspannen des Muskels) und den damit zusammenhängenden Signalen vom Gehirn an die Nervenzellen.[77]

Diese Faktoren und Werte können Sie natürlich nicht selbst ermitteln. Der Körper gibt jedoch Hinweise, an denen Sie erkennen können, wie es um Ihre Muskeln und Gelenke bestellt ist. Ein Beispiel: Legen Sie sich auf den Rücken und strecken Sie die Beine zur Decke. Können Sie sie ganz gerade ausstrecken – oder bleiben die Knie leicht angewinkelt? Das ist bei vielen Menschen der Fall, weil sich durch das ständige, oft stundenlange pausenlose Sitzen die Muskeln an der Rückseite der Beine verkürzt haben.

Die Beweglichkeit der Gelenke und das Gleichgewicht der Muskeln wird vor allem eingeschränkt durch:
- Muskelverspannungen
- Verkürzung der Muskeln, durch Narbenbildung oder Anpassung an eine veränderte Körperhaltung
- Verkürzung der Muskeln durch Verkrampfung und Fehlspannung

In diesem Kapitel stelle ich Ihnen eine Reihe von Dehnübungen vor. Ziel von Dehnungstechniken ist es, die Muskel-Sehnen-Einheit zu verlängern, wobei vor allem der Abstand zwischen dem Ursprung und dem Ansatz eines Muskels vergrößert wird. Mit Ursprung und Ansatz sind die Enden eines Muskels gemeint, die jeweils befestigt sind, meist an einem Knochen. Je nach Ursache der Muskelverspannung oder Gelenkstörung wählen Osteopath/-innen die geeignete Technik. Dabei können durch die Dehnung des Muskels auch andere Strukturen wie die Gelenkkapsel und die Faszie beeinflusst werden.

Drei Muskeldehnungstechniken werden am häufigsten genutzt: statische Dehnungen, dynamische Dehnungen und Vorkontraktionsdehnungen.

Statische Dehnungen

Am häufigsten werden statische, passive Dehnungstechniken angewandt. Sie erhöhen am stärksten die Flexibilität. Dabei bringt man den Muskel durch eine bestimmte Position unter Spannung, hält diese bis zu einem bestimmten Punkt des Dehnungsgefühls und wiederholt dies in der Regel ein paar Mal. Diese Dehnung kann allein, mit einem/einer Trainingspartner/-in oder therapeutisch fein abgestimmt durch eine/-n Osteopath/-in durchgeführt werden.

Dynamische Dehnungen

Beim dynamischen Dehnen unterscheidet man aktives und ballistisches Dehnen.

Aktives Dehnen Es wird gedehnt, während der Muskel aktiv ist, z. B. wird die Rückseite des Beines in Rückenlage gedehnt, während das gestreckte Bein aktiv angehoben wird. Diese aktive Bewegung wird mehrfach wiederholt. Die Dehnung ist weniger intensiv als bei statischer passiver Dehnung. Dafür werden hier zusätzlich zur Dehnung auch die Bewegungskoordination und die neuronale Integration verbessert.

Ballistisches Dehnen Schnelle, wechselnde Bewegungen werden im Endbereich der Bewegung durchgeführt. Ich rate aufgrund erhöhter Verletzungsgefahr davon ab und gehe deshalb nicht näher darauf ein.

Vorkontraktionsdehnen

Bei dieser Technik wird ein Muskel oder sein Gegenspieler, bevor es zu einer Dehnung kommt, für etwa 10 Sekunden mit 75–100 % der maximalen Anspannungskraft angespannt und anschließend entspannt. Osteopath/-innen wenden mehrere Varianten an, darunter die Anspannungs-Entspannungs-Dehnung. Der Widerstand bei der Anspannung kann durch eine/-n Trainingspartner/-in oder mit einem elastischen Band ausgeführt werden.

In der osteopathischen und physiotherapeutischen Behandlung werden Dehnungen in allen Regionen des Körpers angewandt, z. B., um Kollagenfasern nach Muskelverletzungen auszurichten, um die Beweglichkeit und Muskellänge zu vergrößern, um Gelenkeinschränkungen zu lösen sowie um die Durchblutung und den venolymphatischen Abfluss zu verbessern.

Zahlreiche Studien belegen die positiven Effekte dieser Behandlungen, zum Beispiel:

- Statisches und/oder dynamisches Dehnen kann die Flexibilität verkürzter Muskeln auf der Rückseite der Oberschenkel erhöhen.[78]
- Individuell auf den Patienten abgestimmte Dehnungen haben positive Effekte bei orthopädischen Erkrankungen oder Verletzungen. Bei Muskelzerrungen, z. B. auf der Rückseite der Oberschenkel, ist intensives statisches Dehnen hilfreich.[79]
- Kombinierte statische und aktive Dehnungen sowie konzentrisches (»Hantel hochdrücken«) und exzentrisches (»Hantel

Was tun bei Muskelverletzungen?

Akut
(möglichst unmittelbar nach der Verletzung): Als Erstes sollte die PECH-Regel angewandt werden. P = Pause: den betroffenen Körperteil ruhig stellen; E = Eis: sofort kühlen; C = Kompression: Anlegen eines Druckverbandes; H = Hochlagerung des verletzten Körperteils.
Diese Ruhigstellung sollte auf einen Zeitraum begrenzt werden, der ausreicht, die Verletzung so weit vernarben zu lassen, dass sie nicht wieder aufbricht, sobald der Muskel wieder bewegt wird.[88] Je nach Ausmaß sollte der betroffene Muskel bei einem Muskelriss 4–8 Wochen nicht übermäßig belastet werden. Eine komplette Ruhigstellung allerdings vermeiden. Bei einem Muskelfaserriss und Zerrung oder Überdehnung (starker evtl. stechender Schmerz, Bluterguss, Bewegungseinschränkung) zur Ersthilfe bis zu 45 min kühlen und dann kühlende Salbenverbände für die folgenden 2–3 Tage. Bei größeren Verletzungen ärztlichen Rat einholen!
Sobald möglich,
d. h. einige Tage nach der Verletzung: Die nicht verletzten Muskeln, z. B. auf der Gegenseite der Verletzung sowie des Oberkörpers, bewegen. Insbesondere Stabilisatoren wie Zwerchfellmuskeln und der große Lendenmuskel (Psoas) sind bei Verletzungen und Entzündung empfindlich für Atrophie (Muskelschwund) und sollten deshalb immer gestärkt und gleichzeitig gedehnt werden. Außerdem können Sie zusätzlich Ribose zur Energiegewinnung einnehmen.

Parallel:
Behandlung durch eine/-n auf Muskelverletzungen spezialisierte/n Osteopath/-in. Er/sie kann helfen, z. B. mit speziellen Techniken, die die Heilung und Kräftigung der Faszien fördern und den Abtransport von angestauter Gewebeflüssigkeit unterstützen.
Ab dem 3. Tag
können Sie die Behandlung durch die Einnahme von 3–5 g Leucin unterstützen.
Ab etwa dem 7. Tag
können Sie zusätzlich Fischöle, 9–20 g Citrullin einnehmen und auf eine ausreichend hohe Eiweißzufuhr (2 g/kg Körpergewicht) achten, um die Heilung zu unterstützen und ein Hochregulieren von Entzündungswerten zu verhindern.
Auf Empfehlung des/der Osteopathen/-in:
Wiederaufnahme der Muskelaktivität schrittweise innerhalb der Schmerzgrenzen. Es sollte in jedem Fall in der Rehabilitation so wenig Schmerz wie nur möglich auftreten. Andererseits ist eine frühzeitige Wiederaufnahme der Aktivität wichtig für die Regeneration und die Wiederherstellung der Flexibilität und Kraft des betroffenen Muskels. Das Rehabilitationsprogramm sollte weiter auf progressiven Beweglichkeits- und Rumpfstabilisationsübungen aufbauen, da diese Übungen laut mehreren Studien bessere Ergebnisse für den verletzten Skelettmuskel erzielen als Programme, die ausschließlich auf der Dehnung und Kräftigung des verletzten Muskels basieren.[89, 90]
Untersuchungen an Profi-Sportlern haben ergeben, dass dosierte Dehnungen der betroffenen Muskeln, z. B. der Oberschenkel-

muskeln, die Heilung deutlich besser unterstützen als konventionelle Übungen.[91]

Ab etwa dem 10. Tag

ist auch vorsichtig dosiertes exzentrisches Training (»kontrolliertes Absenken« z. B. der Beine, während die Muskeln angespannt werden) unter therapeutischer Begleitung sinnvoll. Bei exzentrischen Bewegungen entfernen sich Ursprung und Ansatz des Muskels voneinander. Dadurch wird der Muskel länger. Das passiert z. B., wenn beim Bankdrücken das Gewicht wieder kontrolliert abgesenkt wird. Dabei entwickelt sich eine erhöhte Spannung im Muskel. Zusätzlich könnte durch eine allgemeine osteopathische Behandlung der Körper rhythmisch durchmobilisiert werden. Jetzt können Sie auch Kohlenhydrate (3–5 g/kg Körpergewicht) in die Nahrung integrieren.

Wichtig:

Aktive Rehabilitationsmaßnahmen bei Muskelverletzungen sollten unbedingt schmerzfrei sein!

kontrolliert absenken«) Beweglichkeitstraining und Rumpfstabilisationsübungen vermindern Schmerzen und erhöhen Flexibilität und Kraft der Patienten.[80]

- Bei Kniearthrose[81] und auch nach vollständigem Knieersatz[82] kann zur Verbesserung der Beweglichkeit statisches Dehnen oder das vor allem von Profi-Sportlern angewandte PNF-Dehnen durchgeführt werden. Bei der PNF (propriozeptive neuromuskuläre Fazilitation) werden Anspannung, Entspannung und Dehnen sowohl des zu dehnenden Muskels als auch des Gegenspielers kombiniert, sodass Muskeln auch gleichzeitig gekräftigt werden können.
- Bei chronischen Nackenverspannungen helfen Dehnen und Kraftübungen gleichermaßen.[83] Osteopathen wenden bei mechanischen Nackenschmerzen außerdem u. a. Muskelenergietechniken erfolgreich an.[84]
- Ebenso kann Dehnen bei chronischen Schmerzen des Bewegungsapparates eingesetzt werden[85], insbesondere isometrische Muskelenergietechniken bzw. postisometrische Entspannungstechniken.[86]
- Dehnen vor dem Sport verringert nachweislich das Risiko für Verletzungen.[87] Die Übungen lösen Steifheit und vergrößern den Bewegungsumfang. Statisches Dehnen ist dabei vorteilhafter bei Sportarten, in denen Flexibilität nötig ist, wie z. B. beim Tanzen. Bei Sportarten, wo Laufen und Springen gefordert ist, empfiehlt sich eher das dynamische Dehnen.

Die folgenden Übungen helfen, die durch ständiges langes Sitzen verkürzten Muskeln sanft zu dehnen. Sie können sie als Abfolge bearbeiten oder einzelne herausgreifen, um Beschwerden zu lindern. Für die meisten brauchen Sie keinerlei Hilfsmittel. In der Regel werden die Dehnungen 45–120 Sekunden gehalten. Bei einseitigen Dehnhaltungen jede Seite 1–2-mal dehnen.

Zusätzlich ist es wichtig, die Muskeln zu kräftigen. Dabei helfen die in diesem Buch vorgestellten Kraftübungen (Seite 40).

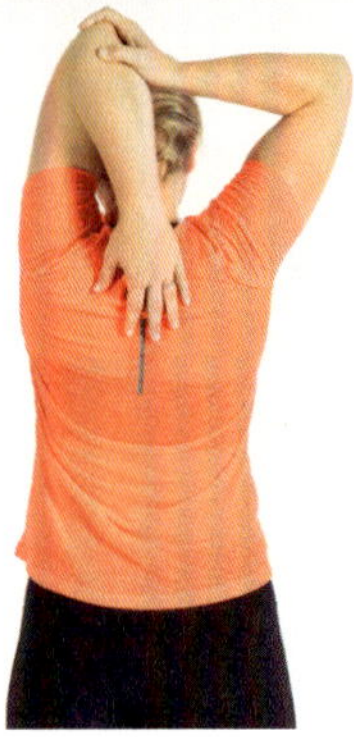

a

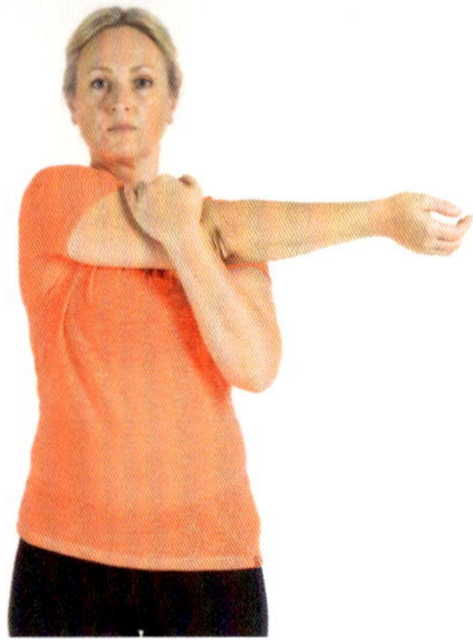

b

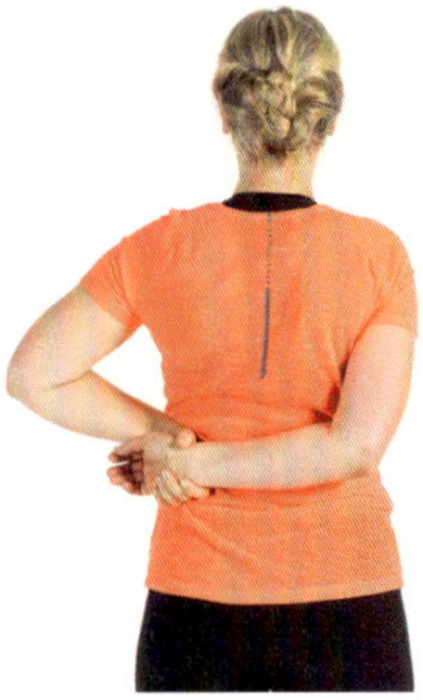

c

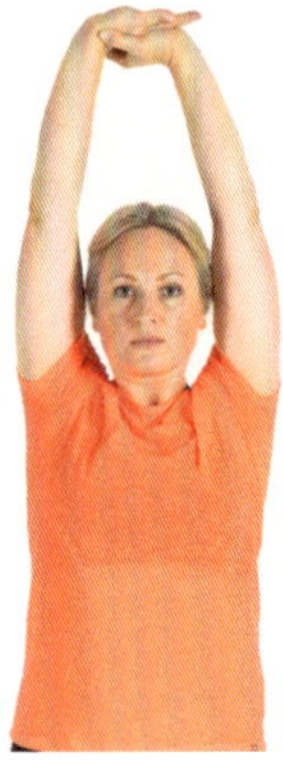

d

Schultern dehnen

Diese Übung erhöht die Beweglichkeit des Arms und hilft, das Zusammenspiel der Muskeln im Oberarm im Gleichgewicht zu halten.

a)
- Sie stehen aufrecht mit hüftbreit voneinander entfernten Füßen.
- Einen Arm nach oben strecken und Ellenbogen beugen.
- Die andere Hand zieht den Ellenbogen hinter dem Kopf zur Seite.
- Rumpf und Kopf bleiben dabei gerade.
- Je stärker Sie ziehen, desto intensiver wird die Dehnung.

b)
- Einen Arm parallel zum Boden vor dem Körper nach vorne strecken.
- Die andere Hand greift oberhalb des Ellenbogens und zieht den Arm zur gegenüberliegenden Schulter.

c)
- Einen Arm hinter den Rücken bringen.
- Die andere Hand greift oberhalb des Handgelenks und zieht den Arm zur Gegenseite.
- Der Kopf ist sanft zur Gegenseite geneigt.

d)
- Die Handflächen vor der Brust übereinander legen.
- Anschließend die Arme über den Kopf strecken.
- Den Kopf dabei gerade halten.

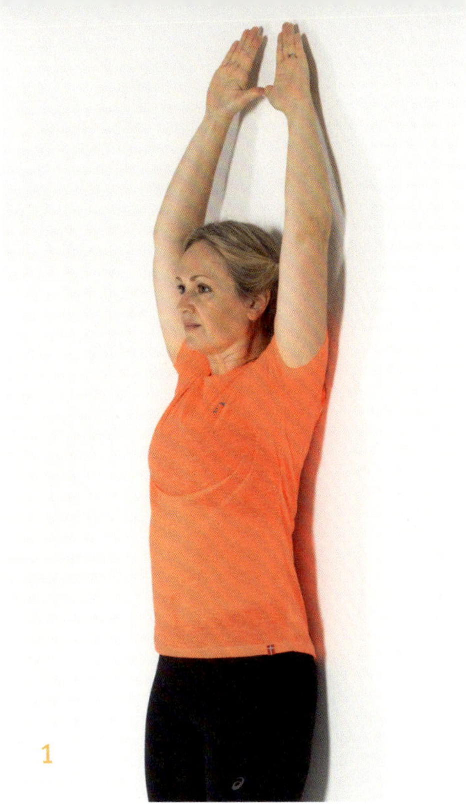

1

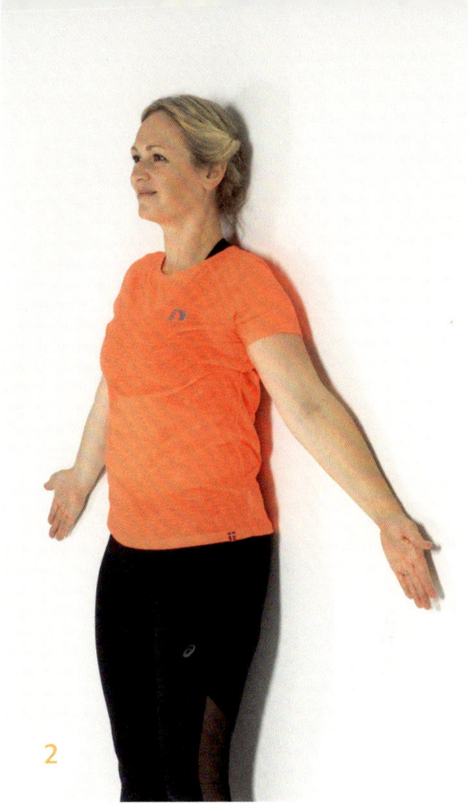

2

Brust und Bauch strecken

Die Übung unterstützt eine normale Funktion des Brustkorbs, öffnet das Zwerchfell und dehnt die Muskeln vom Becken bis zum Kopf.

- Stellen Sie sich so an eine Wand oder eine Tür, dass die Fersen, der untere Rücken, die Wirbelsäule zwischen den Schulterblättern und der Kopf die Wand berühren.
- Heben Sie die gestreckten Arme langsam vor dem Körper in die Waagerechte, während die Daumen sich berühren.
- Heben Sie dann die Arme so langsam wie möglich über den Kopf, bis sie die Wand berühren ❶.
- Senken Sie schließlich die Arme seitlich des Körpers in einem Bogen nach unten ab ❷.

Wichtig: Tief und langsam atmen!

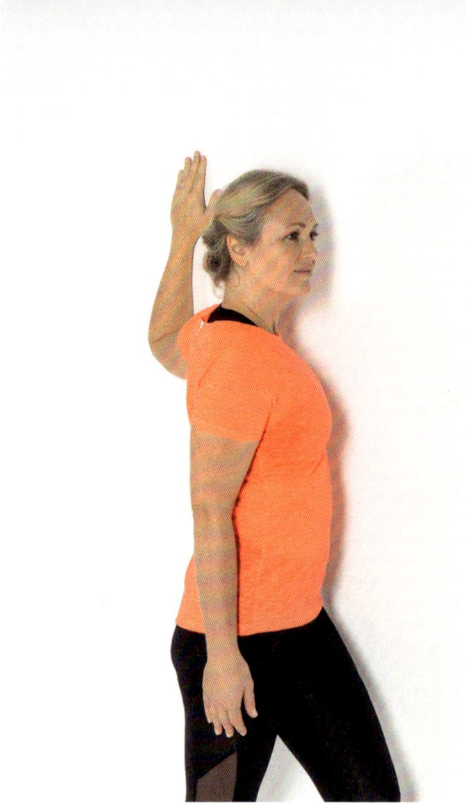

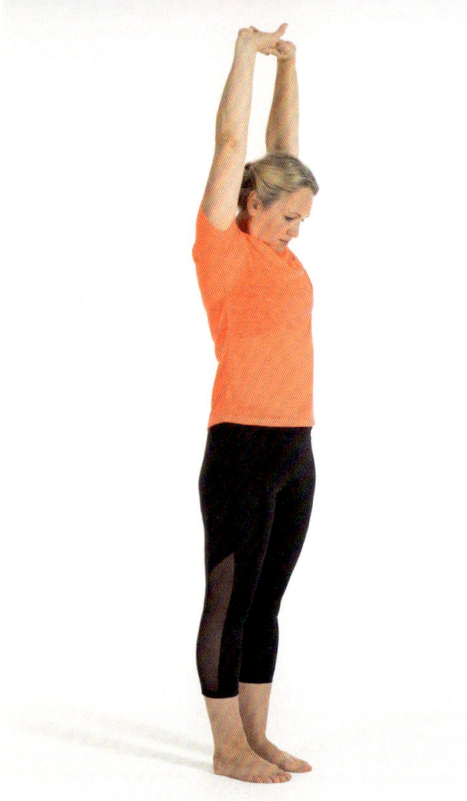

Brustmuskel dehnen

Die Übung lindert Nacken- und Rückenbeschwerden und hält die Schultergelenke in ihrer optimalen Position.

- Neben einer Wand eine Schrittstellung einnehmen, dabei steht das vordere gebeugte Bein an der Wand.
- Den gebeugten Arm hinter dem Körper an die Wand legen. Der Oberarm ist parallel zum Boden ausgerichtet.
- Oberkörper und Becken werden von der Wand weggedreht.

Den Kapuzenmuskel dehnen

Der Kapuzenmuskel (Trapezmuskel) liegt im Nackenbereich zwischen den Schultern. Die Übung entspannt Nacken und Schultern.

- Bringen Sie Ihre Füße in eine hüftbreite Position und verschränken Sie Ihre Hände vor Ihrem Rumpf, sodass die Handflächen nach vorne zeigen.
- Heben Sie die Arme über den Kopf und neigen Sie den Kopf sanft nach unten. Es entsteht eine Dehnung bis in die Schulterblätter.

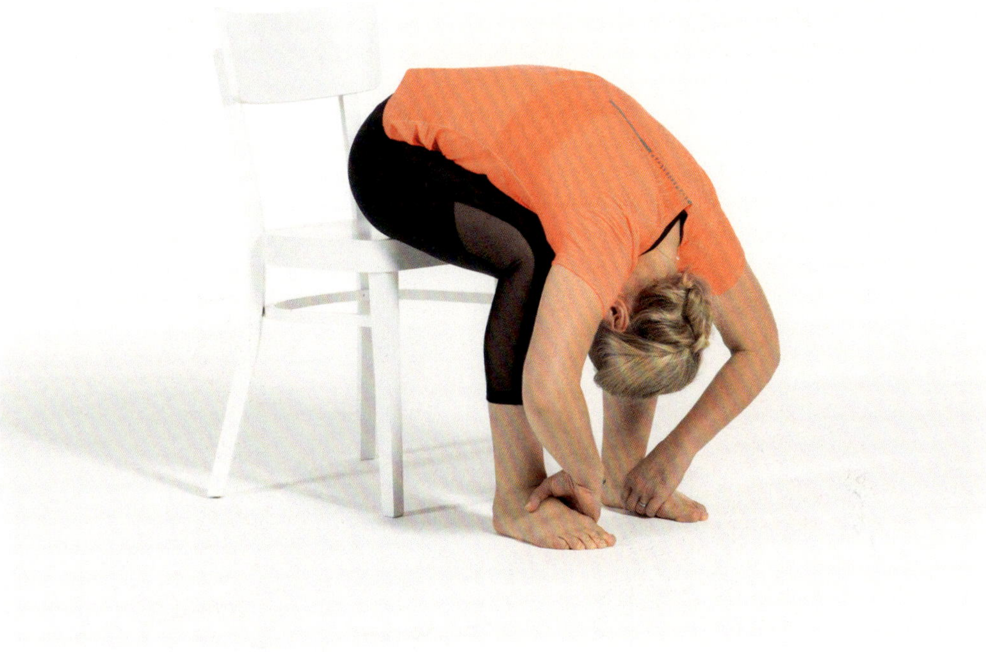

Stretching für die Wirbelsäule

Die Übung dehnt den unteren Rücken und richtet den Körper auf. Bei regelmäßiger Anwendung zeigt sich die Wirkung in einem harmonischen Gang. Sie brauchen einen Stuhl.

- Setzen Sie sich auf den Stuhl und stellen Sie Ihre Füße schulterbreit auf. Die Oberschenkel befinden sich parallel und die Unterschenkel im rechten Winkel zum Boden.
- Beugen Sie jetzt den Oberkörper nach vorne.
- Führen Sie die Arme gestreckt nach unten. Die Handgelenke sind nach innen gedreht, sodass die Handflächen sich innen an den Füßen befinden.
- Greifen Sie mit den Fingern unter das Fußgewölbe, der Daumen liegt auf dem Fußrücken. In dieser Position wird die Wirbelsäule vollkommen gestreckt.
- Sie können die Wirkung der Übung steigern, indem Sie sie im Stand ausführen. Dabei werden zusätzlich die Rückseiten der Beine gedehnt.

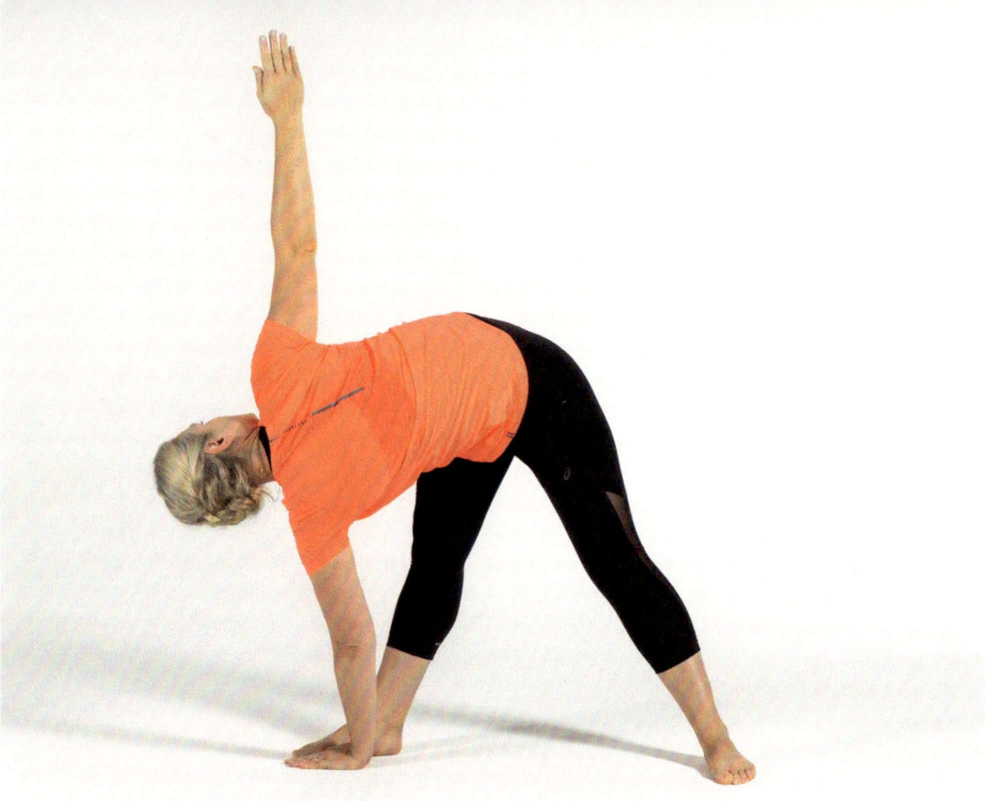

Rumpf dehnen

Die Übung fördert das gleichmäßige Zusammenwirken der Muskeln, die als Muskelketten miteinander verbunden sind.

- Sie stehen aufrecht, die Füße etwa einen Meter voneinander entfernt.
- Drehen Sie die rechte Fußspitze nach rechts. Den linken Fuß drehen Sie leicht nach innen. Die Fersen befinden sich in einer Linie.
- Drehen Sie den Rumpf vom Becken aus nach rechts und strecken Sie den linken Arm nach vorne aus.
- Neigen Sie mit der Ausatmung den Oberkörper zur rechten Seite Richtung Boden. Legen Sie dabei die linke Hand innen am rechten Unterschenkel oder wenn möglich neben der Innenseite des Fußes auf dem Boden ab.
- Drehen Sie den Oberkörper nach rechts, sodass der rechte Arm sich in Verlängerung des linken Armes positioniert und zum Himmel gerichtet ist.
- Mit jeder tiefen Einatmung strecken Sie sich in die Länge und mit jeder tiefen Ausatmung entspannen Sie in die Dehnung der Rumpfrotation, sodass sich die Beweglichkeit verbessert.
- Sie können die Wirkung der Übung steigern, indem Sie Ihre linke Hand neben der Außenseite des rechten Fußes auf dem Boden ablegen.

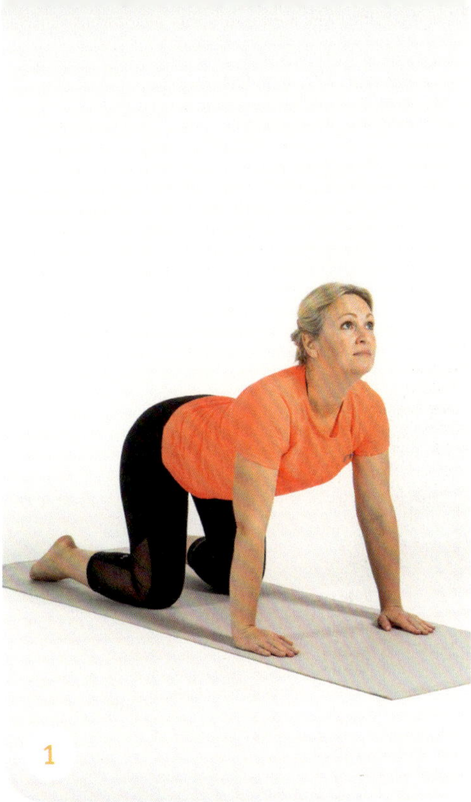

1

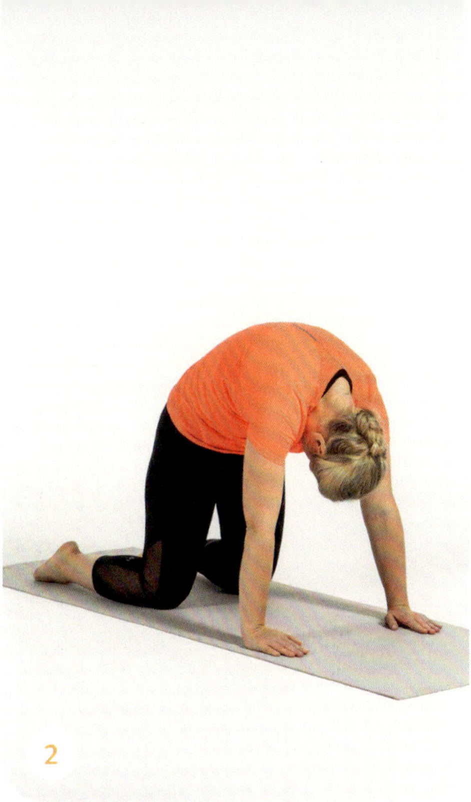

2

Den unteren Rücken dehnen

Die Übung fördert die Beweglichkeit der gesamten Wirbelsäule und löst Verspannungen im unteren Rücken. Sie brauchen eine Yoga- oder Gymnastikmatte.

- Begeben Sie sich auf Ihrer Matte in den Vierfüßlerstand. Achten Sie darauf, dass sich Ihre Arme unter Ihren Schultergelenken und Ihre Hüfte sich über Ihren Knien befinden.
- Atmen Sie ein und lassen Sie dabei Ihren Oberkörper Richtung Boden sinken, indem Sie leicht ins Hohlkreuz gehen ❶.
- Mit der Ausatmung bewegen Sie sich in die entgegengesetzte Richtung in den sogenannten Katzenbuckel ❷. Ziehen Sie dazu den Bauchnabel Richtung Wirbelsäule.
- Wiederholen Sie den Ablauf 5-mal.

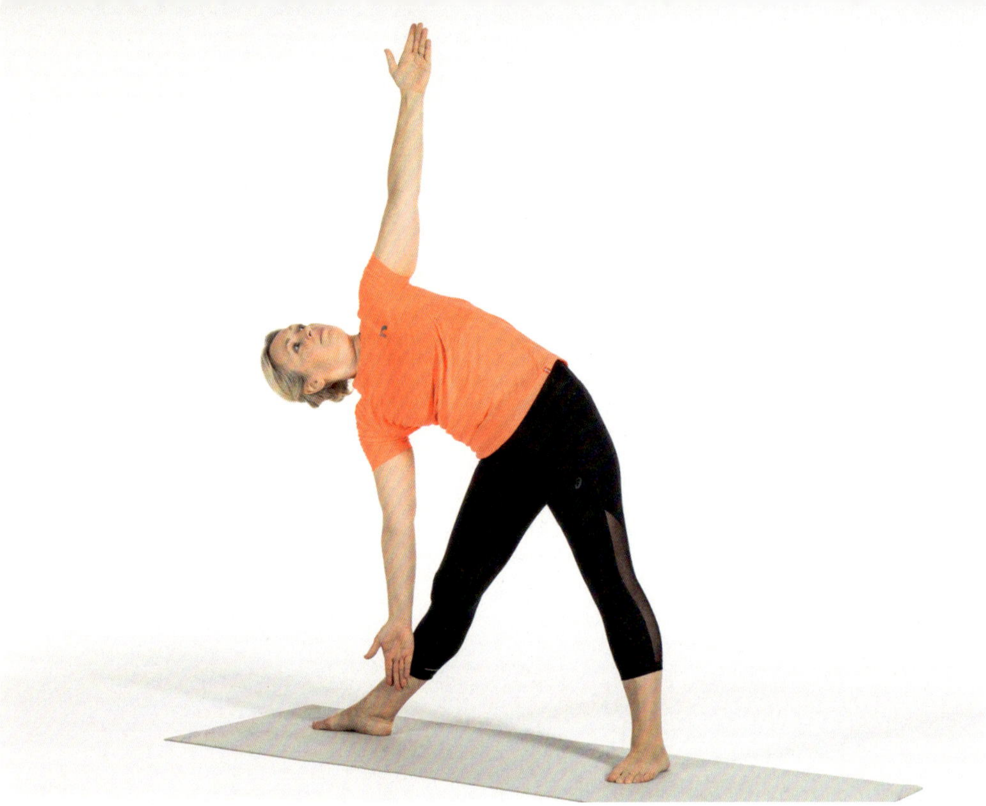

Die Körperseiten strecken

Die Übung stärkt die Muskeln der Körperseiten und fördert ihre Beweglichkeit.

- Sie stehen aufrecht, die Füße stehen etwa einen Meter voneinander entfernt.
- Heben Sie zunächst beide Arme – mit nach unten gerichteten Handflächen – horizontal zum Boden.
- Richten Sie durch Drehung des Fußes die rechte Fußspitze nach rechts und drehen Sie die Handflächen nach vorne.
- Beugen Sie sich über die rechte Seite, indem Sie den rechten Arm an der Innenseite des rechten Beines nach unten gleiten lassen. Wichtig: Nicht mit dem Becken oder Oberkörper nach vorn ausweichen!
- Der linke Arm befindet sich in Verlängerung des rechten Armes. Atmen Sie bewusst in die linke Körperseite und spüren Sie die Dehnung der rechten Körperseite.
- Mit jeder tiefen Einatmung strecken Sie sich in die Länge und mit jeder tiefen Ausatmung entspannen Sie in die Dehnung der Seitneigung.
- Wichtig: Neigen Sie sich nur so weit nach rechts, wie dies ohne Schmerzen möglich ist!
- Halten Sie diese Position für etwa fünf Atemzüge.
- Mit der Einatmung richten Sie sich wieder auf.
- Sie können die Wirkung der Übung steigern, indem Sie den rechten Arm über den Kopf strecken.

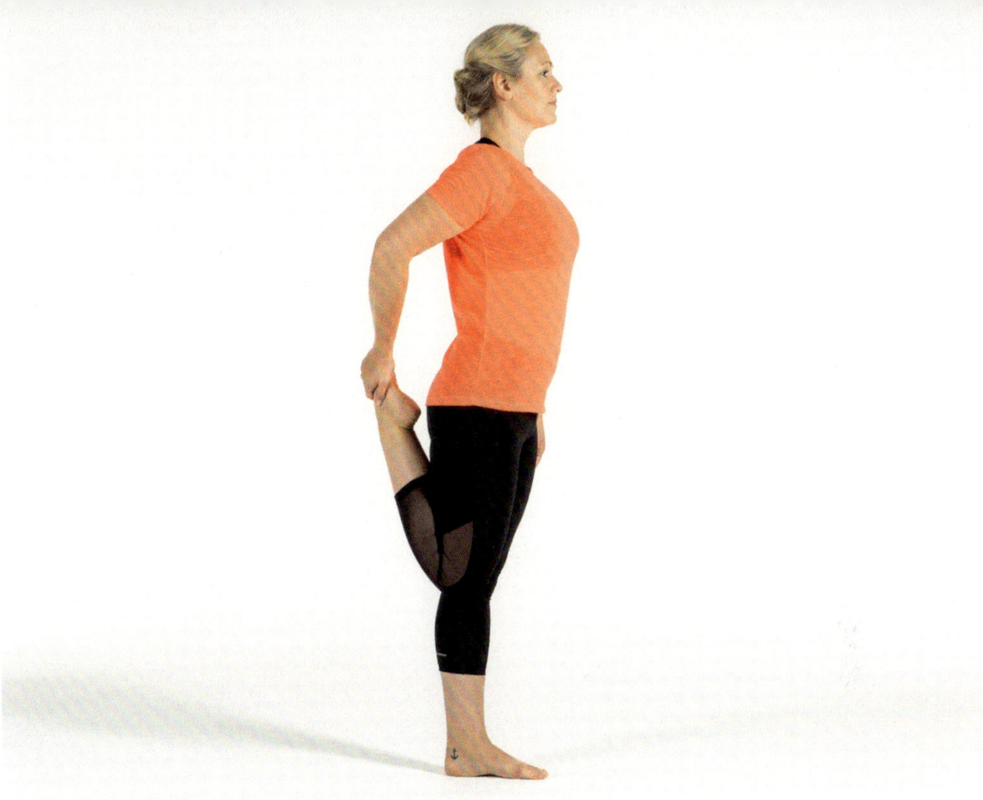

Beinvorderseite dehnen

Die Übung macht die Vorderseite der Oberschenkel beweglich.

- Sie stehen aufrecht.
- Heben Sie einen Fuß hinter dem Körper an und greifen Sie ihn mit der gleichseitigen Hand. Ziehen Sie den Fuß in Richtung Gesäß, während beide Oberschenkel parallel zueinander bleiben. Die Knie berühren sich.
- Achten Sie darauf, dass weder die Hüften gebeugt werden noch ein Hohlkreuz entsteht.

Die Rückseite der Beine und die Lendenwirbelsäule dehnen

Die Übung entlastet den unteren Rücken und dehnt die Rückseite der Beine. Sie ist besonders bei Lendenwirbelsäulenbeschwerden geeignet. Sie brauchen eine Ablagefläche wie Tisch, Fensterbank oder die Sitzfläche eines Stuhles.

- Sie stehen aufrecht und haben das rechte Bein auf die Ablage gelegt, die Zehen angezogen. Beide Beine sind gestreckt.
- Mit der Ausatmung beugen Sie den unteren Rücken langsam nach vorn, dazu führen Sie den Bauchnabel Richtung Oberschenkel.
- Halten Sie dabei den mittleren und oberen Rücken sowie den Kopf gerade.
- Mit jeder tiefen Einatmung strecken Sie sich in die Länge und mit jeder tiefen Ausatmung entspannen Sie in die Dehnung der Hüftbeugung, sodass sich die Beweglichkeit verbessert. Dabei kann ein leichtes Ziehen auf der Rückseite der Beine auftreten.

Wichtige Hinweise

- Es sollte nur ein sanfter Muskeldehnungsschmerz auf der Rückseite des Beines auftreten. Bei jedem scharfen, ziehenden Schmerz im Rücken oder Bein die Übung abbrechen.
- Bei einem Bandscheibenvorfall im Lendenwirbelbereich darf diese Übung nur in Absprache mit dem behandelnden Therapeuten angewandt werden und nur, wenn dadurch keine Verschlimmerung auftritt.
- Treten Symptome oder eine Verschlimmerung nach der Übung auf, diese nicht wiederholen und einen Facharzt aufsuchen.

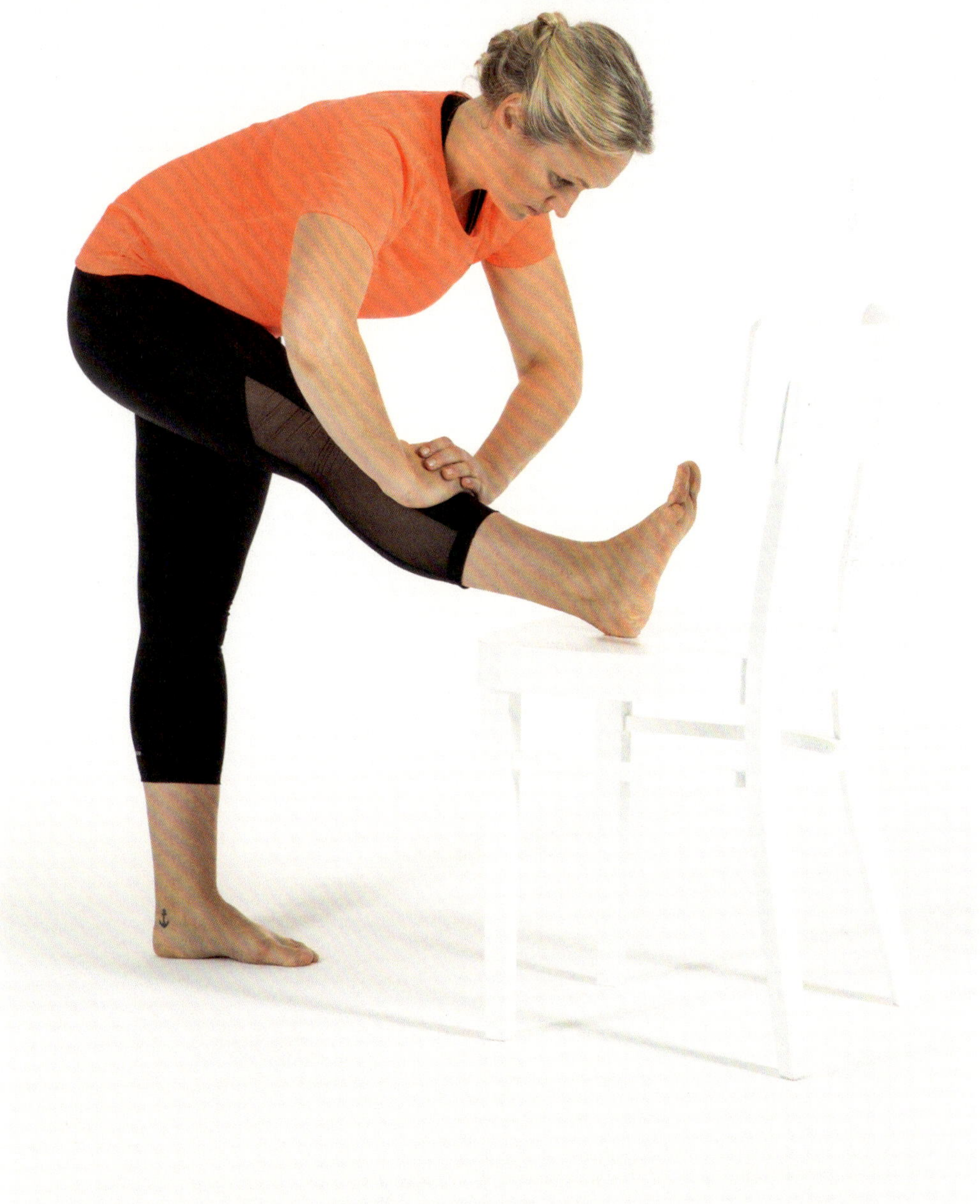

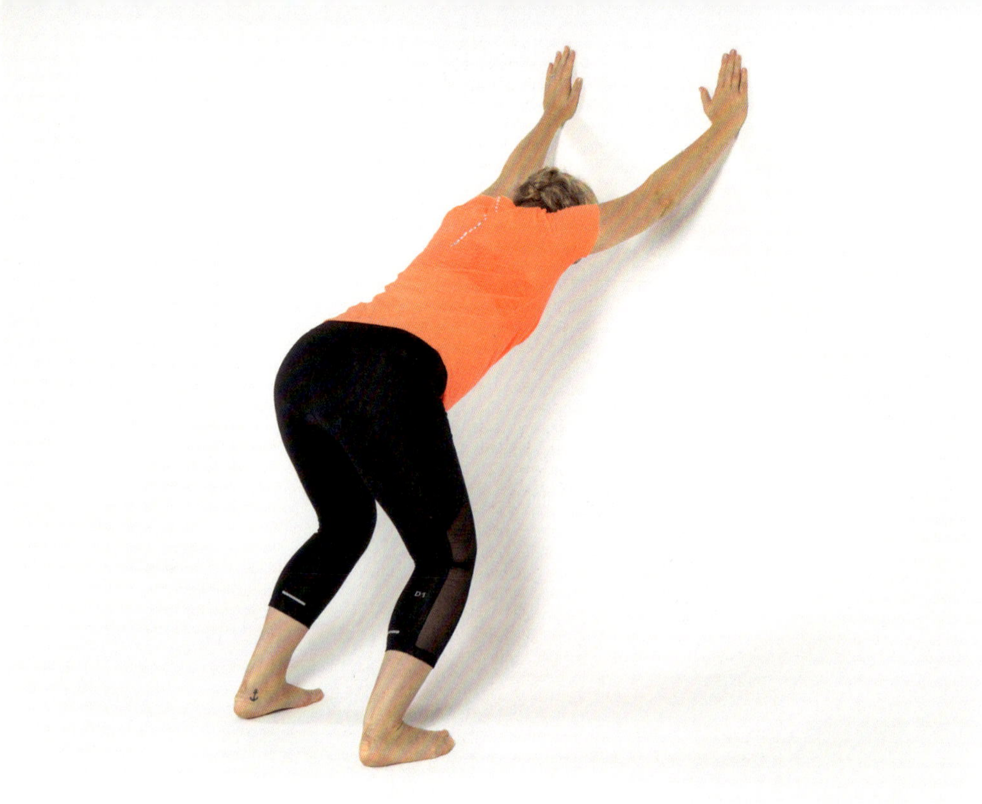

Die Achillessehnen dehnen

Die Übung dehnt die Achillessehnen, die sich vor allem durch das Tragen hochhackiger Schuhe verkürzen.

- Sie stehen in 1–1,5 Metern Abstand vor einer Wand, die Füße schulterbreit auseinander.
- Die Handflächen berühren die Wand etwa auf Schulterhöhe.
- Beugen Sie die Knie so weit wie möglich, ohne dabei die Fersen vom Boden zu heben.

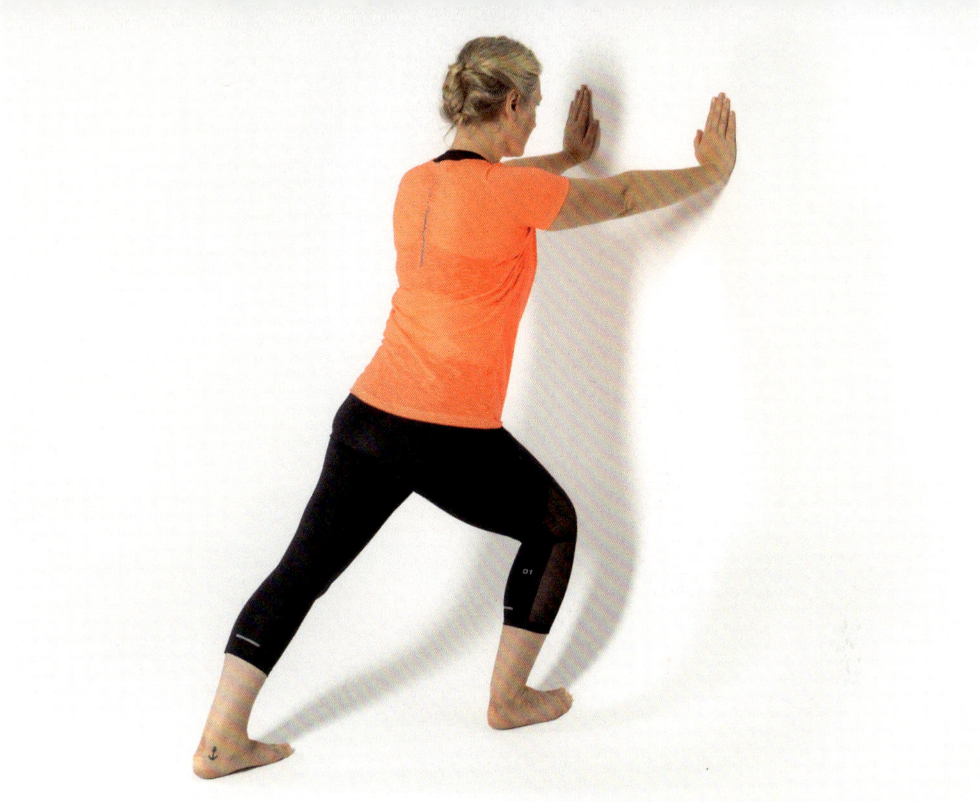

Waden dehnen

Die Übung gleicht einseitige Belastungen der Muskeln aus, die vor allem durch das Tragen hochhackiger Schuhe entstehen.

- Sie stehen in Schrittstellung vor einer Wand oder einem Geländer.
- Strecken Sie das hintere Bein und beugen Sie das vordere. Achten Sie darauf, dass beide Fersen am Boden bleiben.
- Stützen Sie sich mit beiden Händen an der Wand oder am Geländer ab.
- Lehnen Sie sich so weit nach vorne, dass Sie eine Dehnung in der Wade spüren.

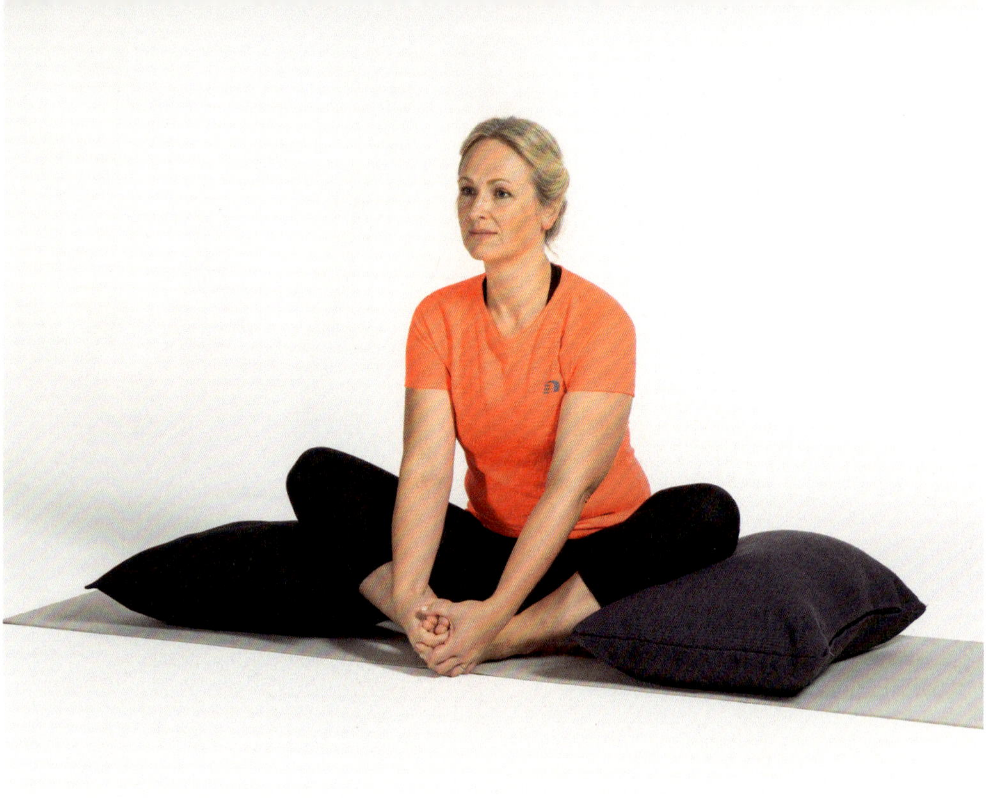

Die Hüften dehnen

Die Übung verstärkt die Beweglichkeit des Beckens, insbesondere die Außenrotatoren der Hüfte, und entspannt den Becken- und Bauchraum.

- Sie sitzen aufrecht auf dem Boden, die Beine sind angewinkelt, die Fußsohlen berühren sich. Umgreifen Sie, wenn Sie mögen, Ihre Füße mit Ihren Händen.
- Achten Sie darauf, dass beide Sitzbeinhöcker guten Kontakt zum Boden haben und Ihre Brustwirbelsäule aufgerichtet bleibt.
- Lassen Sie die Knie nach außen fallen, bis eine sanfte Dehnung spürbar wird. Berühren die Knie nicht den Boden, unterlagern Sie die Knie mit einem Kissen, damit Sie die Innenseiten der Beine gut entspannen können.

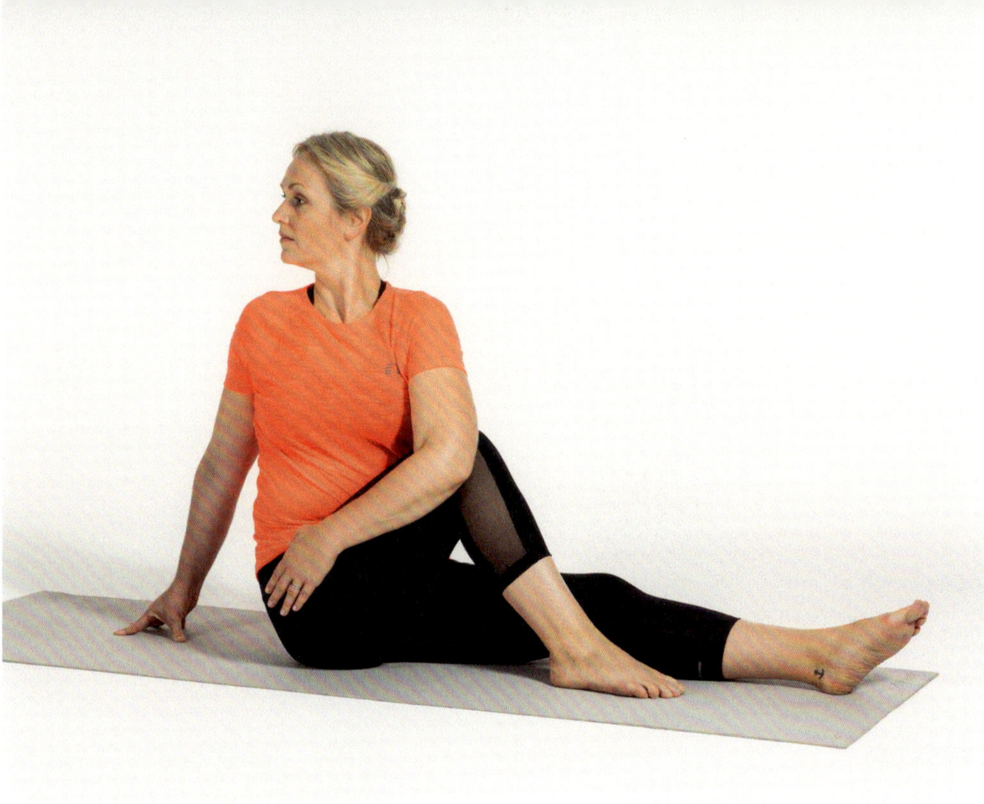

Die Rotatoren des unteren Rückens und des Bauches dehnen

Die Übung stärkt die Beweglichkeit des unteren Rückens, des Bauches und des Gesäßes.

- Sie sitzen mit gestreckten Beinen auf dem Boden und halten dabei die Wirbelsäule aufrecht.
- Beugen Sie ein Bein und ziehen Sie es zum Oberkörper heran.
- Heben Sie den Fuß über das gestreckte Bein und stellen Sie ihn auf Höhe des Knies ab, sodass Sie in einem Drehsitz sitzen.
- Legen Sie den Ellenbogen des gegenüberliegenden Armes an die Knieaußenseite.
- Mit der anderen Hand stützen Sie sich am Boden ab. Sie drehen sich so weit ein, wie es sich angenehm anfühlt und Sie Ihre Wirbelsäule aufrecht halten können.

Die sieben natürlichen Körperhaltungen

Das Modell der sieben natürlichen Körperhaltungen ist auf Erkenntnisse der Evolutions- und Entwicklungsbiologie zurückzuführen.

Menschliche Bewegungsmöglichkeiten sind von vielen Faktoren beeinflusst. Ein wesentlicher Einfluss ist das Zusammenspiel von Muskeln, Bändern, Knochen und Faszien mit den zugehörigen Nerven, Blut- und Lymphgefäßen. Ein gutes Zusammenspiel der genannten Strukturen setzt gesunde Bewegungsmuster voraus. Diese stehen im Kontext mit dem Lebensstil des Patienten.

Der Mensch ist von Natur aus Jäger und Sammler. Unsere Bewegungsmuster haben sich über Millionen von Jahren entwickelt. Erst in den letzten Jahrhunderten hat sich unsere Art und Weise uns zu bewegen extrem verändert. Die sitzende Lebensweise ist als ein Hauptfaktor an einer Vielzahl von Zivilisationskrankheiten mitbeteiligt. Dabei geht es hier nicht nur um Beschwerden des Bewegungsapparates. Die Symptome reichen weit über Rückenschmerzen hinaus.

Auch die Art des Sitzens spielt eine wichtige Rolle. Der Stuhl und die Couch sind meist Inbegriff von falschem Sitzen und auch von zu langer Immobilität. Diese ungünstigen Einflüsse beginnen meist schon in der Kindheit bzw. in der Schulzeit und begleiten uns in der Regel unser gesamtes Leben – im Beruf und auch zu Hause.

Einige Ratschläge sind einfach umzusetzen:

- Setzen Sie sich eher auf den Boden als auf Stühle oder auf die Couch. Dabei ist das Variieren der Sitzhaltung ausdrücklich gewünscht. Wechseln Sie die Position, sobald es unbequem wird.
- Das Aufrichten vom Boden ist eine wichtige Bewegungssequenz für uns Menschen, um Gesundheit für unseren Körper zu erhalten und wiederzuerlangen.
- Aus evolutionärer Sicht haben wir einen Großteil unseres Lebens auf nackten Füßen verbracht. Der direkte Kontakt mit den Füßen zum Boden ist für die Gesunderhaltung und Gesundung nicht nur der Füße hilfreich.

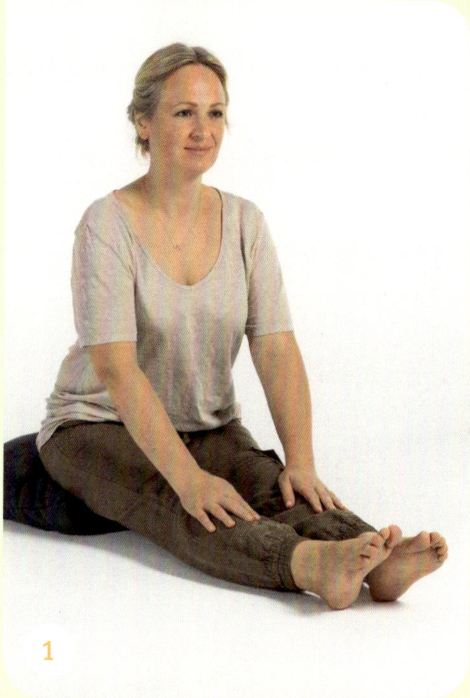

1

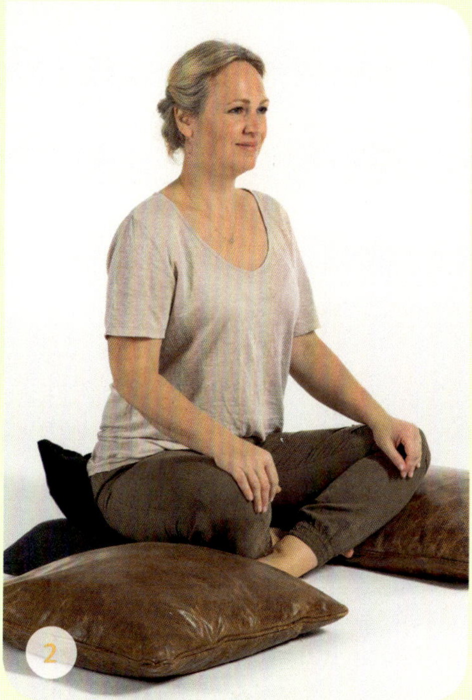

2

Sieben natürliche Sitzhaltungen

Der Osteopath Philip Beach beschreibt sieben Sitzhaltungen, die schon seit Beginn der Menschheit ausgeübt worden sein sollen.[92]

Diese sieben Sitzhaltungen sollte jeder Mensch einnehmen können. Falls Sie eine oder einige dieser Sitzhaltungen nicht oder nur zum Teil einnehmen können, ist es sinnvoll, diese Haltung regelmäßig, das heißt täglich für etwa 5 Minuten, zu üben. Der Übungsreiz ist dabei nur gering und sollte keinesfalls Schmerzen verursachen. Es ist die Regelmäßigkeit der Ausübung der Sitzhaltung, die eine normale Beweglichkeit wieder ermöglichen wird.

❶ Mit gestreckten Beinen auf dem Gesäß leicht nach vorne gekippt: Wenn das noch nicht klappt, kann ein Kissen so unter das Gesäß gelegt werden, dass eine entspannte Kippung nach vorne erreicht wird.

❷ Im Schneidersitz: Dabei sollten die Knie entspannt auf den Füßen aufliegen. Wenn diese keinen Kontakt zu den Füßen haben, können Sie zum einen ein Kissen unter das Gesäß legen, sodass das Becken ungefähr so hoch ist wie die Knie. Zweitens können Sie die Knie mit Kissen unterlagern, sodass sie von den Kissen gehalten werden, ohne dass sich die inneren Oberschenkelmuskeln anspannen müssen. Mit der Zeit, wenn mehr Beweglichkeit in den Hüften entsteht und die Knie stärker Richtung Füße absinken, kann die Höhe der Kissen vermindert werden.

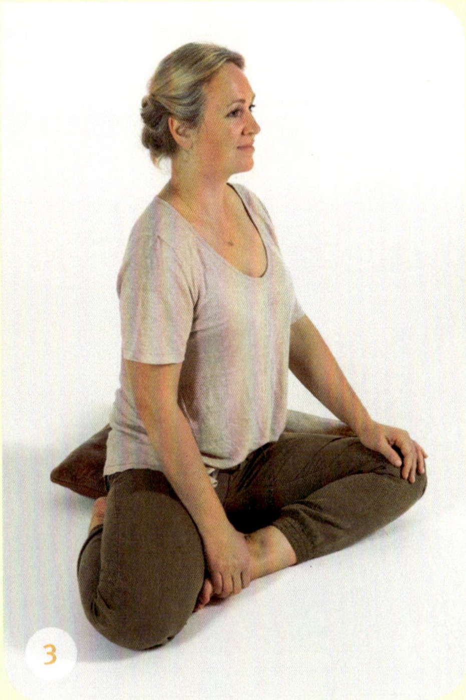

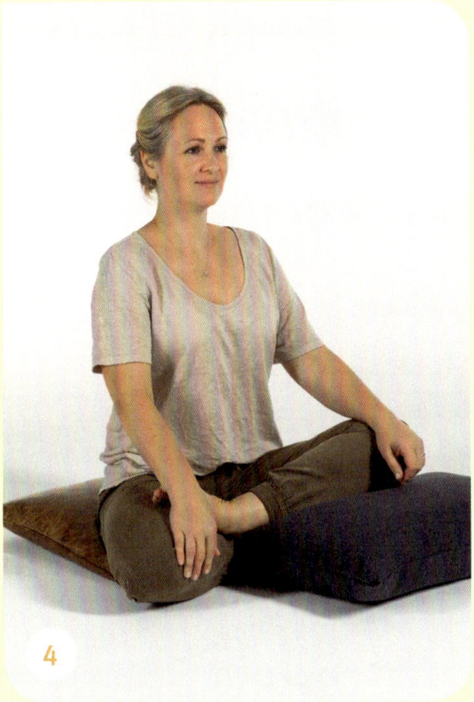

❸ **90/90-Sitzhaltung:** Hier sollte das hintere Fußgelenk gestreckt sein und die Ferse Kontakt mit dem Gesäß haben. Gleichzeitig sollten beide Sitzbeine Kontakt zum Boden haben und ein Sitzen ohne Abstützen mit den Armen möglich sein. Wenn dies noch nicht erreicht wird, kann ein Kissen unter das Gesäß, das guten Kontakt zum Boden hat, gelegt werden, sodass die Wirbelsäule sich gerade aufrichten kann. Wenn im Laufe der Zeit die Sitzbeine näher zum Boden gelangen und der hintere Fuß näher zum Gesäß kommt, kann die Kissenunterlagerung vermindert werden.

❹ **Der halbe Lotus:** Ein Fuß liegt unter einem Oberschenkel, der andere Fuß auf dem anderen Oberschenkel. Wenn dies noch nicht möglich ist, führen Sie zunächst die zwei vorherigen Sitzhaltungen eine Zeitlang aus. Zunächst kann ein Kissen unter das Gesäß gelegt werden. Zur Hilfe kann auch das Knie etwas unterlagert werden. In jedem Fall sollten in dieser Sitzhaltung keine Schmerzen im Knie entstehen.

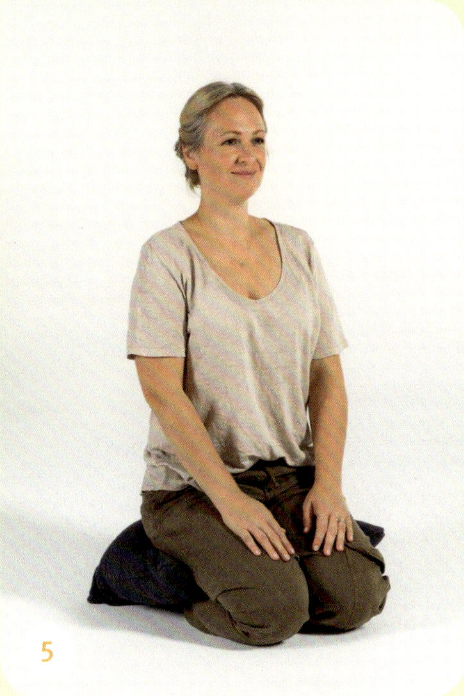

5

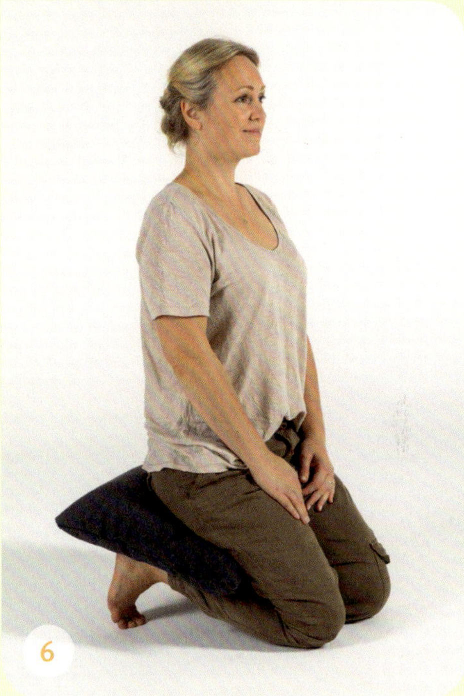

6

❺ **Auf den Fersen:** Dabei ist die Wirbelsäule aufgerichtet und nicht nach vorne gebeugt. Die Füße liegen gerade, parallel zueinander. Außerdem sollten die Fußgelenke schmerzfrei sein. Wenn dies noch nicht möglich ist und die Wirbelsäule nicht entspannt aufgerichtet werden kann, können Sie ein Kissen zwischen Fersen und Gesäß legen.

❻ **Auf den Fersen mit aufgestellten Zehen:** Dies sollte entspannt möglich sein. Ansonsten kann ein Kissen zur Unterstützung zwischen Gesäß und Füße gelegt werden.

❼ **In der Hocke:** Dabei behält die Ferse Kontakt zum Boden und die Füße sind parallel zueinander. Wenn dies noch nicht möglich ist, kann ein zusammengerolltes Handtuch unter die Fersen gelegt werden. Wenn sich die Muskeln normalisieren, kann die Höhe zunehmend vermindert werden.

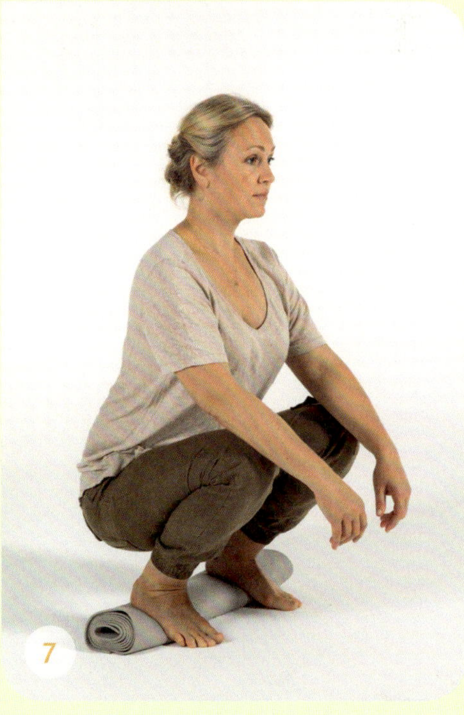

7

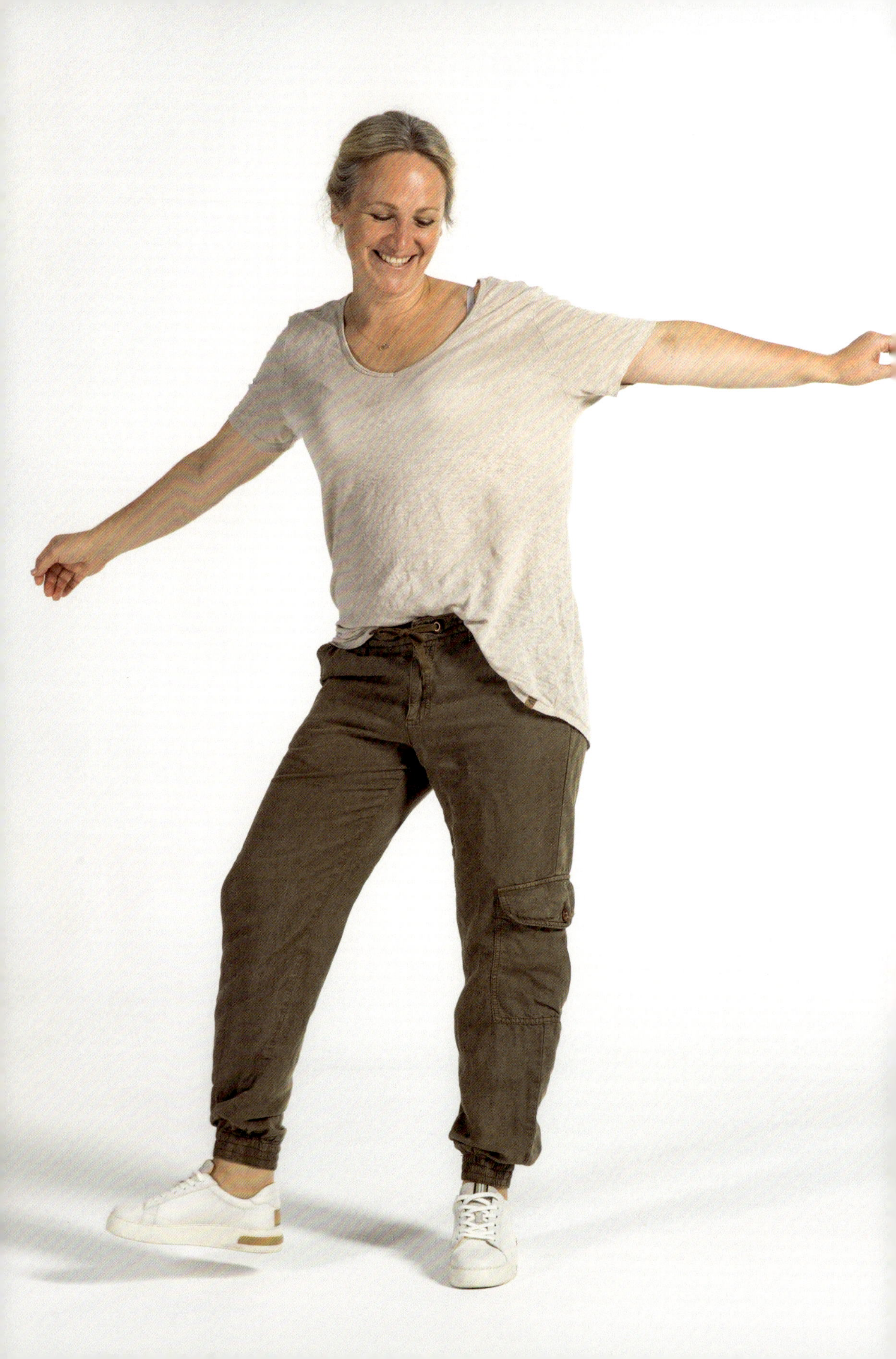

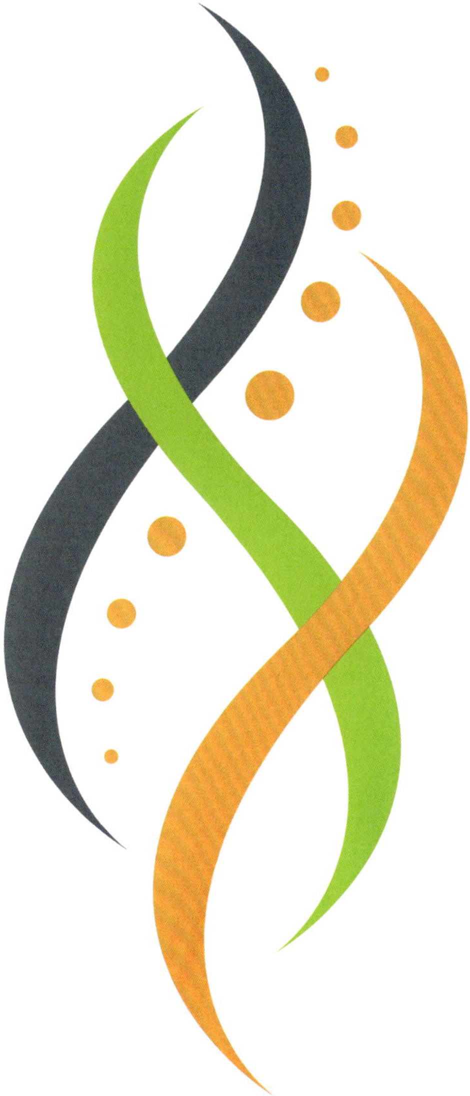

Grafik: © Taawon/stock.adobe.com

Atmungs- und Herz-Kreislauf-System

Ohne diese beiden geht gar nichts – wie zwei miteinander verbundene Kraftwerke sorgen sie dafür, dass unser Körper überhaupt leben kann.

Die Taktgeber des Lebens

Tag und Nacht gehen Atmungs- und Herz-Kreislauf-System größtenteils von uns unbemerkt ihrer wichtigen Aufgabe nach. Sehen wir sie uns genauer an.

Es gibt uns die Luft zum Atmen und versorgt den Organismus mit allen wichtigen Nährstoffen: unser Atmungs- und Herz-Kreislauf-System. Bereits in der sechsten Schwangerschaftswoche beginnt das Herz des Ungeborenen zu schlagen. Mit dem ersten Schrei nach der Geburt schnappt das Neugeborene nach Luft, die Lunge füllt sich, die Atmung setzt ein – das Leben hat begonnen. Der lebenswichtige Sauerstoff wird über das Atmungssystem aufgenommen und durch das Herz-Kreislauf-System effizient im gesamten Organismus verteilt. Der Blutkreislauf versorgt die Organe zugleich mit den Nährstoffen, die sie brauchen, um ihre Aufgaben im Organismus erfüllen zu können. Beide Systeme zusammen sind der Motor, der uns am Leben erhält. Bei einem lebensbedrohlichen Notfall prüfen die herbeigerufenen medizinischen Helfer/-innen darum zuerst Atmung und Herzschlag. Hat auch nur eines der beiden zentralen Systeme ausgesetzt, bleiben nur Sekunden, um das Leben zu retten.

Mit dem Atmungs- und dem Herz-Kreislauf-System sind nach osteopathischem Verständnis die Organe eng verbunden, die an der Regulation des Flüssigkeitshaushalts beteiligt sind. Das sind vor allem die Nieren, die zudem als »Klärwerke« Giftstoffe aus dem Organismus leiten. Sie werden darum dem zweiten Modell der Ostheopathie zugerechnet.

In diesem Kapitel stelle ich Ihnen die beteiligten Organe und Systeme vor. Sie erfahren, was sie auszeichnet, welche Wechselwirkungen bestehen, welche Bedeutung sie für unser Wohlergehen haben und was Sie tun können, um diese gesund zu erhalten oder wieder gesunden zu lassen. Das Atmungs- und das Herz-Kreislauf-System und ihr Zusammenwirken sind in der Osteopathie das zweite der insgesamt fünf »Modelle«. Es wird auch als das respiratorisch-zirkulatorische Modell bezeichnet.

Zentrale Funktionen des respiratorisch-zirkulatorischen Modells sind:

- der Austausch von Gas, Flüssigkeit und Nährstoffen im Atmungstrakt und im gesamten Herz-Kreislauf-System des Körpers im Zusammenspiel mit allen Organen, wie der Niere, die an der Regulation des Flüssigkeitshaushalts beteiligt sind. Beispielsweise wird der Gasaustausch in der Lunge unter anderem von den Bewegungen des Zwerchfells, den Rippen, der Brustwirbelsäule und zahlreichen anderen Strukturen beeinflusst. In einem gesunden Organismus werden die Körperzellen und Organe je nach Beanspruchung und Biorhythmus angemessen optimal versorgt. Durch Einflüsse von außen kann das empfindliche Gleichgewicht gestört werden. Mögliche Folgen sind u. a. Ödeme, Atemstörungen, Durchblutungsstörungen, kalte Hände und Füße etc.
- Atem-/Herz-Kreislauf-Rhythmen im Körper und seinen einzelnen Regionen.

Mithilfe des respiratorisch-zirkulatorischen Modells prüfen Osteopathinnen und Osteopathen u. a. die Versorgung von Geweben mit Sauerstoff, das freie Fließen von Flüssigkeiten sowie die Funktion der Niere und fördern deren Funktion durch ihre Behandlung. Die Wahrnehmung und Diagnose erfolgen auch hier durch die Hände.

Dieses Modell ist bereits seit Ende des 19. Jahrhunderts, dem Beginn der Osteopathie, einer der wesentlichen Zugangswege, um die Heilung im Patienten zu unterstützen. Wenn das Blut in den Regionen, in denen Osteopathen mit ihren Händen Kompressionen oder eine verminderte Drainage feststellten, durch gezielte Lösung von Blockaden wieder frei fließen kann, dann kann sich das Gewebe quasi selbst »heilen« – so die Gedanken und Annahmen der frühen Osteopathen. Dabei sind die Stellen, an denen der Osteopath Blockaden feststellt, für den Patienten selbst oft unauffällig; er nimmt sie nicht wahr und spürt auch keine Beeinträchtigung. Tatsächlich folgen wir heutigen Osteopathen diesen Grundgedanken eines »freien Flusses von Flüssigkeiten« immer noch – wenn auch differenzierter und um die neuen Erkenntnisse der Wissenschaft bereichert. Osteopathen lösen mit ihren Händen mögliche Gelenkfixationen, Muskel-, Bänder- und Faszienfehlspannungen, die Gefäße komprimieren oder unter Zug setzen können, und verbessern die Gleitfähigkeit des Gefäßsystems und die venolymphathische Drainage.

In diesem Kapitel soll es vor allem darum gehen, was Sie selbst tun können, damit die Atmung, das Herz-Kreislauf-System und auch die Niere, die nach osteopathischem Verständnis mit diesen beiden Organsystemen eng verbunden ist, von Störungen und Beschwerden frei werden oder bleiben. Selbstverständlich sollten Sie nicht blind folgen, deshalb erkläre ich Ihnen die nötigen Zusammenhänge, damit Sie entscheiden können, welche Tipps für Sie am besten passen. Sie werden erstaunliche Ansatzpunkte für eine Verbesserung Ihres körperlichen Empfindens entdecken: Hätten Sie zum Beispiel gedacht, dass ein ständig hoher Blutzuckerspiegel es Bakterien leichter macht, sich in der Lunge festzusetzen? Oder dass ein gutes Mikrobiom im Darm die Lungenbarriere schützt? Dass Menschen, die als Kinder viel in der Natur waren, ein geringeres Risiko haben, Bluthochdruck zu bekommen? Oder dass chronische Nierenkrankheiten meist erst auffallen, wenn Folgeerkrankungen entstanden sind und Beschwerden verursachen? Ich zeige Ihnen, worauf zu achten ist, und insbesondere, wie Sie Ihre Nierengesundheit fördern können.

Unermüdlich: das Herz-Kreislauf-System

Ungefähr 100.000-mal am Tag schlägt ein menschliches Herz; ohne Pause und unermüdlich ist es für unseren Organismus im Einsatz.

Das Herz ist der Motor, der den Organismus in Bewegung hält – Tag und Nacht und immer mit dem Einsatz, der gerade gebraucht wird. Der Blutkreislauf bringt Nährstoffe bis in die letzte Körperzelle, reagiert prompt und flexibel auf alle Bedürfnisse. Gründe genug, die beiden treuen Diener mit Aufmerksamkeit, Wertschätzung und Fürsorge zu belohnen.

Das Herz ist ein Hohlmuskel. Wie eine Pumpe hält es gemeinsam mit den Kontraktionen in den Gefäßen das Blut in Bewegung. Es kann sich an viele Umstände anpassen und aus einer Vielzahl von Quellen Energie besorgen, z. B. aus dem Blutzucker und Fettsäuren sowie aus Ketonen (Abbauprodukte des Fettstoffwechsels) und Laktat (Salz der Milchsäure, ebenfalls ein Stoffwechselprodukt).[93]

Die Blutbahnen in unserem Körper würden aneinandergelegt zweimal um die Erde reichen. Sie bilden zwei Kreislaufsysteme, den großen Körper- und den kleinen Lungenkreislauf. Im Lungenkreislauf wird das Blut mit Sauerstoff angereichert. Im großen Körperkreislauf bringen Arterien das Blut vom Herzen zu allen Organen des Körpers zur Versorgung mit Sauerstoff und Nährstoffen und zur Wärmeregulation. Mittels der Venen werden sauerstoffarmes und kohlendioxidreiches Blut sowie Stoffwechselprodukte aus dem Körper zurück zum Herzen transportiert und von dort dann weiter in den Lungenkreislauf.

Weil wir aufrecht durch die Welt gehen – sollte ein Hund das versuchen, würde ihm sehr schnell flau und schwindelig – und unsere Körpertemperatur konstant halten, brauchen wir in unseren Gefäßen einen hohen Druck von in der Regel 120/80 mmHg. Aufgrund des hohen Drucks tritt aus den Blutbahnen Flüssigkeit aus. Nur etwa 90 % davon gelangt vor Ort wieder ins venöse System zurück. Der Rest der ausgetretenen Flüssigkeit wird vom Zwischenzellgewebe in die Lymphgefäße und von dort zurück in den Blutkreislauf transportiert.

Osteopathie für Herz und Kreislauf

Osteopath/-innen behandeln das Herz-Kreislauf-System mit ihren Händen. Ziel ist es, die Beweglichkeit der Gefäße, die für den Transport des Blutes wichtig ist, zu unterstützen oder wiederherzustellen. Außerdem behandeln sie

- Herz, Herzskelett und Herzbeutel,
- Lungenarterien und Aorta,
- alle Flächen, die mit benachbarten Organen im Kontakt sind, diese aber nicht einengen dürfen,
- feste Verbindungen z. B. zum Zwerchfell, zum Brustbein und zur Thymusdrüse sowie zur Wirbelsäule,
- das Nervengewebe des Herzens und der umliegenden Gewebe,
- die Reflexpunkte und Umgebungsstrukturen
- und nicht zuletzt Gelenke, Muskeln, Bänder und Faszien, die möglicherweise Gefäße komprimieren oder ziehen.

Manuelle osteopathische Behandlung hilft z. B. bei Patienten mit kardiovaskulären Erkrankungen: Der systolische Blutdruck (oberer Wert) wird gesenkt und der Gefäßzustand verbessert.[94] Nach einer Herzoperation ist sie wirksam zur Schmerzlinderung und funktionellen Erholung[95]; sie verbessert den Blutfluss[96] und die Regeneration[97] nach einer koronaren Bypass-Operation oder Schmerzen nach einer Herztransplantation[98].

Erkrankungen des Herz-Kreislauf-Systems

Der wichtigste Risikofaktor für Herz-Kreislauf-Krankheiten (HKK) ist ein erhöhter Blutdruck.[99] Er beginnt bei 140/90, laut einigen Studien schon bei 130/80 mmHg. Bluthochdruck ist eines der größten Gesundheitsrisiken überhaupt. Er steht in Verbindung mit Schlaganfall, Herzinfarkt, Herzversagen und anderen Herz-Kreislauf-Erkrankungen und kann zum Entstehen dieser Erkrankungen beitragen.[100] Mehr als 40 % der Erwachsenen weltweit sind betroffen.

Viele nehmen es als gegeben hin, dass mit den Lebensjahren auch die Blutdruckwerte steigen. Das muss aber nicht so sein! Der Blutdruck wird im Wesentlichen von zwei Faktoren bestimmt: der genetischen Veranlagung und – natürlich – dem Lebensstil.

Hätten Sie gedacht, dass leichtes Übergewicht gesünder ist als »schlank mit Bäuchlein«? Nun, auch wenn Sie die Gründe der Entstehung nicht mehr verändern können, haben Sie Einfluss auf beides.

Unterschieden werden drei Phänotypen – d. h. durch Gene und Umwelteinflüsse geprägte Erscheinungsbilder[101]:

- Menschen, die in einem günstigen sozioökonomischen und günstigen emotionalen Umfeld aufwachsen und leben und nur mit »guten« Stress-Situationen konfrontiert werden, die sie gut meistern können und dadurch ein gesundes Selbstwert-

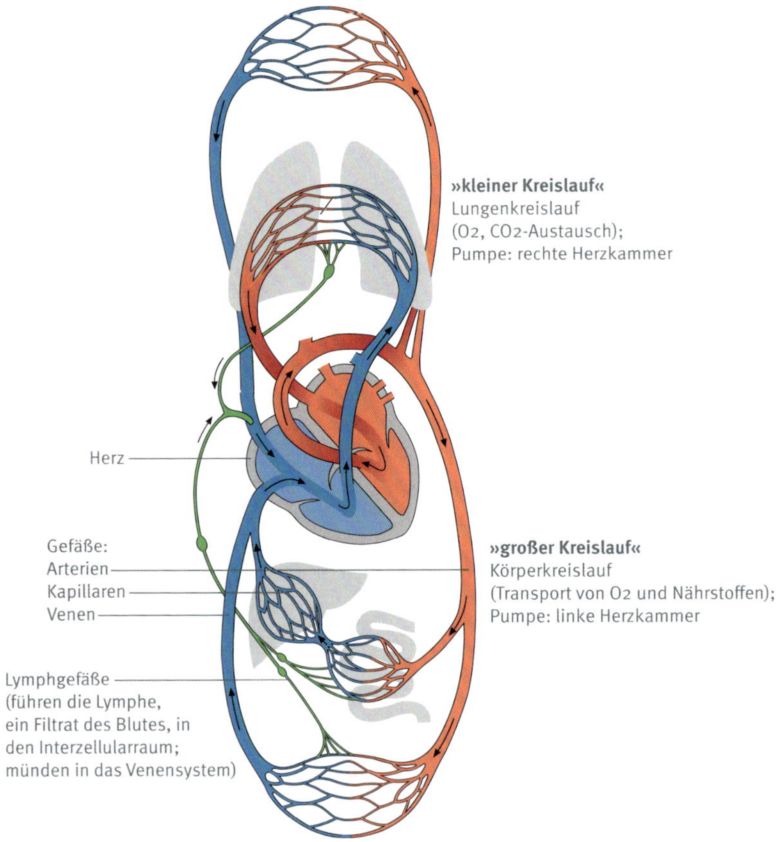

Das menschliche Kreislaufsystem

nach: Schünke M, Schulte E, Schumacher U, PROMETHEUS LernAtlas, Grafiken: Voll M, und Wesker K; Thieme; 2018

gefühl entwickeln. Hier sind Taille, Hüfte und Körperlänge gut proportioniert, das Risiko, an einer Herz-Kreislauf-Erkrankung zu sterben, ist gering.[102]

- »Habituators« können sich an erträglichen Stress gewöhnen, indem sie die Belastung abzudämpfen lernen. Ihr Phänotyp ist geprägt durch Korpulenz bei schmaler Taille. Stress aktiviert die Stressachse im Gehirn, sodass mehr Glukose (Traubenzucker) in das Gehirn »geschoben« werden muss; das wird durch eine erhöhte Nahrungsaufnahme erreicht. Folgen sind Übergewicht und Zunahme von subkutanem Fettgewebe mit einem erhöhten Risiko für Arthritis und schlechte Beweglichkeit.
- »Non-habituators« sind mit häufigem toxischem Stress überlastet; Gewöhnung ist hier nicht mehr möglich. Ihr Phänotyp: magerer Körper, breite Taille. Die Reaktion der Stressachse führt zu erhöhten Cortisolspiegeln und einer dadurch begünstigten Entwicklung großer Bauchfettdepots. Typisch für Menschen von diesem Phänotyp sind ein geringes Selbstbewusstsein, ein erhöhtes Risiko, an Herz-Kreislauf-Erkrankungen zu sterben, und psychische Störungen wie z. B. Depressionen.

»Habituators« helfen Ernährungsumstellungen, während »Non-habituators« eher Stressregulations- und Entspannungstechniken benötigen.

Das Gefährliche am Bluthochdruck ist, dass er erst bei sehr hohen Werten spürbare Symptome verursacht, wie zum Beispiel Kopfschmerzen. Bereits ab Werten von 140/90 mmHg entstehen aber schon Schäden an den Organen.

Ist Ihr Blutdruck zu hoch?

Neben den Blutdruckwerten gibt es weitere Hinweise, die Sie zum Teil selbst erkennen können; das sind zum Beispiel:

- Das Taille-Größe-Verhältnis. Damit ist die Beziehung zwischen Körpergröße und Taillenumfang gemeint. Wie Sie den Wert ermitteln können, ist zusammen mit weiteren Selbsttests im Exkurs »Wie fit sind Ihre Muskeln« erklärt (Seite 68).
- Die Herzratenvariabilität (HRV). Damit ist gemeint, dass das Herz nicht immer gleich schnell schlägt, sondern die Zeitabstände zwischen aufeinanderfolgenden Herzschlägen je nach Belastung variieren. Ein niedriger HRV-Wert (geringe Schwankungen) bedeutet ein erhöhtes Risiko für Herz-Kreislauf-Erkrankungen und umgekehrt[115].
- Blutwerte, die Sie testen lassen können, z. B. die Entzündungswerte CRP.

Wenn – bei grundsätzlich normalen Werten – der Bluthochdruck abends 10–20 % niedriger ist als morgens, spricht das für ein gesundes Herz-Kreislauf-System. Ein Bluthochdruck am Abend ist gefährlicher als ein morgendlicher Bluthochdruck. Zu niedrig sollte der Blutdruck abends allerdings auch nicht sein.[116] Zwar ist ein sehr niedriger Blutdruck in der Regel nicht gefährlich, er kann aber Beschwerden wie Müdigkeit und Schwindel auslösen. Extrem niedrige Werte (dauerhaft unter 90 zu 60 mmHg) könnten z. B. auf eine Herzschwäche hindeuten.

Ein/e Osteopath/-in kann Sie z. B. darin unterstützen, nach einer Verletzung oder Krankheit wieder in Bewegung zu kommen und den Lebensstil zu finden, der Ihnen einen optimalen Blutdruck ermöglicht. Doch bei der täglichen Umsetzung sind Sie gefragt!

Bluthochdruck vorbeugen – 13 Top-Tipps

Wichtig: Für alle unter 1. genannten Maßnahmen gilt: Wenn bei Ihnen Bluthochdruck festgestellt wurde, aber auch, wenn Sie unter einer anderen chronischen Krankheit leiden, sprechen Sie mit Ihrem behandelnden Arzt, bevor Sie Maßnahmen ergreifen!

1. Den Stoffwechsel anregen, z. B. mit Bewegung, Kälte und Hitze:

- Viel bewegen![117] Gut ist neben Ausdauertraining auch hochintensives Intervalltraining (HIIT). Bei körperlich inaktiven Erwachsenen wirkt es sogar besser als moderates Training. Allerdings kann zu viel Sport das Herz auch schädigen; Anzeichen dafür können Schmerzen nach oder während des Sports, erhöhter systolischer Blutdruck oder Erschöpfung an darauffolgenden Tagen sowie zunehmende Krankheits- oder Verletzungsanfälligkeit sein.
- Kurzfristige Hitze durch Saunagänge[118] oder auch durch körperliche Aktivität: Das regt die Funktion der Blutgefäße an, wirkt Ablagerungen entgegen, vermindert die Steifigkeit der Gefäße und die Hautdurchblutung und senkt den Ruhepuls.[119] Saunagänge schützen vor Herz-Kreislauf-Krankheiten wie Arteriosklerose der Herzkranzgefäße (Ablagerungen an der Innenwand der Gefäße) oder plötzlichem Herztod und senken allgemein das Risiko eines frühzeitigen Todes und von neurodegenerativen Erkrankungen[120].
- Kurz mal in die Kälte gehen: Kurzfristiger Stress wie kräftige Bewegung oder Hitze fordert unseren Körper, was sich gesundheitsfördernd auswirkt. Kälte hat denselben Effekt. Bei einer eisigen Dusche z. B. verengen sich zunächst die Gefäße. Lässt der Kältereiz nach, kommt es zu einer Ge-

fäßerweiterung, die das Körperkreislaufsystem gesund erhält und dadurch die Durchblutung der Haut, der Muskeln und anderer Organe anregt.[121]

2. Das Sitzen regelmäßig unterbrechen, am besten alle 30–60 Minuten (Seite 50): Das senkt den Blutdruck und wirkt auch gegen weitere Risikofaktoren für Herz-Kreislauf-Erkrankungen, wie Entzündungen und die Verfettung im Gefäßsystem.[122]

3. Zur Prävention

- Mindestens 2-mal pro Woche Fisch essen: Die darin enthaltenen Omega-3-Fettsäuren wirken blutdrucksenkend – auch präventiv.[123] Sie haben zudem günstigen Einfluss auf weitere Risikofaktoren für Herz-Kreislauf-Erkrankungen, z. B. auf Entzündungsfaktoren[124] und die Arteriensteifigkeit[125].
- Olivenöl verzehren: Wegen seines hohen Gehalts an Ölsäure und antioxidativen Polyphenolen wird Olivenöl zur Vorbeugung gegen Bluthochdruck empfohlen – bei Gesunden, aber auch, wenn bereits kardiovaskuläre Erkrankungen bestehen.[126] Olivenöl wirkt antioxidativ und antientzündlich in den Gefäßen.[127]
- Auf gute Mundhygiene und ein für uns gesundes Mikrobiom achten.

4. Pflanzenreiche, mediterrane Kost essen: viel Gemüse, mageres Eiweiß, Olivenöl und andere »gute« Fette.[128] So vermeiden Sie Übergewicht und können Herz-Kreislauf-Erkrankungen vorbeugen.

5. Fettstoffwechselstörungen vermeiden oder durch gute Ernährung lindern: Schluss mit ungesunder hochkalorischer Nahrung, wie z. B. Frittiertes und Backwaren mit Transfetten (Seite 145). Verzicht auf solche Lebensmittel trägt dazu bei, schlechtes Cholesterin und Triglyceride zu senken und HDL (das »gute« Cholesterin, das die Blutgefäße vor Fettablagerungen schützt) zu erhöhen.

Risikofaktoren für Bluthochdruck

- genetische Veranlagung
- frühkindlicher chronischer Stress (auch Stress des Ungeborenen in der Schwangerschaft)
- chronischer psychosozialer Stress[103]
- zu viel Sitzen[104]
- Rauchen[105]
- Ernährung[106], z. B. erhöhter Salzkonsum[107], zu viel fruktosehaltige Nahrungsmittel[108] und deren Folgen wie erhöhte Triglyceridwerte[109]
- Übergewicht[110]
- zu wenig Bewegung[111]
- Bauchfett[112]
- viszerales abdominales (in der Bauchhöhle eingelagertes) Fett: Es ist sehr entzündungsfreudig und begünstigt auch weitere Komplikationen.[113]
- Schlechtes Mikrobiom im Mundbereich und Parodontitis (Entzündung des Zahnhalteapparates): Sie haben richtig gelesen, ein kranker Mundraum kann bei der Entstehung von Bluthochdruck und Arteriosklerose beteiligt sein.[114]

Abgesehen von den beiden zuerst genannten können Sie alle diese Faktoren beeinflussen!

6. Insulinresistenz und niedriggradige Entzündungen vermindern. Beide Störungen sind meist bei der Entstehung von Herz-Kreislauf-Erkrankungen und Arteriosklerose beteiligt.

7. Management und Reduktion von Stress: Verschlanken Sie Ihren Terminkalender und Ihre To-do-Listen, damit Sie sich entspannter fühlen, gewöhnen Sie sich an tiefes und langsames Atmen, probieren Sie Meditation und Entspannungstechniken. Schlafen Sie ausreichend!

8. Ein gesundes Gewicht halten, insbesondere das Bauchfett verhindern und verringern (Seite 142), nicht mehr essen, als der Organismus tatsächlich braucht; Zucker und gehärtete Fette möglichst weglassen.

9. Rauchen vermeiden, Alkoholgenuss nur in Maßen[129]

10. In die Sonne gehen.

11. Harnsäurewerte normalisieren: Wir haben vor etwa 15 Millionen Jahren die Fähigkeit verloren, Harnsäure abzubauen. Möglicherweise hat der damit einhergehende erhöhte Blutdruck das Gehen und Stehen auf zwei Beinen erst ermöglicht. Eine weitere «Nebenwirkung« dieses Entwicklungsschrittes war, dass eine leichte Fettleibigkeit und Insulinresistenz (Zustand einer verminderten Insulinwirkung an bestimmten Zielorganen) begünstigt wurden. Damals war das ein Vorteil, weil es in Mangelzeiten das Überleben sicherte. Heute hingegen sind erhöhte Harnsäurewerte ein Risikofaktor für Bluthochdruck[130], Fettleibigkeit und Insulinresistenz. Werden die Harnsäurewerte gesenkt, mindert dies auch den Blutdruck. Insbesondere Fruktose (Seite 142) erhöht die Harnsäurewerte. Fruktose belastet zudem ähnlich stark wie Alkohol die Leber und führt zu erhöhten LDL-Werten – das ist das schlechte Cholesterin.[131] Eine gesunde Ernährung enthält vor allem Gemüse, Obst nur in Maßen. Dabei auch auf ausreichend Vitamin C achten: ein Mangel an Vitamin C führt zu erhöhten Harnsäurewerten.[132]

12. Raus in die Natur: Je häufiger wir uns in der Kindheit in grüner Umgebung aufgehalten haben, umso niedriger der Blutdruck im Erwachsenenalter, das ist wissenschaftlich belegt. Aber auch, wenn Sie dieses Privileg in der Kindheit nicht hatten: Es ist nie zu spät, sich Gesundheit aus der Natur zu holen: Ein ausgedehnter Waldspaziergang wirkt sich rundum positiv auf die Gesundheit und u.a. auf den Blutdruck aus.[133]

13. Gezielter Einsatz von Nahrungsergänzungsmitteln kann helfen, Arteriosklerose (das Verengen und Verhärten von Blutgefäßen durch Fettabelagerungen) zu vermeiden[134]:

- Coenzym Q10, ein Antioxidans, verringert die Fettperoxidation (schädlicher Abbau von Fettsäuren) und Entzündungsreaktionen und erzielt in Kombination mit Selen eine signifikant reduzierte Sterblichkeit. Die Eigenproduktion des Coenzyms Q10 nimmt nach dem 20. Lebensjahr kontinuierlich ab.[135]
- Gut zu wissen: Statin-Medikamente, die zur Cholesterinsenkung eingesetzt werden, senken auch Coenzym Q10.
- Magnesium wirkt stark antientzündlich, ein Mangel ist mit der Entstehung von Arteriosklerose verbunden.[136]

Frischluftzufuhr: Lunge und Atemwege

Neben der Zufuhr von Sauerstoff und der Abatmung verbrauchter Luft (Kohlendioxid) schützt unsere Lunge uns auch vor Krankheitserregern.

Die Lunge ist eine Netzwerkerin mit Verbündeten überall im Organismus. Je besser der Atem fließen kann, je weniger er durch Schadstoffe und andere krank machende Einflüsse beeinträchtigt wird, desto besser geht es der Lunge.

Der Atmungstrakt setzt sich aus den Atemwegen und der Lunge zusammen. Zu den oberen Atemwegen gehören Mund- und Nasenhöhle, Nasennebenhöhlen, Rachen und Kehlkopf. Die unteren Atemwege bestehen aus der Luftröhre und den Bronchien.

Die Lunge befindet sich im Brustkorb. Hier findet in den winzigen, luftgefüllten etwa 300 Millionen Lungenbläschen (Alveolen) der Gasaustausch auf einer Fläche von etwa 100 qm (!) mit dem Blut statt, d. h. die Sauerstoffaufnahme und Kohlendioxidabgabe.

Dabei ist jeder Atemzug eine Ganzkörper-Aktivität: Es werden eine Menge Muskeln benötigt, wie Zwerchfell, Zwischenrippenmuskeln und Halsmuskeln, außerdem eine gute Beweglichkeit der Rippen und Brustwirbel und des Brustbeins. Beteiligt sind auch Verschiebeschichten der Lunge wie das Brustfell, Bandstrukturen, die die Lunge insbesondere nach oben am HalsBrust-Übergang fixieren, und viele direkte und indirekte Gleitflächen z. B. zur Wirbelsäule, zum Herzen, zur Speiseröhre. Wichtig ist, dass Blutgefäße und Nervengewebe einwandfrei funktionieren, also Sauerstoff, Nährstoffe und Nervenimpulse weitergegeben werden. Jeder dieser Bezüge ist wesentlich und wird von Osteopath/-innen mittels der Hände geprüft und gegebenenfalls behandelt.[137]

Der Sauerstoff aus der Atemluft ist überlebenswichtig für uns. Mit dem Blut wird er in die Organe und in jede einzelne Zelle transportiert. Dazu muss er erst einmal in den Blutkreislauf gelangen; der Weg führt durch die Nase und den Rachen in die Luftröhre und dann in die Bronchien, die Atemwege der Lunge. Der Gasaustausch findet schließlich in den etwa 300 Millionen Lungenbläschen (Alveolen) statt, die von einem

Netz aus feinsten Blutgefäßen (Kapillarnetz) mit dünner Wandung umgeben sind.

Die Lungenbarriere

Gleichzeitig zum Gasaustausch müssen wir in den Alveolen vor Krankheitserregern und anderen Substanzen geschützt werden. Die physikalische und immunologische Barrierefunktion der flächenhaft angeordneten spezialisierten Zellverbände in der Lunge hängt von den sogenannten Tight Junctions – das sind Zell-Zell-Adhäsionskomplexe – ab.[138] Diese verhindern erstens, dass mit der Atemluft eingeatmete Substanzen hindurchtreten können. Zweitens reguliert die Lungenbarriere die ersten Reaktionen der Lunge auf infektiöse wie auch auf nicht infektiöse Reize.[139] Die Lungenbarriere verhindert zudem übermäßigen Wasserverlust (alle Organe bestehen zum großen Teil aus Wasser) und wirkt oxidativem Stress entgegen, also schädlichen Reaktionen im Zellstoffwechsel, die u.a. am Alterungsprozess beteiligt sind. Asthma und chronische Lungenerkrankungen werden durch oxidativen Stress begünstigt. Für eine gut funktionierende Lungenbarriere ist das Struktureiweiß Filagrin wichtig, bei angeborenem Mangel (wie in der Haut) kann diese eingeschränkt sein (Seite 182). Hier ist besonders darauf zu achten, die Lunge nicht zusätzlich, z.B. durch Rauchen, zu belasten und ein gutes Darmmikrobiom sicherzustellen (Seite 138).

Wichtige Wechselbeziehungen der Lungenbarriere bestehen zur Haut und zum Darm (Seite 176), so können Haut- oder Darmbarrierestörungen Erkrankungen wie Asthma und Allergien begünstigen.[140]

Das Mikrobiom des Darmes (Seite 138) reguliert und beeinflusst das Lungenmikrobiom. Störungen des Darmmikrobioms (durch Antibiotika, Vitamin-D-Mangel etc.) fördern hingegen Entzündungen in der Lunge.[141] Auch Stoffwechselstörungen wie Fettleibigkeit oder ein ständig hoher Blutzuckerspiegel beeinträchtigen die Lungenbarriere und führen zu erhöhter Anzahl von Bakterien in der Lunge.

Eine osteopathische manuelle Therapie (OMT) verbessert die Atmungsfunktion bei Gesunden[142]; sie wird auch bei Infektionen der Atemwege eingesetzt[143], hilft bei Asthma[144], wie auch bei chronisch-obstruktiven Lungenerkrankungen[145] und Lungenfibrose.[146] Auch wird OMT zur Behandlung von Lungenentzündung, z.B. mittels Rippenanhebung, Thoraxpumpe, Zwerchfelltechniken und Muskelenergietechniken für Rippen eingesetzt.[147] So können die Krankenhausverweildauer, die Dauer von intravenösen Antibiotikabehandlungen und das Risiko von akutem Lungenversagen verringert werden.[148]

Was Sie für Ihre Lungen tun können – 18 Top-Tipps

1. Viel an der frischen Luft spazieren gehen, am besten im Wald (Seite 248).
2. Atemübungen im Freien durchführen, am besten in der Natur (Seite 248).
3. Bewegen! Jede Art von körperlicher Aktivität verbessert die Lungenkapazität.
4. Singen: Wer es regelmäßig tut, kann seine Lungenkapazität verbessern.[149]
5. Aufrechte Körperhaltung: Zusammengesunkenes Sitzen verringert signifikant die Lungenkapazität und begünstigt Lendenlordose (Verkrümmung der Wir-

belsäule). Deshalb: aufrecht sitzen oder noch besser stehen.[150]

6. Richtig atmen: Das heißt, wenn es nicht gerade um körperliche Höchstleistungen geht, durch die Nase und in den Bauch.
7. Trockene Heizungsluft anfeuchten und regelmäßig die Fenster öffnen.
8. Evtl. Luftfilter nutzen, um die Luft von Feinstaub und Erregern zu reinigen.[151]
9. Auf ein gutes Mikrobiom im Darm achten (Seite 138).
10. Nicht (mehr) rauchen: Zigarettenrauch ist eine große Belastung für die Lungen.
11. Viel variationsreiche Pflanzen und fermentiertes Gemüse[152] wie Sauerkraut essen und ggf. Probiotika[153]. Eine variationsarme Darmflora (Mikrobiom) begünstigt Allergien[154], ein variationsreiches Mikrobiom vermindert sie.[155]
12. Knoblauch und Zwiebeln essen: Die darin enthaltenen Schwefelverbindungen begrenzen die Biofilmbildung schädlicher Bakterien in der Lunge.[156] Biofilm ist die Einkapselung von Bakterien in einer Art Schleim, sodass sie für das Immunsystem fast unsichtbar und damit unangreifbar werden.
13. Brokkoli und andere Kohlsorten essen: Das enthaltene antioxidative Sulforaphan aktiviert NRF2, welches das Wachstum von Lungenbakterien vermindert.[157]
14. Zucker, Brot, Nudeln, Pizza, Kartoffeln meiden: Ein niedriger Glukosespiegel und ein nur geringer Anstieg des Blutzuckerspiegels nach dem Essen bewirken, dass Bakterien in der Lungen- und Bronchienflüssigkeit weniger Nahrung finden.[158]
15. Nahrungsergänzung: N-Acetyl-L-Cystein (NAC)[159] wirkt antioxidativ und antimikrobiell. Außerdem kann es bakterielle Biofilme auflösen. Durch seine schleimlösende Wirkung hilft es auch bei chronischer Bronchitis, ebenso gegen trockenen Husten und Reizhusten.
16. Mikronährstoffmangel lässt sich vor allem durch die Vitamine D, C, E, Niacin, Beta-Carotin und Riboflavin beheben.[160] Insbesondere höhere Vitamin-D-Spiegel sind mit besserer Lungenfunktion assoziiert.[161]
17. Gechlorte Schwimmbäder meiden: Chlor ist ein starkes Oxidationsmittel und kann reizbedingtes Asthma auslösen.[162]
18. Bei Kindern frühzeitig vorsorgen: Kontakt zu Haustieren und potenziellen Allergenen[163] sowie viel Aufenthalt in der Natur/Wald in der frühen Kindheit schützen vor Allergien.

Atme dich gesund!

Der Atem ist ein Heilmittel. Gezielt eingesetzt, kann er uns mit Energie und guter Stimmung für den Tag versorgen. Am Abend können wir allein mit dem Atem Stress reduzieren. Zahlreiche Studien belegen den Einfluss von Atemübungen auf stressbezogene Erkrankungen.[164] Im Alltag können sie unter anderem als Wachmacher, Energiespender und Stimmungsaufheller dienen.

Eine Art, den Atem für die Gesundheit zu nutzen, ist, ihn kurz anzuhalten. Das klingt nicht gerade nach Entspannung, Wohlgefühl und Gesundheit. Doch akute Stressreize sind sehr gesund und Übungen, in denen gezielt die Luft angehalten wird, tun deshalb rundum gut. Atemübungen mit gezielt eingesetztem kurzzeitigem Sauerstoffentzug können – wenn regelmäßig 3–8-mal pro Tag geübt wird – bei vielen Erkrankungen heilsam wirken. Wissenschaftler/-innen gehen aufgrund von Studien davon aus, dass folgende Wirkungen möglich sind:

- Senkung von Bluthochdruck
- Stärkung des angeborenen Immunsystems
- Unterdrückung proentzündlicher Substanzen
- Abbau von Übergewicht
- Erhöhen der Sauerstoffaufnahme
- Verbesserung der Regulation des Blutzuckerspiegels
- Erhöhung der Knochenmineraldichte
- Verbesserung des räumlichen Lernens und des Gedächtnisses
- Milderung von Gedächtnisstörungen nach einem Schlaganfall
- Verbesserung der Herzmuskelfunktion
- Linderung der Symptome der Depression
- Erhöhung der Atemkapazität bei chronischer obstruktiver Lungenerkrankung (COPD)
- Verbesserung der Motorik nach Verletzungen der Wirbelsäule

Die Blasebalgatmung

Das ist die am stärksten vitalisierende Atemübung. Sie sollte nicht abends kurz vor dem Schlafengehen durchgeführt werden.

Durchführung:

- Das gesamte Atemsystem wird voll ausgenutzt. Das heißt: in den Bauch- und Brustkorb atmen. Die Ein- und Ausatmung ist gleich lang. Schnell, intensiv, tief und fließend, d. h. ohne Unterbrechung, wird etwa 20–30-mal ein- und ausgeatmet, aber ohne zu forcieren. Die Atmung geht mit einem Geräusch ähnlich dem eines Blasebalges einher. Atmen Sie durch die Nase ein, die Ausatmung kann durch Mund oder Nase erfolgen. Am Ende atmen Sie komplett aus und halten den Atem so lange wie möglich an. Dabei das Kinn etwas Richtung Brustbein ziehen und die Zunge sanft an den Gaumen legen.
- Sie können sich vorstellen, wie während der Einatmung Kraft, Energie oder Frieden in Sie hinein- und während der Ausatmung Stress aus Ihnen herausfließt oder Energie oder Wärme in Bereiche strömt, die sich fest anfühlen. Während des Atemanhaltens können Sie Ihre Aufmerksamkeit auf die innere Stille richten oder stellen Sie sich vor, wie Heilung geschieht oder angespannte Stellen weich werden.
- Den Ablauf 2–3-mal wiederholen.
- Während dieser Atemübung können leichte kribbelnde Empfindungen und Temperaturveränderungen entstehen. Das ist okay. Bei Schmerz oder Schwindel sollte die Übung jedoch sofort gestoppt werden.

Wie oft/wie lange? Zur Prävention: 3-mal pro Tag; zur Heilung: 8-mal pro Tag; als Heilbehandlung: mindestens 5 Tage pro Woche und mindestens 2 Wochen pro Monat.

Zum Stressabbau und bei Einschlafstörungen

Nehmen Sie eine stabile, aufrechte und entspannte Sitzhaltung ein. Sitzen Sie auf einem Stuhl, sollten beide Füße sicheren Kontakt zum Boden haben.

Durchführung: 5 Minuten ruhig ein- und ausatmen. Dabei sollte die Ausatmung doppelt so lange sein wie die Einatmung.

Wie oft/wie lange? Diese Übung kann morgens und abends durchgeführt werden. Für eine dauerhafte Wirkung sollte etwa 6 Tage die Woche über einen Zeitraum von 6 Monaten geübt werden.

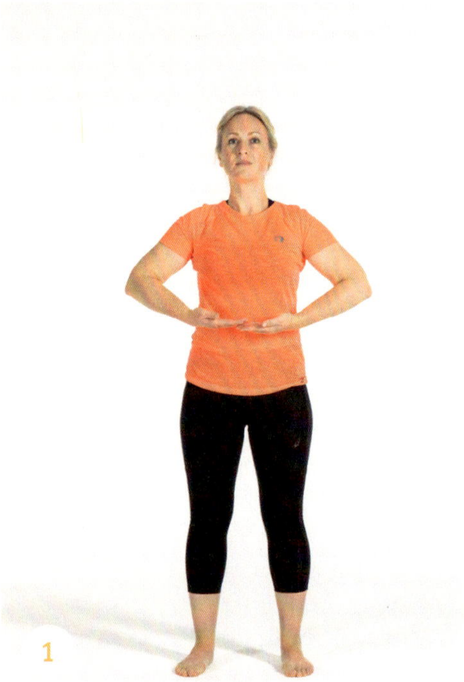
1

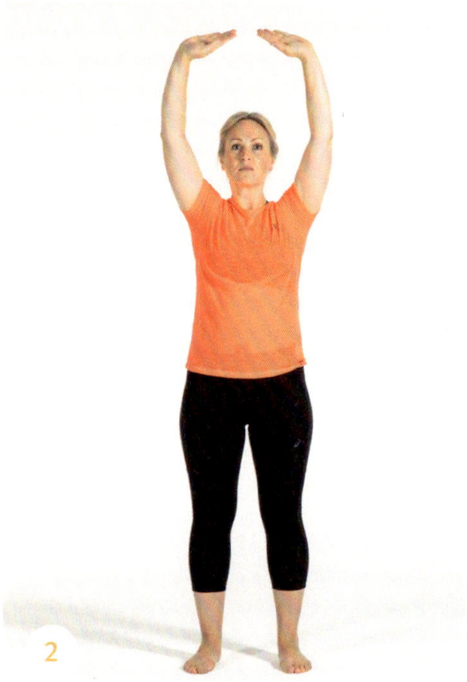
2

Die vier Atemöffner

Ziel dieser Übungen ist es, den Atemraum zu öffnen, eine vollere und tiefere Atmung zu ermöglichen, die Blutzirkulation und die Beweglichkeit im Brustbereich zu verbessern und die Atmung und Körperbewegungen miteinander zu synchronisieren. Sie belebt auf sanfte Art den gesamten Körper. Blockaden im Brustbereich können sich lösen. Außerdem stärken die Übungen die Aufmerksamkeit und beruhigen die Gedanken.

Vorbereitung: Die Füße stehen parallel zueinander, schulterbreit voneinander entfernt. Die Knie sind locker und leicht gebeugt. Kiefer und Schultern sind entspannt. Atmen Sie durch die Nase ein und durch den Mund aus. Die Augen sind entspannt geöffnet. Bleiben Sie entspannt, solange Sie üben. Die Zunge ist sanft hinter den Schneidezähnen an den Gaumen gelegt.

Durchführung: Die folgenden vier Übungen je 3-mal ausführen. Sie können die Abfolge der dargestellten (und weitere) Übungen auf meinem Gesundheitsblog auch als Video anschauen.

Schritt 1

- Die Hände etwa 1,5 cm unterhalb des Bauchnabels übereinanderlegen (Ausgangsstellung) ❶.
- Mit der Einatmung die gebeugten Arme vor dem Körper mit nach oben gerichteten Handflächen bis etwa 10 cm über den Kopf führen.
- Mit der Ausatmung bringen Sie die Arme vor dem Körper mit nach unten gerichteten Handflächen zurück in die Ausgangsposition.

Schritt 2

- Während der Einatmung aus der Ausgangsstellung die Arme vor dem Körper nach oben führen, die Handflächen sind zunächst nach oben gerichtet, die Finger zeigen zueinander. Im Verlauf der Aufwärtsbewegung die Handrücken aneinanderlegen und die Finger nach oben

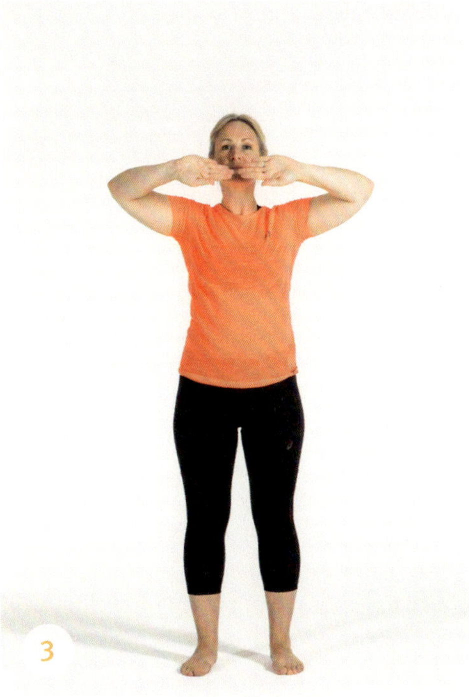

3

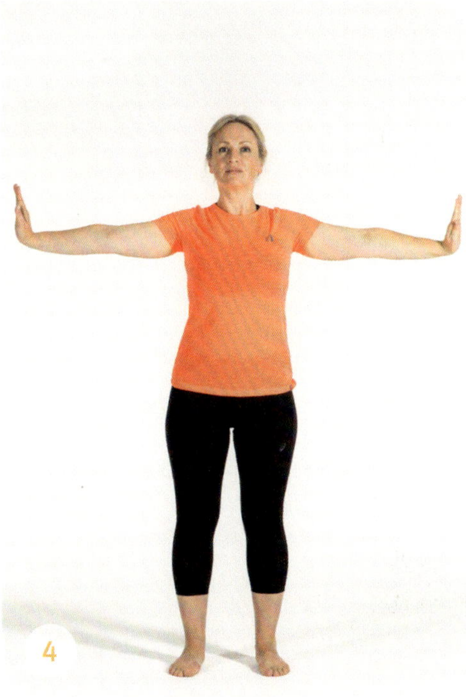

4

richten. Drehen Sie dann vor der Stirn die Hände, sodass die Handflächen erst zueinander und dann nach vorn zeigen und führen Sie die Arme gestreckt über den Kopf.

- Mit der Ausatmung lösen sich die Hände voneinander, die Handflächen drehen nach außen ❷ und die Arme werden in einem Bogen zurück nach unten gebracht. Dabei sind die Arme nicht ganz gestreckt. Die Handflächen zeigen zunächst nach unten und dann nach hinten.

Schritt 3

- In der Ausgangsstellung während der Einatmung die leicht gestreckten Arme seitlich in einem Bogen bis auf Schulterhöhe heben, dann die Ellenbogen beugen. Die Handflächen zeigen dabei zunächst nach vorne ❸ und drehen dann nach oben.
- Oberhalb des Kopfes führen die Arme eine Art Halbkreis aus, dabei kommen die Finger beider Hände zueinander und berühren sich leicht.
- Mit der Ausatmung bringen Sie die gebeugten Arme vor dem Körper mit zum Körper gerichteten Handflächen mit einer Abwärtsbewegung zurück in die Ausgangsposition.

Schritt 4

- Während der Einatmung die gebeugten Arme vor dem Körper mit nach oben gerichteten Handflächen bis auf Brust- bzw. Schulterhöhe führen.
- Mit der Ausatmung die Handflächen zur Seite gegen imaginäre Wände drücken ❹ und anschließend die Hände wieder in die Ausgangsstellung bringen.
- Am Ende der Übungsabfolge können Sie für einen Moment die Augen schließen und in sich hineinspüren.

Vokal-Atemübungen

Diese Übungen werden im Liegen ausgeführt, sodass der Atem ungestört, ruhig und gleichmäßig fließen kann. Sie können dazu beitragen, übermäßige Anspannung, speziell beim Sprechen, abzubauen. Vor herausfordernden, womöglich schwierigen Situationen (Prüfung, Bewerbungsgespräch) können sie helfen, sich selbst in einen Zustand voller Konzentration und Wachheit zu bringen und zugleich die Nervosität zu dämpfen.

Sie brauchen eine Yogamatte oder eine Decke, die sie auf dem Fußboden ausbreiten können.

Vorbereitung: Sie liegen auf dem Rücken. Nehmen Sie sich etwas Zeit, zur Ruhe zu kommen. Der Atem fließt gleichmäßig, ohne dass Sie etwas dafür tun.

U

- Die Hände über den Kopf führen, die Handflächen zeigen nach oben. Die Beine bleiben ausgestreckt.
- Formen Sie ein U und lassen Sie einen Ton kommen. Der Fokus ist dabei auf den Beckenbereich gerichtet. Lassen Sie das U tönen und holen Sie zwischendurch Luft nach, wie Sie es brauchen.
- 3 Atemzüge

O

- Die Hände zusammenführen, sodass sie sich über dem Kopf berühren. Die Beine anziehen und die Fußsohlen aneinanderlegen.
- Formen Sie ein O und lassen Sie einen Ton kommen. Der Fokus ist dabei auf den Bauchbereich gerichtet. Lassen Sie das O tönen und holen Sie zwischendurch Luft nach, wie Sie es brauchen.
- 3 Atemzüge

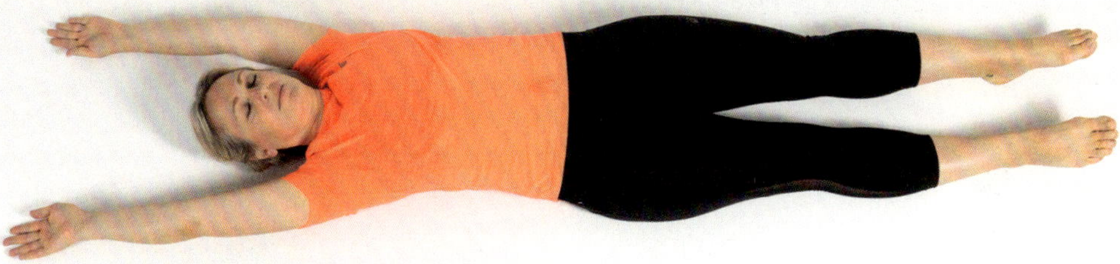

U

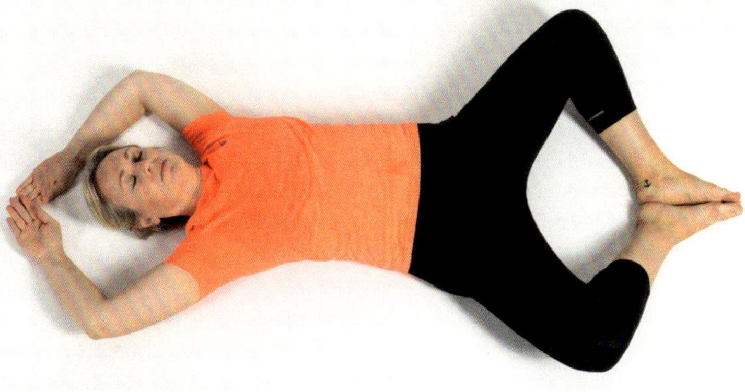

O

A

- Beine und Arme von der Mitte nach außen führen, sodass der Körper wie ein X aussieht.
  Formen Sie ein A und lassen Sie einen Ton kommen. Der Fokus ist dabei auf den Herzbereich und Brustkorb gerichtet. Lassen Sie das A tönen und holen Sie zwischendurch Luft nach, wie Sie es brauchen.
- 3 Atemzüge.

Variante: Legen Sie dann die Handflächen an die Flanken und vibrieren Sie. Dabei lassen Sie weiter das A tönen und atmen Sie möglichst lange aus, bevor Sie wieder Luft nachholen.

E

- Beine und Arme kreuzen. Die Arme liegen überkreuz über dem Kopf. Formen Sie ein E und lassen Sie einen Ton kommen. Der Fokus ist dabei auf den Halsbereich gerichtet. Lassen Sie das E tönen und holen Sie zwischendurch Luft nach, wie Sie es brauchen.
- 3 Atemzüge

I

- Den rechten Arm nach oben ausstrecken. Er liegt jetzt ausgestreckt neben Ihrem Kopf, die Handfläche zeigt nach oben.
- Das rechte Bein anziehen.
- Formen Sie ein I und lassen Sie einen Ton kommen. Der Fokus ist dabei auf den Kopfbereich gerichtet. Lassen Sie das I tönen und holen Sie zwischendurch Luft nach, wie Sie es brauchen.
- 3 Atemzüge.
- Seitenwechsel, noch einmal 3 Atemzüge.

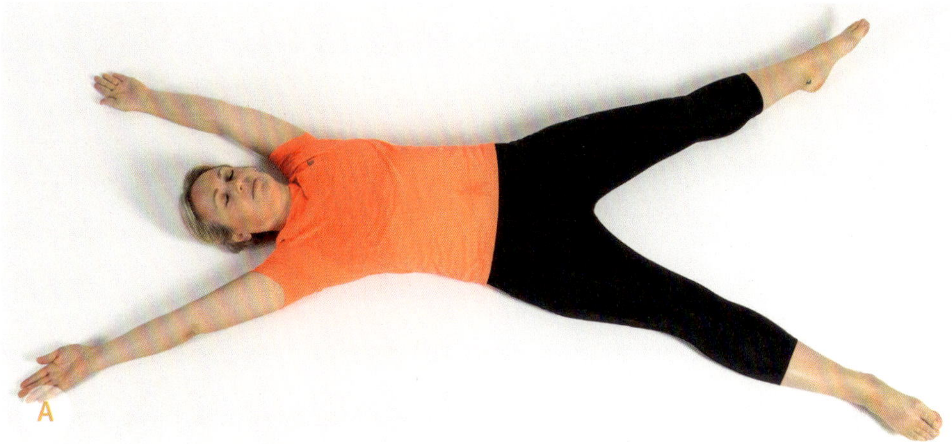

A

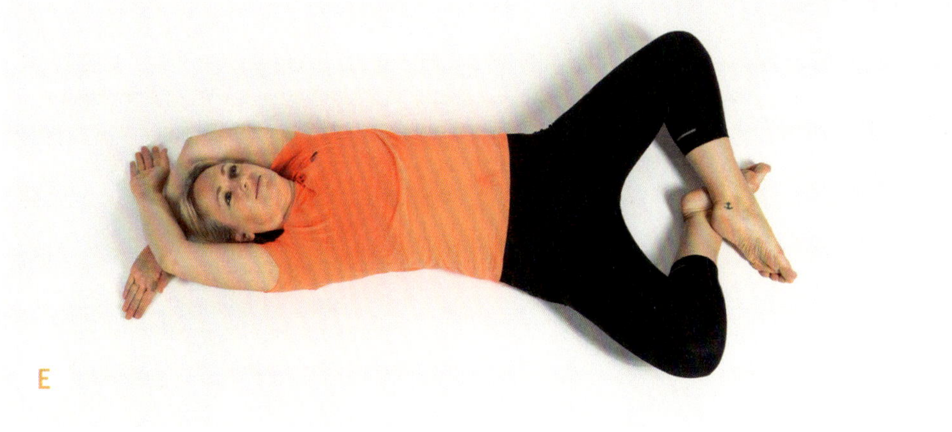

E

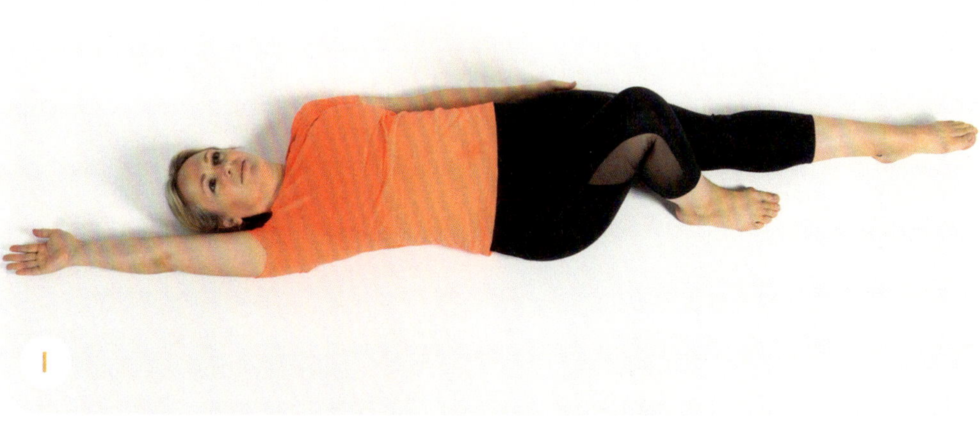

I

Klärwerke des Körpers: die Nieren

Eng mit dem Kreislaufsystem sind auch die Nieren verbunden, die an der Regulation des Flüssigkeitshaushalts beteiligt sind und zudem als »Klärwerke« Giftstoffe aus dem Organismus leiten.

Der Mensch besitzt zwei etwa faustgroße Nieren rechts und links neben der Wirbelsäule am unteren Ende des Brustkorbs. In einer zur Wirbelsäule gerichteten Einbuchtung verlaufen Blut- und Lymphgefäße, Nerven und der Harnleiter. Die umgebende Nierenkapsel besteht aus drei Schichten. Sie hält die Niere stabil und schützt sie vor äußeren Verletzungen. Die eigentliche Niere besteht aus der äußeren Nierenrinde, in der etwa 2,4 Millionen Nierenkörperchen den Urin filtrieren. Das innere Nierenmark beinhaltet Blutgefäße und gewundene Nierenkanälchen. Durch diese gelangt der Urin über das Nierenbecken in den Harnleiter und in die Harnblase.

Was die Nieren für den Körper tun

Solange die Nieren gesund sind, bleibt auch der Organismus sauber. Gesunde Nieren sind unermüdlich für einen sauberen, gut durchfeuchteten Organismus tätig. Es geht ihnen wie auch vielen »Arbeitstieren« im menschlichen Körper: Was sie leisten, wird erst bemerkt, wenn es einmal nicht in gewohnter Qualität geliefert wird.

Die Nieren regulieren den Flüssigkeitshaushalt des Körpers und die chemische Zusammensetzung der Körperflüssigkeiten. Beispielsweise können sie Wasser zurückhalten, sodass die Flüssigkeitsmenge im Organismus und der Blutdruck steigen. Sie halten auch die Menge an Salzen und Nährstoffen zurück, die der Organismus braucht. So bleiben der Säure-Basen-Haushalt und die Blutmineralien im Gleichgewicht. Die Nieren filtern aus etwa 200 Litern Blut pro Tag Giftstoffe und Stoffwechselabfallprodukte wie Harnstoff und spülen sie mit dem Urin aus dem Körper. »Leichtes« Wasser mit geringem Gehalt an Natrium und Mineralsalzen unterstützt offenbar diesen Prozess.

Die Nieren tun aber noch viel mehr: Sie setzen Erythropoetin frei, das rote Blutkörperchen bildet, und aktivieren Vitamin D zur Regulation von Calcium im Blut. Zellen in der Niere produzieren Renin, das den Blutdruck reguliert. Sie halten den Säure-Basen-Haushalt und die Blutmineralien im Gleichgewicht und können selbst Zucker herstellen, wenn der Blutzuckerspiegel zu niedrig ist. Die Nebennieren, die auf der Niere aufliegen, produzieren Cortisol.

Wie andere Organe auch haben sich die Nieren über Jahrmillionen entwickelt und an immer neue Herausforderungen angepasst. Insekten haben keine Nieren. Süßwasserfische geben über die Nieren Wasser ab, um z. B. Natrium aufzunehmen, während Salzwasserfische Natrium abgeben, um Wasser aufzunehmen. Bei Wirbeltieren ist die Niere weiterentwickelt und unter anderem für ein konstantes Wasser-Salz-Verhältnis verantwortlich.

Wussten Sie, dass Nieren und Lunge viel gemeinsam haben? Die Lungenbläschen und das Nierenkörperchen entwickeln sich aus den gleichen Stammzellen, reagieren beide auf Dehnung und produzieren beide Fruchtwasser während der Schwangerschaft.[165]

Was Nieren krank macht

Von chronischer Niereninsuffizienz sprechen Fachleute, wenn die Nieren ihre Funktion nicht oder nicht mehr vollständig wahrnehmen können. Die Krankheitshäufigkeit einer chronischen Niereninsuffizienz liegt in Deutschland bei 11–13 %. (Mit Krankheitshäufigkeit ist gemeint, wie viele Menschen einer definierten Gruppe – z. B. der Gesamtbevölkerung – erkrankt sind.) Die Häufigkeit chronischer Nierenerkrankungen hat in den vergangenen Jahrzehnten deutlich zugenommen. Das ist auf diverse Risikofaktoren zurückzuführen, deren Häufigkeit ebenfalls deutlich zunimmt. Die drei wichtigsten Krankheiten, die zu chronischen Nierenkrankheiten führen, sind Fettleibigkeit, Diabetes Typ 2 und Bluthochdruck.[166]

Ein weiterer wichtiger lebensstilbedingter Risikofaktor ist Rauchen, da Tabak Nephrotoxine (Stoffe, die für die Nieren giftig sind) enthält. Rauchen ist zudem beteiligt an Prozessen wie z. B. »stillen Entzündungen« (Seite 170), erhöhtem oxidativem Stress und chronischer Hypoxie (Sauerstoffmangel im Blut), die zur Verhärtung der Nierenkörperchen und Beeinträchtigungen der Gefäße führen.[167] Toxine wie Alkohol, Freizeitdrogenkonsum, Medikamente wie Schmerzmittel und die Belastung durch Schwermetalle werden ebenfalls mit chronischen Nierenerkrankungen in Verbindung gebracht.

Weitere Risikofaktoren:

- Herzkrankheit (auch in der Familie)
- Nierenversagen in der Familie[168]
- Chronische Nierenerkrankung (CKD) in der Familie: Fast 23 % der Dialysepatienten haben enge Verwandte mit CKD.[169]
- Verletzungen der Nieren: Nach akuten Nierenverletzungen erhöht sich das Risiko, innerhalb des folgenden Jahres eine CKD zu entwickeln, auf das 10-Fache.[170]
- niedriges Geburtsgewicht
- längerer Gebrauch von nichtsteroidalen Antirheumatika (NSAR), das sind Schmerzmittel wie Ibuprofen, Diclofenac und Naproxen
- Rauchen und andere Giftstoffe wie z. B. Schwermetalle
- Lupus und andere Autoimmunkrankheiten
- chronische Harnwegsinfektionen
- Nierensteine

Die Funktion der Nieren nimmt mit zunehmendem Alter ab, daher ist ein Alter ab 60 ebenfalls ein Risikofaktor.

Eine chronische Nierenkrankheit fällt vielfach erst auf, wenn durch Folgeerkrankungen ernste Beschwerden auftreten oder die Nieren versagen. Sie kann zu weiteren Krankheiten führen wie Herzerkrankungen, Herzinfarkt und Schlaganfall, Bluthochdruck und Ihr Leben gefährden.

Wenn Sie eines oder womöglich mehrere der folgenden Symptome bemerken, lassen Sie sich ärztlich untersuchen:

- starke Müdigkeit, Schwäche
- schwieriges, schmerzhaftes Wasserlassen
- schaumiger oder rosa bzw. dunkler Urin (Blut im Urin)
- erhöhter Durst
- erhöhter Harndrang (besonders nachts)
- Schwellungen an den Augen, im Gesicht, an Händen, Knöcheln und Füßen, am Bauch

Was den Nieren gut tut und sie schützt:

- Eine ausgewogene, pflanzenreiche Ernährung (mindestens 30–50 verschiedene Pflanzen);
- polyphenolreiches Essen: Polyphenole wie Quercitin (z.B. in Kapern und Selleriekraut) und Resveratrol (z.B. in der Schale roter Trauben) schützen die Nieren, so die Ergebnisse von Tierversuchen.[171]
- bei langem Sitzen regelmäßig aufstehen und in Bewegung kommen
- Sport treiben
- das Gewicht kontrollieren
- Auf einen ausreichend hohen Vitamin-D-Spiegel achten.[172] Niedrige Werte haben ernsthafte Auswirkungen auf die Nieren-, Knochen- und Herzfunktion.
- Auf einen ausreichendend hohen Vitamin-K-Spiegel achten durch Essen von grünem Blattgemüse und fermentierten Lebensmitteln sowie die Gesunderhaltung des Mikrobioms. Es wird angenommen, dass pflanzliches Vitamin K_1 eine geringe Bioverfügbarkeit aufweist (d.h. es kann vom Körper nicht gut aufgenommen werden) und weniger als 10% des absorbierten Vitamins K liefert. Umso wichtiger ist daher Menaquinon (Vitamin K_2), das von der Darmmikrobiota gebildet wird.[173]
- Zudem gibt es Hinweise aus Tierstudien, dass buttersäureproduzierende Darmbakterien vor Nierenschäden schützen; auch hier gilt es, auf ein gesundes Mikrobiom zu achten (Seite 138).
- mit dem Rauchen aufhören
- Alkohol nur in Maßen
- ausreichend trinken (Wasser)
- keine regelmäßige Einnahme von NSAR

Wenn die Nieren bereits geschädigt sind, begeben Sie sich in ärztliche Behandlung, zusätzlich:

- Bluthochdruck senken
- Blutzuckerspiegel regulieren
- weniger Salz essen

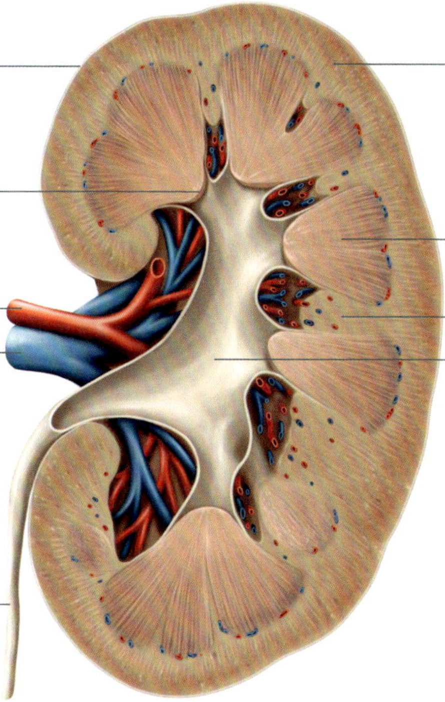

nach: Schünke M, Schulte E, Schumacher U. PROMETHEUS LernAtlas. Grafiken: Voll M, und Wesker K; Thieme; 2018

Die Niere ist zwar klein, aber von zentraler Wichtigkeit.

Zweimal täglich Wasser tanken

Aus Sicht der Osteopathie ist Durst eine homöostatische Empfindung: Er signalisiert, dass die Homöostase, das Gleichgewicht der Regelkreise, wiederhergestellt werden muss. Deshalb ist es wichtig, Durst zu löschen. Allerdings sind die meisten Getränke (z. B. Milch, Fruchtsäfte) als Durstlöscher ungeeignet. Bei Durst braucht der Organismus, um alle Funktionen aufrechtzuerhalten, einfach Wasser. Bei schweißtreibenden Aktivitäten ist es sinnvoll, zwischendurch und/oder im Anschluss mineralienreiches Wasser zu trinken, um den Verlust an Flüssigkeit und auch an Mineralsalzen auszugleichen.
In der Regel tut es sogar gut und entspannt, nicht ständig zur Wasserflasche zu greifen, sondern zweimal am Tag eine ausreichende Menge Wasser zu trinken. Doch woher wissen wir, wann wir mit dem Trinken aufhören müssen? Ganz einfach: Wir bekommen ein Signal vom Gehirn, sobald wir genug Wasser aufgenommen haben.[174] Das zu ermitteln ist ein komplexer Vorgang: Aufgrund der sensorischen Signale im Mund-Rachen-Raum beim Trinken wird der laufende Wasserverbrauch errechnet und das Gehirn schätzt ab, ob die aufgenommene Menge bereits ausreicht, um das Flüssigkeitsgleichgewicht wiederherzustellen. Wir spüren dann eine Art inneres Stoppsignal und ein wohliges Entspannungsgefühl. Solange sich zu wenig Flüssigkeit im Körper befindet oder zu wenig Blut bzw. Plasma zirkuliert, läuft eine Stressreaktion, die wiederum das »Kuschelhormon« Oxytocin aktiviert.[175] Das ist eine mögliche Erklärung dafür, dass Tiere sich an Wasserstellen das Wasser friedlich teilen.

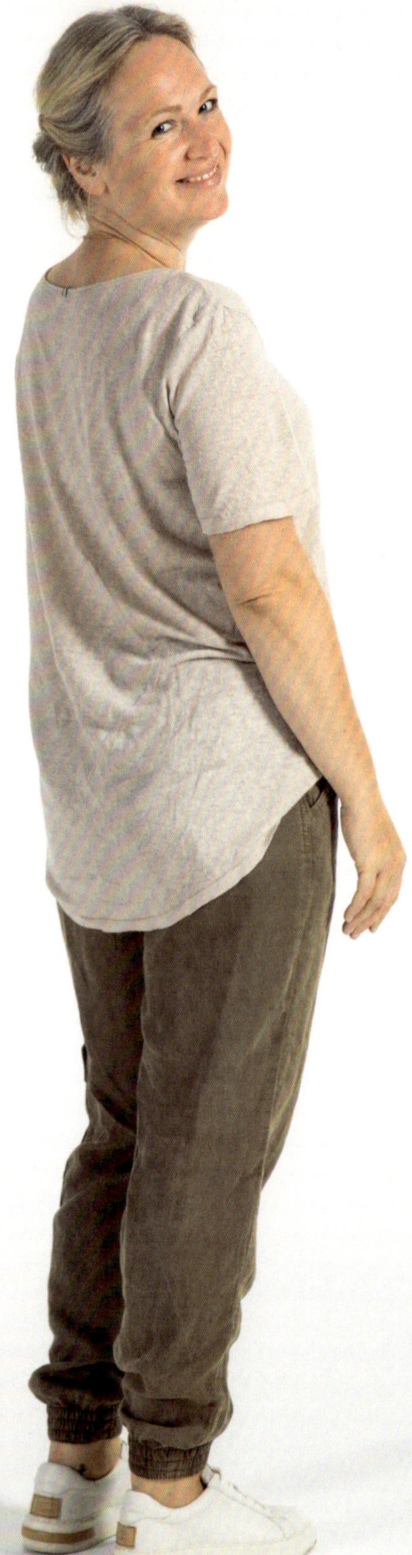

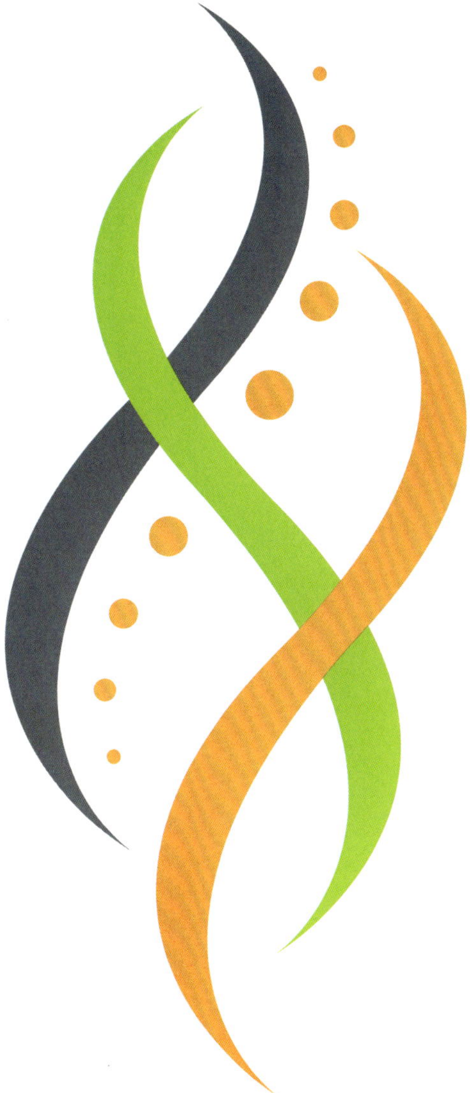

Grafik: © Taawon/stock.adobe.com

Stoffwechsel, Immun- und Hormonsystem

Osteopathen bezeichnen diesen Zusammenschluss von Systemen auch als das metabolisch-energetische Modell. Es hat entscheidenden Einfluss auf unser Wohlbefinden.

Ein starkes Trio

Stoffwechsel, Immun- und Hormonsystem sind eng miteinander verbunden und verzahnt. Gemeinsam sorgen sie im Optimalfall dafür, dass Sie fit und einsatzbereit sind.

Für alle Tätigkeiten und Entscheidungen wird Energie benötigt, deshalb ist der Stoffwechsel – und mit ihm die Essensaufnahme, die Energieverteilung, der Energieverbrauch und das Blutzuckergleichgewicht im Körper – so wichtig. Zahlreiche Prozesse wirken zusammen, damit alles optimal funktioniert. Eine wichtige Rolle spielt dabei das Hormonsystem. Kettenreaktionen des Hormonsystems und des autonomen Nervensystems (Stressachse) und komplexe Ketten von Stoffwechselreaktionen unterstützen beispielsweise die Energiebereitstellung hauptsächlich für das Gehirn und für die Muskulatur. Dies wird durch Stimulierung der Fettaufspaltung, Abbau von Fettsäuren und von gespeicherten Zuckern und durch Blutzuckerneubildung erreicht. Diese Vorgänge wiederum sind wie viele andere Körperfunktionen eng mit dem Biorhythmus (Seite 236) abgestimmt. Das Immunsystem wiederum schützt uns vor Erregern. Es ist quasi unsere körpereigene Armee gegen Eindringlinge von außen.

Der Stoffwechsel

Wenn von Stoffwechsel die Rede ist, sind mehrere Regelkreise im Körper gemeint. Ihre Aufgabe ist, einfach gesagt, das Verarbeiten von Substanzen. Die mit der Nahrung aufgenommenen Stoffe, wie zum Beispiel Kohlenhydrate, Fette, Eiweiße und Mineralien, werden innerhalb des Organismus transportiert und zur Energiegewinnung genutzt oder gespeichert.

So werden im Kohlenhydratstoffwechsel Kohlenhydrate in Glukose umgewandelt. Glukose ist ein wichtiger Energielieferant für Zellen und Organe. Für die Verarbeitung wird das körpereigene Hormon Insulin gebraucht. Ist unser Stoffwechsel zum Beispiel über viele Jahre daran gewöhnt, Energie größtenteils aus Brot, Nudeln und Süßem zu bekommen, überfordern wir nicht nur die Bauchspeicheldrüse, die viel zu viel Insulin produzieren muss, sondern auch unser Energieniveau schwankt ständig und Entzündungsprozesse werden befeuert. Es entsteht außerdem eine Insulinresistenz, eine Vorstufe von Diabetes. Der Körper braucht dann immer mehr Insulin, um Glukose zu verarbeiten.

Im Fettstoffwechsel werden Fette für die Energiegewinnung in den Zellen aufbereitet und gespeichert. Fette sind außerdem wichtige Botenstoffe; sie finden sich in fast allen Körperzellen. Zu viel aufgenommenes Fett wird als Depotfett gespeichert.

Auch für die Verarbeitung von Eiweißen (wichtig z. B. für die Hormonproduktion und den Muskelaufbau) und Mineralstoffen (wichtig z. B. für die Stabilität von Knochen und Zähnen, für den Flüssigkeitshaushalt und die Bildung einiger Hormone) gibt es jeweils eigene Regelkreise im Körper.

Stoffwechselvorgänge finden auch statt, wenn »verbrauchte« körpereigene Substanzen wie z. B. Zellgewebe abgebaut und durch neue ersetzt werden (Katabolismus).

In der Zelle unterscheidet man den aeroben (oxidativ) und anaeroben (ohne Sauerstoff) Energiestoffwechsel. Durch häufiges Sitzen und chronischen Stress wird ein anaerober Stoffwechsel begünstigt. Dieser ist langfristig ungünstig, u. a., weil wir anaerob aus einem Glukosemolekül viel weniger Energie bekommen (etwa 2 Mol ATP) als bei aerobem Stoffwechsel (etwa 32 Mol ATP). Wir fühlen uns dadurch müde, erschöpft und haben ständig Hunger auf Süßes. Noch mehr Energie bringt übrigens die Fettverbrennung (ca. 130 Mol ATP), d. h. indem Sie z. B. bei der Ernährung mehr Fokus auf gute Fette legen und Kohlehydrate vermindern, werden Sie mehr Energie in sich spüren.

Je flexibler der Stoffwechsel, desto besser kann er sich an die unterschiedlichen Anforderungen des Lebens anpassen, im Alltag wie auch beim Sport. Je besser Sie die gesundheitsförderlichen und krank machenden Faktoren bezüglich des Stoffwechsels kennen, desto bewusster können Sie die richtigen Entscheidungen für sich und Ihre Gesundheit treffen. Beispielsweise ist unser Muskelsystem für weit mehr als nur für Bewegung zuständig, sondern wahrscheinlich das wichtigste Stoffwechsel- und sogar Abwehr- und Hormonorgan des Körpers. Tägliche Bewegung und ausreichend Muskelmasse sind deshalb so wichtig für den Stoffwechsel und für die gesamte Gesundheit.

Das Immunsystem

Das Immunsystem kann zur Abwehr von Erregern alle anderen Systeme dominieren, wenn es aktiviert wird, indem es faktisch alle Energie in seine Richtung umlenkt. Das kann einerseits lebensrettend sein, andererseits ist ein dauerhaft auf niedrigem Niveau aktiviertes Immunsystem schädlich, weil andere Organe nicht genügend Energie erhalten (Seite 170). Außerdem macht ein aktiviertes Immunsystem auch viel körpereigenes Gewebe kaputt. Tatsächlich kommt das öfter vor, als Sie vielleicht denken, und ist quasi ein Hauptwirkungsmechanismus vieler chronischer Krankheiten.

Neben vielen anderen Faktoren haben Sie durch Ihren Lebensstil einen großen Einfluss auf ein gut ausbalanciertes Immunsystem. Wie das Immunsystem im Einzelnen funktioniert und was Sie Gutes für sich tun können, erkläre ich Ihnen anhand neuester wissenschaftlicher Erkenntnisse in gut umsetzbaren praktischen Tipps.

Das Hormonsystem

Das Hormonsystem ist etwa 500 Mio. Jahre alt und hat sich beim Menschen immer weiter spezialisiert. Alles hat mit einfachsten Signalmolekülen bei der chemischen Kommunikation von Einzellern untereinander begonnen in Form sogenannter Pheromone. In Vielzellern entwickelten sich dann spezialisierte Nervenzellen, die Signale von anderen Nervenzellen erhalten und anschließend Hormone in Körperflüssigkeiten abgeben.

Während das Nervensystem sekundenschnell wie ein miteinander verschaltetes Telefonnetz funktioniert, ist das Hormonsystem eher wie die Post. Es wirkt also langsamer – in Minuten über Stunden bis zu Monaten. Das menschliche Hormonsystem wird vom Gehirn kontrolliert und setzt sich aus verschiedenen Zellen und Drüsen zusammen, die Hormone als Botenstoffe bilden, welche wie Briefe an einer Stelle eingeworfen werden. Diese gelangen über den Blutstrom oder andere Körperflüssigkeiten in andere Körperregionen, wirken dort auf Zellen und Organe und lösen wichtige Prozesse aus. Zum Hormonsystem im engeren Sinne gehören die Hirnanhangdrüse (Hypophyse), die Zirbeldrüse (Epiphyse), die Schilddrüse (Thyroidea), die Nebenschilddrüsen (Parathyreoideae), die Bauchspeicheldrüse (Pankreas), die Nebennieren (Glandulae suprarenales), die weiblichen Eierstöcke (Ovaria) sowie die männlichen Hoden (Testes). Weitere hormonelle Zellen liegen außerdem in vielen Organen verstreut, z. B. in der Lunge, in Fettgewebe, im Herzen und im Magen-Darm-Trakt, in der Leber, im Thymus, etc.

Über die Hormone werden zahlreiche Körperfunktionen reguliert und koordiniert, wie z. B. das Wachstum und die Reifung, die Stoffwechselregulation, der Wasser- und Elektrolythaushalt, die Atmung, der Kreislauf, die geschlechtliche Entwicklung, die Fortpflanzung, der Schlaf-wach-Rhythmus, die Körpertemperatur, Appetit und Hunger, der Blutdruck sowie das Altern. Tatsächlich gibt es so gut wie nichts, was ohne das Hormonsystem im Körper funktioniert.

Die Hormonproduktion wird über Regelkreise gesteuert, da die Menge der Hormone z. B. in übergeordneten Drüsen gemessen werden. Diese fein justierten Rückkopplungsmechanismen können jedoch durcheinandergeraten, wenn langfristig zu viele Hormone gebildet werden und in der Folge Resistenzen, d. h. eine verringerte Empfindlichkeit, in den Messfühlern entstehen. So führt z. B. chronischer Stress zu einer Cortisolresistenz mit erhöhten Cortisolwerten (Seite 196) oder eine chronisch erhöhte Zucker- und Kohlehydrateinnahme zu einer Insulinresistenz (Seite 146) mit erhöhten Insulinwerten.

Erst in den letzten Jahren wurde deutlich, dass nicht nur die klassischen Hormondrüsen, sondern auch Organe wie das Herz und das Fettgewebe unerwartete wichtige hormonelle Funktionen zeigen. Ein gutes Beispiel ist Leptin, ein Sättigungshormon aus dem Fettgewebe. Wenn wir essen, wird es freigesetzt und wir hören auf zu essen. Leptin gibt uns quasi die Erlaubnis für fast alles – den Muskeln, sich zu bewegen, dem Stoffwechsel, loszulegen, dem Gehirn, Entscheidungen zu treffen, der Fortpflanzung, schwanger zu werden und nicht zuletzt, uns, uns fit zu fühlen. Wenn wir aber regelmäßig zu viel essen und viel Fettgewebe aufbauen, entwickeln wir eine Leptin-Resistenz; das heißt, die Rezeptoren für Leptin im Gehirn

Die drei Systeme

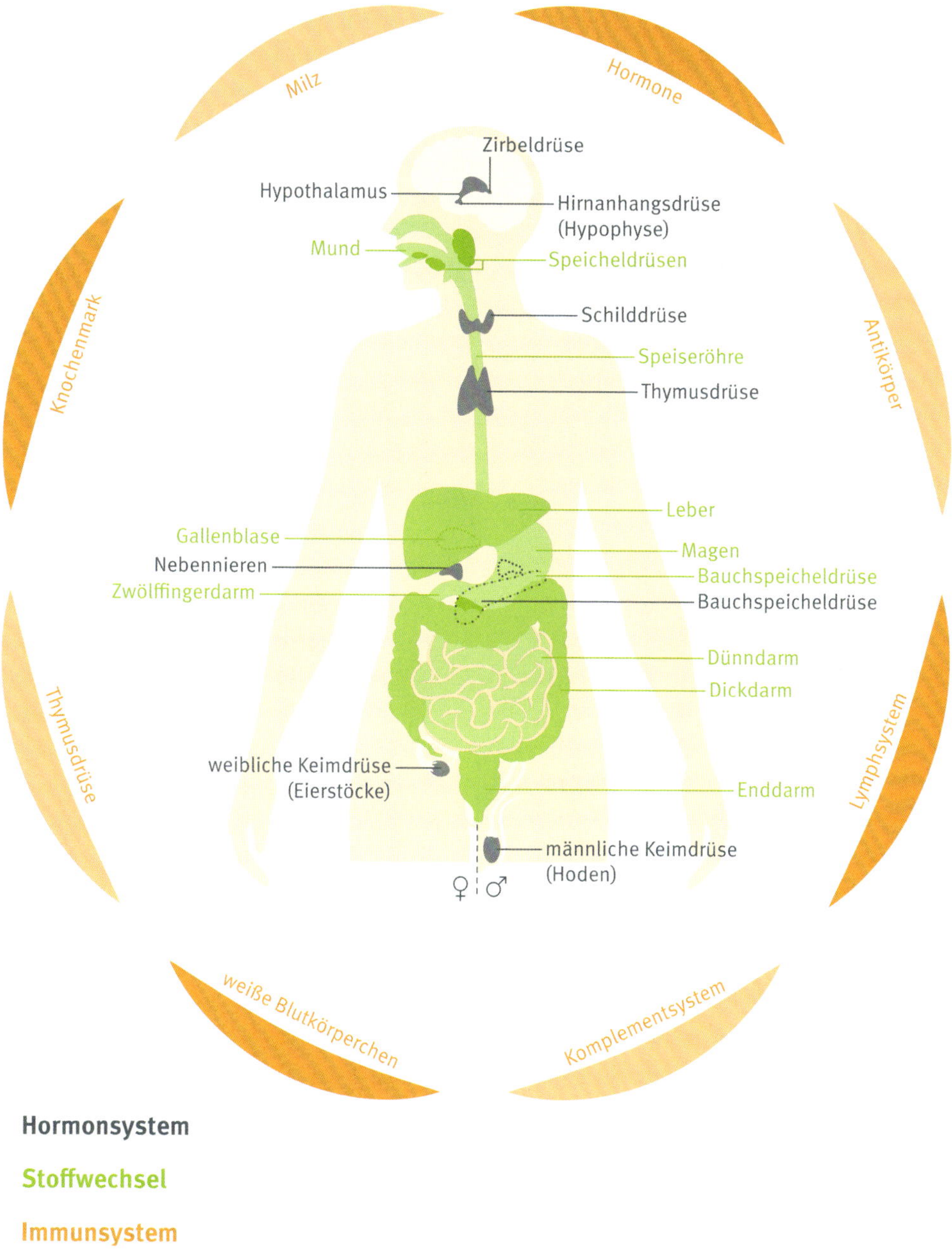

Stoffwechsel, Immun- und Hormonsystem arbeiten im Zusammenspiel.

werden zunehmend unsensibel und auch abgebaut. Folge ist, dass wir trotz viel Leptin im Blut immer häufiger essen wollen und gleichzeitig immer weniger Lust haben, uns zu bewegen; zudem kann Unfruchtbarkeit folgen. Doch keine Sorge, es gibt gute Lösungen für diesen Zustand.

Alles verbunden

Die drei genannten Systeme sind untrennbar miteinander verbunden. Hormone sind entscheidend für einen funktionierenden Stoffwechsel der peripheren Organe, indem sie die systemische Homöostase regulieren. Unter Homöostase wird das Gleichgewicht im Organismus verstanden. Es wird durch natürliche Vorgänge, Funktionen und Reaktionen, wie z. B. die Zellerneuerung, die Körpertemperatur und den Blutdruck, aber auch Fieber aufrechterhalten. Auch die Fähigkeit des Organismus, sich an extreme Situationen und Herausforderungen anzupassen, unterstützt die Homöostase.

Auch Immunsystem und Hormonsystem interagieren eng miteinander. Beispielsweise nutzt das Immunsystem zahlreiche Mechanismen, um die hormonelle Regulation des systemischen Stoffwechsels zu beeinflussen, wie z. B. die Regulation des Blutzuckerstoffwechsels. Das geschieht mithilfe eines komplexen Regelwerks von Körperreaktionen, das auf jede Form von Bedrohung – nicht nur bei Krankheitserregern, sondern bei einer Vielzahl von Stressoren – sensibel reagiert. Dazu zählen zum Beispiel Lebens- und Umweltbedingungen, Verletzungen, Überarbeitung, Trauer, aber auch ungesunde Ernährung und Bewegungsmangel. So kann beispielsweise das Immunsystem die Schilddrüse zwingen, verstärkt T3 – ein weniger bekanntes Hormon aus der Schilddrüse – auszuschütten und so den übrigen Stoffwechsel quasi in den Winterschlaf zu versetzen. Bei akuter Krankheit ist das gut, aber längerfristig nicht. Es zeigt sich dann u. a. in chronisch kalten Händen und Füßen, Schwierigkeiten, schwanger zu werden, oder einer chronischen Unterversorgung von Organen.

Osteopathische Behandlung

Betrachtet werden von Osteopathen im Kontext dieses Modells

- das enge Zusammenspiel der Organe und Regelkreise des Stoffwechsel-, Immun- und Hormonsystems in der Behandlung vieler Erkrankungsbilder und die Berücksichtigung beteiligter Lebensgewohnheiten und Umwelteinflüsse;
- die hormonellen Achsen (Kettenreaktionen der Hormone der Hirnregionen Hypothalamus und Hypophyse und Drüsenorgane im übrigen Körper) und ihre Synchronisierung, z. B. für einen erholsamen Schlaf,
- der Einfluss der Ernährung im Beschwerde- und Heilungsprozess,
- ebenso Wechselwirkungen dieser drei Systeme mit dem Nervensystem, die von großer praktischer Bedeutung sind und
- wie niedriggradige Entzündungen nicht nur für nicht heilende Muskel-Sehnen-Bänder-Verletzungen verantwortlich sein können, sondern ebenso bei fast allen chronischen Krankheiten eine Hauptrolle spielen und wie Sie diese Kenntnisse für Ihre Gesundwerdung nutzen können.

Alle Abläufe sind von Energie abhängig. Auch jede Änderung, die Sie in Ihrem Leben vornehmen wollen, kostet zunächst einmal

Energie, so sinnvoll diese Veränderung auch sein mag. Ihre Osteopathin, Ihr Osteopath wird deshalb sehr achtsam die kleinstmögliche Intervention oder Veränderung mit der größtmöglichen Wirkung versuchen herbeizuführen – individuell angepasst an Ihr Energielevel.

Mithilfe des metabolisch-energetischen Modells überprüfen und stärken Osteopathen die selbstregulierenden Mechanismen im Organismus sowie das Erzeugen, Verarbeiten und Austauschen von Nährstoffen und Energie und wirken regulierend auf Ihr Immunsystem ein. Dies umfasst nicht nur Befindensstörungen wie Leistungsabfall, Erschöpfung, Konzentrationsverlust oder Schlafstörungen, sondern bei jeder Störung berücksichtigen Osteopathen dieses Modell.

Außerdem unterstützen Osteopathen mit ihren Händen Beweglichkeit, Blutzufuhr, Nervenversorgung, Faszien und die vielen Wechselwirkungen der Hormondrüsen, der Abwehr- und Stoffwechselorgane – auch unter Berücksichtigung der anderen osteopathischen Modelle.

Die osteopathische manuelle Therapie (OMT) kann beispielsweise die Stressachse beeinflussen.[176] Das ist eine Kettenreaktion von Hormonen der Hirnregionen Hypothalamus und Hypophyse sowie der Nebennierenrinde. Eine einzige Sitzung kann schon den typischen Anstieg des Stresshormons Cortisol nach einer kurzen mentalen Herausforderung vermindern.[177]

Was Sie selbst tun können, anstatt Ihre osteopathische Behandlung nicht nur passiv über sich ergehen zu lassen, werde ich im Folgenden erklären. Sie erfahren, wie Sie gut essen und sich gleichzeitig besser fühlen können, wie Sie zuckerfrei zufrieden sein können (ja, das geht wirklich, und natürlich: Ausnahmen sind willkommen), welche Ernährungsform für Sie am besten geeignet ist, warum regelmäßiges spätes Essen nicht gesund, Intervallfasten hingegen meist sehr hilfreich ist. Auch Tipps zu gesunden Nahrungsmitteln sowie Wissenswertes zu Fetten und zu Nahrungsergänzungsmitteln und worauf Sie als Vegetarier oder Veganer zu achten haben, finden Sie in diesem Kapitel. Außerdem werden Sie verstehen, was das Mikrobiom, die Bauchspeicheldrüse und Leber mit dem Stoffwechsel zu tun haben und wie Sie diese zu guten Freunden machen. Da ich viele Patienten mit einem gereizten Darm sehe, erläutere ich, wie Sie diesen dauerhaft beruhigen können.

Hinzu kommen praktische Tipps, wie Sie einerseits das Immunsystem wenn notwendig für sich arbeiten lassen (praktische Immun-Booster) und andererseits dem überaktiven Immunsystem eine Pause verordnen können, damit Sie Energie haben für die Heilung chronischer Verletzungen oder Krankheiten und für alles andere in Ihrem Leben. Was Sie tun können, um Ihre Körperbarrieren zu stärken und deren Funktion zu verbessern, damit gar nicht erst Störenfriede in den Körper eindringen, besprechen wir ebenfalls.

Ressourcen zu stärken durch die Förderung der Ausschüttung von Oxytocin und die Normalisierung der Stresshormonachse gehört zu den Dingen, die Ihr Lebensgefühl und ihren Alltag grundlegend verändern können. Dazu gehört insbesondere ein guter Schlaf – ebenso zur Unterstützung der Heilung von Krankheiten! Sie werden praxisnah erfahren, was das alles mit Hormonen zu tun hat und wie Sie es schrittweise in Ihrem Leben umsetzen können.

Flexibler Energieverteiler: die Bauchspeicheldrüse

Die Bauchspeicheldrüse ist Stoffwechsel- wie auch Hormonorgan und spielt – weitgehend unbemerkt von uns – eine wichtige Rolle bei der Verdauung und für den Zuckerstoffwechsel.

Die Bauchspeicheldrüse, auch Pankreas genannt, liegt quer unterhalb des Zwerchfells, hinten in der Bauchhöhle, hinter dem Magen und zwischen Milz und Zwölffingerdarm. Sie ist bis zu 20 cm lang und bis zu 120 g schwer. Sie ist zuständig für die Produktion und Verteilung von Energie. Die Bauchspeicheldrüse produziert in ihrem größten Teil, dem Kopf, vor allem Verdauungsenzyme, die sie an den Zwölffingerdarm abgibt (Fachausdruck: exokrine Funktion). Der kleine Schwanz der Drüse (Gewicht: ca. 2,5 g) bildet die Hormone Insulin, Glukagon und Somatostatin. Insulin senkt den Blutzuckerspiegel, Glukagon trägt dazu bei, dass die Leber gespeichertes Glykogen (Leberstärke) in Glukose umwandelt, Somatostatin hemmt indirekt den Verdauungsprozess. Alle drei Hormone gehen direkt in den Blutkreislauf über (Fachausdruck: endokrine Funktion). Exokrine und endokrine Funktion sind allerdings eng miteinander gekoppelt. Bei einer exokrinen Pankreasstörung ist meist auch die endokrine Funktion gestört. Dagegen kann das endokrine (hormonelle) Pankreas das exokrine bei der Heilung unterstützen.

Die Bauchspeicheldrüse ist ein Organ der höher entwickelten Lebewesen, die wirbellosen Tiere haben noch keine. Das Pankreas, wie auch Lunge, Schilddrüse und Niere, entwickelt sich aus Darmzellen. Aufgrund von Umwelteinflüssen haben in den letzten 100 Jahren die Fehlbildungen im Bereich des Pankreas deutlich zugenommen.

Anpassung ist ein wesentliches Merkmal der Bauchspeicheldrüse. Werden beispielsweise keine tierische Nahrung und kein Eiweiß gegessen, stellt sie die Ausschüttung der Enzyme Elastase und Protease ein. Auch ihre Größe ist von der Ernährungsform abhängig, bei Vegetariern ist sie kleiner. In den Genen der Bauchspeicheldrüse ist gespeichert, welche Nahrungsstoffe unsere Vorfahren zur Verfügung hatten und bevorzugt gegessen haben. Diese Informationen geben Aufschluss darüber, was wir gut verdauen können. Das sind vor allem Eiweiß (15 Proteasegene), Fett (10 Lipasegene), Tiere (6 Elastasegene) und Kohlehydrate (5 Amylasegene), in geringem Maße auch Ballaststoffe.[178]

Pankreasinsuffizienz

Wenn die Bauchspeicheldrüse in ihren Funktionen eingeschränkt ist, sprechen Fachleute von Pankreasinsuffizienz. Die Störung kann die Ausschüttung von Verdauungsenzymen (»exokrine Pankreasinsuffizienz«) oder des Hormons Insulin (»endokrine Pankreasinsuffizienz«) oder beide Bereiche betreffen.

Die meisten Menschen mit endokriner Pankreasinsuffizienz leiden unter Diabetes. Häufige Ursachen sind eine ungesunde Ernährung (zu viel Zucker und gesättigte, »schlechte« Fette, z. B. in Fertigprodukten, Fleisch, Butter), Bewegungsmangel und, als Folge von beidem, Übergewicht.

Häufige Ursachen der exokrinen Pankreasinsuffizienz sind frühere Erkrankungen der Bauchspeicheldrüse wie chronische Pankreatitis (Entzündung der Bauchspeicheldrüse)[179], nekrotisierende akute Pankreatitis (schwere Schädigung des Organs) und Pankreaskrebs, Operationen der Bauchspeicheldrüse und Mukoviszidose. Weitere mögliche Ursachen sind Zöliakie, Diabetes mellitus, Morbus Crohn, Magenoperationen und das Kurzdarmsyndrom (das Fehlen von großen Teilen des Dünndarms – genetisch bedingt oder nach Operationen).

Weitere Risikofaktoren sind Alkohol, Rauchen, Stoffwechselstörungen und chronisches Nierenversagen, Gallensteine, genetische Faktoren, Störungen des Sphincter oddi, eines Schließmuskels am Ende des Gallengangs, sowie Verletzungen.[180]

Achtung, Pankreasinsuffizienz – mögliche Anzeichen

Ein dieser Ursache zuzuordnendes Zeichen ist das Festkleben des Stuhls in der Toilettenschüssel.[181] Weitere Zeichen können gemeinsam mit weiteren Magen-Darm-Beschwerden auftreten, wie übermäßige Blähungen, Unbehagen/Schmerzen in der Bauchgegend, voluminöse und übel riechende Stühle, Fettstuhl, Durchfall, Verstopfung, abnormale Stuhlfrequenz und Gewichtsverlust.[182]

Pankreasinsuffizienz tritt häufig in Verbindung mit Diabetes Typ 2 auf. Je geringer das Diabetesrisiko, desto besser die Chance, dass die Bauchspeicheldrüse gesund bleibt. Einige Diabetes-Risikofaktoren können Sie beeinflussen:

- Übergewicht oder Fettleibigkeit,
- hoher Blutdruck,
- zu wenig Bewegung,
- chronischer Stress[183],
- niedriger Wert an HDL-Cholesterin (»gutes« Cholesterin) oder hoher Wert an Triglyceriden. Das sind die so genannten Blutfettwerte, eine Verbindung aus drei Fettsäuren und Alkohol. Eine mediterrane Ernährung mit viel Gemüse und »guten« Fetten (mehrfach ungesättigte Fettsäuren), z. B. in Olivenöl, hat günstigen Einfluss auf beide Werte.

Weitere Risikofaktoren, auf die Sie keinen Einfluss haben, sind:

- Vorgeschichte mit Schwangerschaftsdiabetes oder ein Geburtsgewicht über 4 kg
- Alter ab 45 Jahre
- Diabetes in der Familie
- Herzerkrankung oder ein Schlaganfall in der Vergangenheit
- polyzystisches Ovarsyndrom
- Acanthosis nigricans (dunkle, dicke Haut am Hals oder in den Achselhöhlen)

Auch bei Störungen in den Funktionen der Bauchspeicheldrüse kann die Osteopathie helfen: Osteopath/-innen behandeln beispielsweise zahlreiche Reflexzonen des Pankreas, seine Bandanheftungen z. B. zur Milz, Gleitflächen, d. h. angrenzende Flächen zu anderen Organen wie dem Zwölffingerdarm, die Versorgung seiner Nerven und Gefäße sowie psychische Einflüsse.[185]

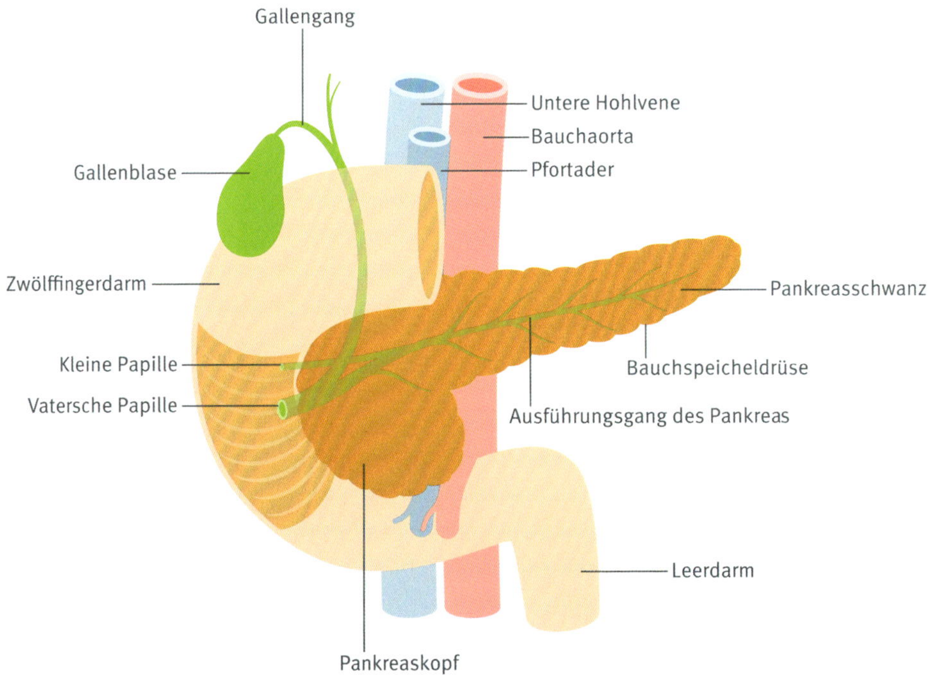

Die Bauchspeicheldrüse spielt eine wichtige Rolle für unsere Gesundheit.

Die Bauchspeicheldrüse pflegen – 9 Top-Tipps

1. Intervallfasten zur Vorbeugung von Diabetes: Fasten[186], auch Intervallfasten[187], unterstützt die Regeneration des hormonellen Anteils des Pankreas. Idealerweise begrenzen Sie die Zeit des Tages, in der Sie essen, auf 8 Stunden (Seite 154).

2. Die letzte Mahlzeit möglichst früh am Abend: Nehmen Sie die letzte Mahlzeit des Tages im Sommer um 19–20.00 Uhr und im Winter um 17–18.00 Uhr ein, idealerweise noch früher, aber auf keinen Fall kurz vor dem Schlafengehen. Das verbessert die Fähigkeit der Zellen, auf Insulin zu reagieren und senkt damit indirekt den Blutzucker, es erhöht die Aktivität der insulinproduzierenden Zellen und senkt den Blutdruck, es dämpft oxidativen Stress und den Appetit[188] und hat Antiaging-Effekte.[189] Ein Leben im Einklang mit den »inneren Uhren« des Organismus (Seite 236) ist für eine gute Verdauung und auch für eine gute Hormonfunktion des Pankreas, den Glukosestoffwechsel und die Insulinempfindlichkeit wichtig.[190]

3. Zucker, Süßigkeiten, Softdrinks und Getreide vermeiden, vor allem abends: So können Sie Ihr Risiko für Pankreaskrebs[191] und Diabetes Typ 2[192] verringern.

4. Eine pflanzenbasierte, mediterrane Ernährung[193] mit ausreichend Gemüse, magerem Eiweiß, gesunden Fetten wie Olivenöl und Obst, Sulforaphon in Brokkoli oder Blumenkohl sowie Vitamin C senkt ebenfalls das Risiko für Pankreaskrebs.[194]

5. In entspannter Umgebung essen und Vermeidung von Triggern wie Alkohol, rotem Fleisch, Frittiertem. Das entspannt den Sphincter oddi (Dünndarm-Schließmuskel) für einen guten Abfluss der Verdauungssäfte.

6. Alkohol deutlich reduzieren und mit dem Rauchen aufhören.

Nahrungsergänzungsmittel

7. Melatonin (und seine Vorstufe L-Tryptophan) wirken antioxidativ, schützen die Bauchspeicheldrüse vor Entzündungen und stimulieren die Ausschüttung des Enzyms Amylase[195] und von Proteinen[196].

8. Zink (z. B. 15 mg Zinkmethionin tägl.) unterstützt die hormonelle Funktion des Pankreas[197], hohe Gaben reduzieren den Schweregrad von Typ-1-Diabetes deutlich.[198] Zinkmangel kann (im Tierversuch) zu Pankreasschäden führen und steht in Zusammenhang mit chronischer Pankreatitis, Nährstoffmangel und reduzierter Darmabsorption.[199] Zinkmangel tritt bei Patienten mit chronischer Pankreatitis häufig auf.[200]

9. Pankreasenzyme bei exokriner Pankreasinsuffizienz mit Fettstuhl sind wichtig, auch um Mangelerscheinungen zu vermeiden. Es ist wichtig, dass Sie die Enzyme kurz vor und während der Mahlzeiten oder Snacks einnehmen, nicht nach dem Essen. Meist ist eine individualisierte Vorgehensweise zur Findung des richtigen Präparates und der Menge nötig.[201]

Die richtige Dosierung

Dosierungsangaben sind nur Zirka-Angaben. Die richtige Dosierung kann je nach Geschlecht, Größe, Gewicht und Alter abweichen. Therapeutische Dosierungen können für eine Übergangszeit ggf. auch weitaus höher gegeben werden. Sprechen Sie ggf. die Dosierung mit Ihrem Behandler, Ihrer Behandlerin ab.

Wie wir verdauen

Die Verdauung verläuft in drei Phasen und beginnt bereits beim Essen.

1. Die zephale Phase (Reagieren auf Reize wie Gerüche oder das Kauen) ist mit 20–30 % bei der Verdauungsanregung beteiligt. Es kommt in dieser Phase auch zu einer Insulinreaktion.[184] Der Bauchspeicheldrüse und der gesamten Verdauung kommt es zugute, wenn Sie Ihre Essenszeit begrenzen, also nicht mehr als 30–60 Minuten mit einer Mahlzeit verbringen und vor allem zwischen den Mahlzeiten nicht essen.
2. Magenphase: Kontakt des Essensbreis mit der Magenwand (gastrische Phase). Die Säure des Magens ist das Startsignal für die weitere Verdauung und es ist wichtig, dass ausreichend Säure gebildet wird. Magensäure ist notwendig, um die Pankreasenzyme zu aktivieren. Gibt es einen Mangel an Magensäure, beeinträchtigt das dementsprechend die Verdauung. Pflanzliche Bitterstoffe (z. B. in Löwenzahn, Artischocke, Endivien, Chicorée und Kümmel) regen die Ausschüttung von Magensäure an, Betain-Hydrochlorid ist eine zusätzliche Quelle von Magensäure.
3. Dünndarmphase: Diese beginnt, wenn die Nahrung in den Dünndarm gelangt und wird durch Hormone aus diesem reguliert. Hier ist ein guter Fluss der Verdauungsenzyme wichtig; dazu gehört z. B., dass der Dünndarm-Schließmuskel, der Sphincter oddi, funktioniert. Bei Störung des Sphincter oddi vermeiden Sie Kaffee, Alkohol, Schokolade, rotes Fleisch, Gewürze, gebratene Fette und faserige Rohkost.

Immer zu Diensten: die Leber

Die Leber ist ein Geflecht hoch komplexer Mechanismen, zusammengepackt in rund anderthalb Kilo Volumen.

Ein Kraftwerk im Kleinformat: Die Leber ist die größte Drüse des Körpers und sein zentrales Stoffwechselorgan. Sie erzeugt Substanzen, die für den Organismus lebenswichtig sind, wandelt andere um, sodass sie weiterverwendet werden können, und stellt sie zur richtigen Zeit in der nötigen Menge bereit. Sie identifiziert gefährliche Stoffe, macht sie unschädlich und lässt sie abtransportieren.

Die Leber ist eher Sklave als Herr. Sie kann den übrigen Organismus nicht als Energielieferanten für sich nutzen, wie zum Beispiel das Gehirn oder das Immunsystem es tun. Die Leber steht im Gegenteil ganz im Dienst des Gehirns, des Immunsystems und der Reproduktion.

Mit Abstand die wichtigsten Funktionen der Leber sind die Freisetzung bzw. Neubildung von Blutzucker (Glukoneogenese) und die Bildung von Ketonkörpern. Diese Funktionen haben Priorität vor allen anderen Funktionen. Ketonkörper sind eine körpereigene Energiequelle, ähnlich der Glukose. Wenn der Körper aus der Nahrung wenig Kohlenhydrate erhält, werden sie verstärkt gebildet; das Fachwort dafür ist Ketogenese.

Die übrigen Hunderte anderer Funktionen können in einem Wort zusammengefasst werden: »Konversion«, das heißt Umwandlung von Substanzen. Dazu zählen z. B. der Fett-, Kohlenhydrat- und Eiweißstoffwechsel, die Speicherung und Bereitstellung von bestimmten Vitaminen und Spurenelementen, Beteiligung an Immunfunktionen wie die Bildung von Immunglobulinen, Entgiftung, Bildung von Ausgangsprodukten (Cholesterol) für Sexualhormone, Produktion von Gallenflüssigkeit, Bildung von Gerinnungsfaktoren, Abbau von Hormonen und Toxinen, Speicherung und Bereitstellung von Blut.

Die Leber ist für ihre Energieversorgung vom Mikrobiom im Darm abhängig. Das Mikrobiom bildet kurzkettige Fettsäuren, aus denen Ketonkörper als Energie für die Leber gebaut werden. Je gesünder das Mikrobiom des Darmes, desto besser ist die Energiezufuhr der Leber gesichert.

Wichtig zu wissen: Die Leber ist weitgehend schmerzunempfindlich, sodass Erkrankungen meist unbemerkt verlaufen. Störungen zeigen sich eher durch Leistungsabfall: »Der Schmerz der Leber ist die Müdigkeit.«

Bei Beschwerden und Krankheiten, die mit der Leber im Zusammenhang stehen, versuchen Osteopath/-innen u. a., die Beweglichkeit und Durchblutung der Leber, ihrer Lappen und der anliegenden Gewebe und die nervale Versorgung zu verbessern oder manuelle Leberdrainagen durchzuführen.

Sie selbst können Ihrer Leber durch Ihre Lebensweise und gezielte Maßnahmen viel Gutes tun.

Eine gesunde Leber: 12 Top-Tipps

1. Ein gesundes Gewicht beibehalten oder Gewicht abbauen[202].

2. Giftstoffe vermeiden, vor allem Reinigungs- und Aerosolprodukte, Insektenvernichtungsmittel, Lebensmittel-Zusatzstoffe, körperfremde, synthetisch hergestellte Substanzen und Nikotin.

3. Sich regelmäßig bewegen, auch nüchtern[203].

4. Ausgewogen essen: Vermeiden Sie kalorienreiche Mahlzeiten, gesättigte Fette, raffinierte Kohlenhydrate (wie Brot, Nudeln, Pizza) und Zucker sowie rohe Schalentiere, rohen Fisch und rohes Fleisch. Essen Sie Gemüse, Obst (möglichst biologisch angebaut, vor allem Blau- und Himbeeren[204], Kaktusfeige[205]), weißes Fleisch, gute Fette (vor allem Olivenöl[206], Fisch, Nüsse[207], Avocado, Avocadoöl[208]) und insbesondere Artischocke, Äpfel, Ingwer, Knoblauch, Zwiebel, Curcuma, Rhabarber, Rote Bete[209], grüner Tee[210], sulforaphanreiche Nahrungsmittel (wie Brokkoli, z. B. kombiniert mit Tomaten), Rosenkohl und Blumenkohl, Eier[211].

5. Essenszeit begrenzen: Hin und wieder die Zeit der Nahrungsaufnahme vorher festlegen und zeitlich begrenzen, z. B. Mittagessen von 12.30–13.00 Uhr. Dann bildet der Körper mittels zephaler Phase bereits vor dem Essen besonders viel Insulin.[212] Dadurch muss die Leber nach dem Essen keinen Blutzucker bilden und kann sich auf die Umwandlung von Substanzen konzentrieren. Denn die Leber kann nur eine Sache tun, entweder Blutzucker bilden oder umwandeln.

6. Die Leber stärken. »Heilmittel« zur Leberregeneration sind zum Beispiel Mariendistel[213], Artischocke[214], Curcuma[215], Ingwer[216], Omega-3-Fettsäuren[217], Glutathion[218], bioflavonoidreiche Nahrungsmittel, z. B. Arnika- und Holunderblüten, Birken- und Ginkgoblätter[219].

7. Entgiften mit Honig. Honig, vor allem Buchweizen-, Wildblume-, Heidekraut- und Manukahonig, unterstützt die Phase-2-Entgiftungsenzyme der Leber.[220]

8. Intervallfasten. Essen Sie nicht öfter als 2–3-mal pro Tag und halten Sie 13–16 Stunden Fastenzeit pro Tag ein.[221] Das führt z. B. zu stärkerer Konversionskapazität (Umwandlung von Substanzen) der Leber nach dem Essen.

9. Achtsam mit Alkohol umgehen.[222]

10. Nährstoffmangel vermeiden, insbesondere der Vitamine K, D, Selen, Jod[223]. Auch auf ausreichend Eiweißzufuhr achten. Bei Eiweißmangel (z. B. auch als Folge von »Trennkost«-Ernährung) nutzt die Leber Eiweiß der Muskulatur.

11. Ins Schwitzen kommen, z. B. durch Saunagänge und Sport. Das unterstützt die Ausleitung zahlreicher Schwermetalle.[224]

12. Schwermetalle gezielt ausleiten mit

- Magnesium, (z. B. 150 mg Magnesiumbisglycinat) und Apfelsäure (½–1 Teelöffel mit 2–4 Gläsern Wasser über den Tag verteilt), vor allem zur Ausleitung von Aluminium;
- Selen (200 mcg) zur Ausleitung von Quecksilber;
- Zink (Zinkmethionin 15 mg) zur Ausleitung von Cadmium sowie
- Algen, insbesondere Chlorella und Spirulina, zum Entgiften allgemein.

Das Sensibelchen: der Magen-Darm-Trakt

Er sorgt für die Verarbeitung unserer Nahrung und schützt uns vor Krankheitserregern. Zugleich ist er ein feinfühliger Gradmesser unseres Befindens.

Der Magen-Darm-Trakt ist in den Magen, den Dünn- und Dickdarm mit dem Mastdarm sowie den Analkanal gegliedert. Er dient hauptsächlich der Aufnahme, Verdauung und dem Weitertransport der Nahrung.

Das Darmrohr ist die Anlage für den gesamten Magen-Darm-Trakt sowie Leber und Lunge. Der Körper des Embryos wächst dabei um das Darmrohr herum. Vor allem der Darmtrakt steht in ständiger Verbindung zum Gehirn (Seite 138) und empfängt von dort auch Signale über unser seelisches Befinden und die Faktoren, die es beeinflussen. Allerdings nur zu etwa 10 %. Vom Darm zum Gehirn hingegen gehen 90 % aller Verbindungen. Nicht nur deshalb beeinflusst der Darm unsere Hirnfunktion.

Osteopathie bei Magen-Darm-Erkrankungen

Die häufigste Magen-Darm-Erkrankung in Deutschland ist das Reizdarmsyndrom. Es ist keine organische Krankheit, sondern eine Art Kommunikationsstörung zwischen dem vegetativen Nervensystem und der Muskulatur des Darms. Sie entsteht durch das Zusammenwirken vieler unterschiedlicher Faktoren, häufig ohne krankhafte Veränderungen der Gewebe. Bei solchen funktionellen Störungen und Erkrankungen – zu den Symptomen gehören u. a. Bauchschmerzen, Verstopfung, Durchfall, Erbrechen, Bauchkrämpfe bei Kindern und Stillprobleme bei Neugeborenen – kann eine osteopathische Behandlung angewendet werden – kombiniert mit anderen Methoden.

Eine sanfte, nicht manipulative osteopathische Behandlung ist z. B. wirksam bei der Verbesserung der Lebensqualität beim Morbus Crohn, einer Entzündung des Magen-Darm-Traktes.[225] Weitere Studien haben gezeigt, dass Osteopathie bei Reizdarmsymptomen helfen kann. Die Vibration auf Organe, eine osteopathische Technik, kann Reizdarmsymptome wie Verstopfung, Durchfall, Blähungen, Bauchschmerzen und

Schmerzempfindlichkeit des Mastdarms verbessern. Die Verbesserung setzte sich auch nach einem Jahr fort.[226]

Wie arbeiten Osteopathen bei Reizdarm und anderen Verdauungsbeschwerden?

Die Osteopathie zeichnet sich dadurch aus, dass die Behandlung sehr individuell ist. Wir behandeln weniger die Krankheit, vielmehr passen wir die Behandlung vollständig den Merkmalen des Patienten und dem Kontext an, in dem er lebt. Das bedeutet, dass zehn Patienten, die gleiche Reizdarmsymptome haben, unter Umständen zehn völlig unterschiedliche Behandlungen erfahren. Bei einem Patienten liegt der Schwerpunkt auf der Nervenversorgung des Darms, während er bei einem anderen vielleicht auf der Körperhaltung, dem Immunsystem und der motorischen Funktion des Kiefers oder Darms liegt. Hier können mehrere Komponenten interagieren, und diese Interaktion kann die in anderen Körperregionen entstandene Belastung des Patienten verringern. Daher geht es nicht darum, eine einzige Ursache, wie z. B. ein Bakterium, zu bekämpfen oder zu beseitigen. Ziel der Behandlung ist, das Milieu zu verbessern, in dem sich die Krankheit zeigt. Es gilt, die fünf osteopathischen Modelle in Interaktion zueinander anzuwenden. So kann die Fähigkeit des Organismus gestärkt werden, sich an äußere Gegebenheiten anzupassen und störende Einflüsse auszuschalten.

Beispielsweise kann eine aufrechtere Körperhaltung die Nervenversorgung des Darmes verbessern. Auch kann osthopathische manuelle Therapie (OMT) den Vagusnerv im Bereich des Kopf-Hals-Übergangs, des Ohrs, von Schädelnähten oder des Parasympathikus (»beruhigender Teil« des vegetativen Nervensystems) im Bereich des Kreuzbeines anregen oder den Sympathikus (»anregender Teil« des vegetativen Nervensystems) durch Entspannung der Brustwirbelsegmente beruhigen. So werden Stressreaktionen gedämpft, ständige Anspannung klingt ab.

Eine vertiefte Atmung kann die Darmperistaltik (Bewegungen des Darms, die für die Verdauung wichtig sind) positiv beeinflussen. Osteopathen können durch eine Untersuchung mit den Händen feststellen, wie beweglich die einzelnen Darmregionen und -abschnitte sind, und durch ihre Behandlung Beweglichkeit wiederherstellen. Ein entspannteres Zwerchfell kann unter anderem die vielen Durchtrittsstellen zum Verdauungstrakt, wie z. B. die Bauchgefäße, die Lymphe, die Nerven, verbessern.

Verbesserte Körperhaltung, Atmung und Vagusnervstimulation könnten auch gemeinsam wirken, um das Erleben starker belastender Emotionen etwas zu mindern, was sich wiederum auf den Darm auswirken kann.

Die Entspannung eines kontrahierten und verkürzten Psoasmuskels – ein Hüftbeuger –, auf dem Teile des Dickdarmes liegen, kann auf den Darm wirken.

Die Behandlung der Aufhängevorrichtungen des Darmes, in denen Gefäße und Nerven enthalten sind, kann die Versorgung des Darmes durch Blutgefäße und Nervenstränge optimieren.

Es kann versucht werden, lokale Gleitflächen, z. B. zwischen Dick- und Dünndarm, oder eine Bandanheftung vom rechten Dickdarmwinkel zu den unteren rechten Rippen zu mobilisieren.

Osteopathie ist Feinarbeit

Möglicherweise ist eine Behandlung der Wirbelsäule angezeigt. Dort könnten Schmerzsubstanzen ausgeschüttet werden und so ein Ungleichgewicht zwischen Organ, Wirbelsegment, Muskel und Hautsegment auslösen oder Schmerzen und Verspannung zwischen ihnen verstärken. Unter Umständen wird sogar das gesamte Nervensystem sensibilisiert (»zentrale Sensibilisierung«). In der Osteopathie wird deshalb nicht nur die betroffene Region behandelt, sondern häufig auch weit entfernte Regionen, eben weil diese möglicherweise die Darmfunktion beeinträchtigen, wie z. B. Nacken- oder Knieprobleme.

Osteopathie ist Feinarbeit: Eine Vielzahl kleiner Impulse, von denen jeder für sich keine offensichtlichen Auswirkungen hat, kann in ihren Wechselwirkungen mit anderen Techniken die akuten Symptome – in diesem Fall im Magen-Darm-Trakt – verbessern.

Die Anamnese liefert Informationen über mögliche Risikofaktoren, die sich während des Lebens summieren können, bis der Patient schließlich Symptome z. B. eines Reizdarmsyndroms zeigt. Manchmal kann dies bis zur Geburt oder sogar in die vorgeburtliche Zeit reichen.

Solche Informationen in der Krankengeschichte sind wichtig, da die Beseitigung von Risikofaktoren – soweit möglich – die Heilung unterstützt. Oft ist eine Änderung des Lebensstils das Mittel der Wahl.

Als Patient/-in ist es wichtig, sich diese Zusammenhänge bewusst zu machen. Das hilft, das Gefühl des Ausgeliefertseins hinter sich zu lassen und die Kontrolle über den eigenen Körper, seine Reaktionen und Symptome zurückzubekommen.

Neben Beobachtung, Untersuchung und Testung wird in der Kunst der osteopathischen Berührung stetig zwischen allgemeinen Untersuchungs- und Behandlungsansätzen – wie rhythmisches Mobilisieren aller Gelenke oder Ganzkörpervibration – zu sehr lokalen Ansätzen und Techniken hin und her gewechselt.

Spezifisch könnte z. B. ein Gefäß, ein Nerv oder eine Organverbindung in ihrer Gleitfähigkeit, Elastizität, Dichte, Spannung oder Beweglichkeit verbessert werden. Dabei können körpereigene Rhythmen genutzt oder bestimmte Gewebe drainiert werden (mit Drainieren ist eine Verbesserung des Abtransports von venolymphatischer Flüs-

Osteopathie für die Kleinsten

Osteopathie für den Bauch wird bereits bei Säuglingen angewendet. Es gibt aber noch nicht genug qualitativ hochwertige Studien, um eindeutig beurteilen zu können, inwieweit sie hilft. Im Rahmen einer Studie an Kindern, die eine osteopathische Behandlung erhielten, berichteten Eltern, dass die Kinder deutlich weniger weinten.[227] Osteopathie bewirkt Verbesserungen des Stuhlgangs bei Kindern[228] und bei kindlicher Verstopfung[229]. Die osteopathische Behandlung von Frühgeborenen scheint zudem die hohe Inzidenz von Magen-Darm-Symptomen und die Dauer der intensivmedizinischen Behandlung zu verringern[230] sowie die Ernährung zu verbessern[231].

sigkeit und des Hintransports von arteriellem Blut gemeint).

Werden Zugspannungen in eine bestimmte Richtung wahrgenommen, z.B. vom Dickdarm zur Leber, können mit den Händen die Leber, ihre Position und Beschaffenheit mit den Blut- und Lymphgefäßen sowie Nerven, die sie versorgen, einschließlich der Aufhängungen und Gleitflächen, z.B. von der Leber zum Dickdarm, behandelt werden.

Sollte sich bei der Palpation von Gewebespannungen eine gewisse emotionale oder neurovegetative Erregung im Patienten zeigen, beziehen einige Osteopathen diese Reaktion in die Behandlung ein, falls sie die dafür nötigen Kompetenzen erworben haben.

Außerdem sind auch weitere Befunde wesentlich. Beispielsweise kann beim Reizdarm auch ein Mangel an dem Enzym Beta-Glucuronidase und Pankreasenzymen oder eine Fehlbesiedelung des Dünndarms vorliegen.

Was Sie für Ihren Darm tun können

1. Bewegen, bewegen, bewegen!
2. Für freie Atmung sorgen. Atemübungen (Seite 106) oder auch Singen unter fachkundiger Anleitung (z.B. im Chor) helfen dabei.
3. Entspannung, z.B. Bodyscan (Seite 263), progressive Muskelentspannung oder Meditationen etc.
4. Auf gemüse- und faserreiche Ernährung achten (Seite 142). Das hilft der Verdauung im Allgemeinen.
5. Nahrungsmittel vermeiden, die Ihnen nicht guttun, wie möglicherweise Milchprodukte, Hülsenfrüchte, Kaffee und Kohlarten.
6. Den Bauchraum entspannen, z.B. mit der Vokal-Atemübung O (Seite 108).

Atemübung für Ihren Darm

Mit dieser Übung können Sie gezielt Ihren Darm beruhigen. Sie können sie im Stehen, im Liegen oder auch im aufrechten Sitz ausführen:

- Legen Sie Ihre Hände auf beide Seiten Ihres Bauches. Legen Sie sie so um den Bauchnabel, dass die Daumen sich berühren und die Hände ein nach unten gerichtetes Dreieck bilden.
- Atmen Sie 3–6-mal sanft in den Bereich zwischen den Händen. Vielleicht können Sie die Bewegung des Darms mit Ihren Händen während des Atmens spüren, z.B. beim Einatmen eine Senkung und Vorwärtsbewegung und beim Ausatmen eine Bewegung nach oben und hinten. Schließlich können die Hände Wärme und Energie in den Darm leiten, während sie den minimalen Bewegungen des Darmes folgen.

Kennen Sie Ihr Mikrobiom?

Das Mikrobiom ist ein eigener Kosmos innerhalb unseres Körpers, vor allem im Magen-Darm-Trakt, ein lebendiges Gebilde aus Bakterien, Viren und Pilzen.

Es klingt wie aus einem Gruselfilm, ist aber ganz natürlich und dient unserer Gesundheit: Wir sind von Milliarden Mikroorganismen besiedelt. Im Darm, auf der Haut, im Mund, in der Nase, in der Lunge, im Urogenitaltrakt und unendlich vielen anderen Orten sind sie zu finden. Sie alle, ihre Gene und ihre Stoffwechselprodukte werden als Mikrobiom bezeichnet.

Auf der Haut und den Schleimhäuten, vor allem aber im Magen-Darm-Trakt, finden eine Vielzahl verschiedener Mikrobiota einen idealen Lebensraum vor. Mikrobiota ist ein Überbegriff für alle Arten von Bakterien und Viren. Der menschliche Organismus enthält mindestens genauso viele Mikroorganismen wie körpereigene Zellen.[232] Wir leben mit den Mikroorganismen in einer Symbiose: Wir sind der Wirt, geben ihnen Platz zum Leben, sie übernehmen im Gegenzug Aufgaben in unserem Organismus. Sie gewinnen zum Beispiel Energie aus der Nahrung, bilden Vitamine, Fettsäuren und Neurotransmitter. Sie regulieren den Stoffwechsel und sind an der nachgeburtlichen Entwicklung des Immunsystems beteiligt. Außerdem schützen sie uns vor einer Fehlbesiedlung mit krank machenden Mikroorganismen.

Für Osteopath/-innen ist das Mikrobiom vor allem interessant, weil sich daran ein wesentliches Grundprinzip in der Osteopathie sehr deutlich zeigt, nämlich, dass alles im Körper, z. B. ein Organ und seine Funktion, immer in Wechselwirkung zu anderen Körperbereichen, -systemen und -funktionen agiert. Mögliche »Missverständnisse« und Störungen in diesen Wechselwirkungen sind bei jedem Patienten individuell. Ihre Entschlüsselung ist deshalb wesentlich für eine zielgerichtete Behandlung.

Studien belegen, dass das Mikrobiom des Darmes nicht nur mit dem Verdauungssystem Wechselwirkungen aufweist, sondern ebenso mit dem Immun-, dem Nerven- und dem Hormonsystem sowie mit zahlreichen anderen Körperorganen, wie z. B. der Leber oder dem Knochen.

Tatsächlich ist das Mikrobiom beispielsweise wesentlich bei der Entstehung von Osteoporose.[233] Eine Störung des Mikrobioms steht außerdem im Zusammenhang mit verschiedenen Autoimmun-, Stoffwechsel- und neurodegenerativen Erkrankungen.[234]

Das Mikrobiom – einschließlich unserer endogenen (»körpereigenen«) Viren – hilft uns, Krankheitserreger unter Kontrolle zu halten.[235] Mit unserer Lebensweise können wir es dabei unterstützen. Wir haben großen Einfluss darauf, welche Bakterien, Viren und Pilze in uns leben.

Was Forscher/-innen bisher über das Mikrobiom wissen

Das Mikrobiom ist so individuell wie der genetische Fingerabdruck. Es entsteht zum großen Teil bei der Geburt durch die Vaginal- und Fäkalflora der Mutter. In den ersten Lebensjahren spielen neben der Mikrobiota-Zusammensetzung der Mutter und anderer enger Familienangehöriger die Ernährung (ideal ist das Stillen über die Brust), eventuell die Gabe von Antibiotika und äußere Umweltfaktoren eine wesentliche Rolle. Das frühe Mikrobiom ist wiederum wesentlich für die Entwicklung des Immunsystems. Das Mikrobiom entwickelt sich schnell: Bereits im dritten Lebensjahr ähnelt es dem eines Erwachsenen. Im Erwachsenenalter stabilisieren sich die dynamischen Veränderungsprozesse der Kindheit und es bildet sich ein stabiles, resilientes und komplexes Mikrobiom aus. Dieses ist jedoch immer noch durch äußere Faktoren (z. B. Ernährung oder Antibiotika) veränderbar.[236]

Die Mikrobiota des Magen-Darm-Trakts umfasst 3,3 Millionen mikrobielle Gene, mehr als das menschliche Gen-Repertoire aufweist. Sind das uns freundlich gesonnene »Zeitgenossen« (abhängig u. a. von unserem Lebensstil), unterstützen uns diese und schützen uns z. B. auch vor bakteriellen oder viralen Krankheitserregern?

Es gibt direkte Verbindungen zwischen Darm und Gehirn. Zum Beispiel üben Darmbakterien Einfluss auf die Blut-Hirn-Schranke (die Barriere zwischen unserem Blut und dem Zentralnervensystem) aus und versorgen das Gehirn mit Energie. Das Mikrobiom setzt zudem viele Substanzen frei, die das Wachstum der Mitochondrien – das sind die Kraftwerke in den Zellen – in Hirnzellen und in anderem Gewebe anregen. Die Mikroglia – das Zellgewebe im Nervensystem des Gehirns – wird durch Darmbakterien gesteuert und im Gleichgewicht gehalten. Wird die Vielfalt der Mikroorganismen in der Darmflora beeinträchtigt, stört das auch die Funktion der Mikroglia.

Umgekehrt begünstigt Stress eine Entzündung der Darmschleimhaut und kann bewirken, dass Giftstoffe, Bakterien und allergieauslösende Stoffe über den Darm in den Organismus eindringen können. Auch Depressionen verändern über eine Kettenreaktion des Hormonsystems und des autonomen Nervensystems (Stressachse) das Mikrobiom[237] und umgekehrt können bestimmte Mikrobiota Depressionen und Angst begünstigen.[238]

Gute Ernährung, starkes Mikrobiom: Eine ausgewogene, ballaststoffreiche, überwiegend pflanzliche Ernährung stärkt die Widerstandskraft des Mikrobioms gegenüber äußeren Einflüssen, wie z. B. Medikamenten.[239] Zucker und schlechte Fette können dagegen chronisch-entzündliche Darmkrankheiten begünstigen.[240] Das Mikrobiom reagiert sehr sensibel auf eine Behandlung mit Antibiotika. Es können ganze Bakterienstämme verloren gehen und schlimmstenfalls dauert es Jahre, bis die Darmflora sich erholt. Um das Risiko von dauerhaften Schädigungen der Darmflora gering zu halten, empfiehlt es sich, Antibiotika nur einzusetzen, wenn es zwingend notwendig ist. Dies gilt insbesondere in den ersten Lebensjahren, wenn sich das Mikrobiom noch entwickelt. Und es ist wichtig, das Mikrobiom möglichst von Anfang an divers zu »füttern«.[241]

Das Mikrobiom hilft bei der Stressbewältigung: In Tierversuchen wurde gezeigt, dass Mikrobiota die Stressverarbeitung im Gehirn positiv beeinflussen.[242] Nach aktuellem Forschungsstand wirken sich Stressoren bereits vor der Geburt störend aus und bewirken außerdem eine Veränderung des Mikrobioms im Magen-Darm-Trakt.[243] Mit probiotischen Präparaten (sie enthalten lebende Mikroorganismen) lässt sich der 24-Stunden-Cortisolspiegel signifikant reduzieren.[244]

Das Mikrobiom des Magen-Darm-Trakts wird zudem von chemischen Schadstoffen beeinflusst. Zu diesen Xenobiotika (so der Fachausdruck) gehören u. a. Medikamente, Konservierungsmittel und Geschmacksverstärker. Beobachtet wurden Störungen des Mikrobioms durch Pestizide, Bisphenole, Phthalate, Schwermetalle und Parabene.[245]

Das Mikrobiom hat offenbar Einfluss auf den Verlauf von Krankheiten: Es gibt Untersuchungen zum Einfluss der Mikrobiota auf

- metabolische Erkrankungen (krankhaftes Übergewicht), Diabetes mellitus, Fettstoffwechselstörungen, kardiovaskuläre Erkrankungen),
- Störungen des Immunsystems (virale und bakterielle Krankheitsanfälligkeit, chronisch-entzündliche Darmerkrankungen, Schuppenflechte, Asthma, Allergien),
- Knochenkrankheiten wie Osteoporose.

Nach heutigem Kenntnisstand wird davon ausgegangen, dass Umwelt- und genetische Faktoren über die Veränderung der antimikrobiellen Abwehr eine Kaskade von Immunreaktionen anstoßen, die beispielsweise auch zu Überreaktionen führen können. Als Folge davon bilden sich Symptome heraus.[246]

Ein gesundes Mikrobiom – 8 Top-Tipps

1. Mindestens 30–50 verschiedene Pflanzen pro Woche essen: Wir »füttern« unser Mikrobiom mit dem, was wir zu uns nehmen. Je vielfältiger die Ernährung ausfällt, desto größer die Diversität unter den »Darmbewohnern«, und das ist der beste Schutz vor Krankheiten. Dadurch werden insbesondere sogenannte »Generalisten« begünstigt und die tun uns gut. Sogenannte »Spezialisten«, wie z. B. Streptococcus mutans, Staphylococcus aureus und andere Krankheitserreger werden dadurch hingegen in Schach gehalten und haben schlicht keinen Platz mehr. Letztere mögen z. B. besonders Getreide, Kartoffeln und Hülsenfrüchte. Deshalb sollten Sie davon nicht zu viel essen.

Außerdem sind Ballaststoffe aus Pflanzen (z. B. Kohlarten, Karotten, alle Beeren, Äpfel, Birnen) wichtige Energielieferanten für die Mikrobiota.

2. Mehr Polyphenole! Auch die Polyphenole (Phenolsäuren, Flavonoide und Phytoöstrogene) aus pflanzlichen Lebensmitteln haben günstigen Einfluss auf das Mikrobiom. Sie hemmen die Besiedelung des Darms mit Krankheitserregern und fördern nützliche Darmbakterien. Ihnen werden krebshemmende, antioxidative, antimikrobielle und entzündungshemmende Eigenschaften zugeschrieben. Sie sollen zudem zur Vorbeugung u. a. gegen Herzgefäßerkrankungen, Diabetes und Adipositas beitragen.

- Lebensmittel mit reichlich Polyphenolen: Obst, Gemüse und Kräuter
- Polyphenol-Rekordhalter: Grünkohl, frische Beeren, grüner Tee, Walnüsse, Trauben, Kaffee.
- Getränke mit reichlich Polyphenolen – Kaffee, Tee, Kakao und Rotwein – sind in Maßen zu empfehlen.

3. Her mit den Probiotika! Die Probiotika sind lebende Mikroorganismen mit positivem gesundheitlichem Effekt. In probiotischen Lebensmitteln kommen vor allem Lactobazillen und Bifidobakterien vor. Diese Bakterien verbessern das Darmmilieu durch Absenkung des pH-Werts, hemmen pathogene Erreger, stärken die Darmbarriere und tragen zur Verbesserung des Immunsystems bei.[247]

Wichtig: Probiotika können nur dann ihre gesundheitlichen Wirkungen entfalten, wenn sie regelmäßig mit der Nahrung aufgenommen werden! Hervorragende Probiotika-Lieferanten sind z. B. Sauerkraut, Kimchi (fermentiertes Gemüse), Natto (zwar schleimig-stinkend, aber diese fermentierten Sojabohnen aus Japan sind quasi eine Gesundheitsbombe), Kefir, saure Gurken (Kombucha ist nicht so sehr zu empfehlen, da darin auch pathogene Bakterien enthalten sein können).

4. Keine Diäten mit viel Fleisch! Diäten zur Gewichtsreduktion mit zu viel tierischem Protein und kaum Gemüse wirken sich ungünstig auf die bakterielle Vielfalt aus und könnten langfristig das Risiko für Dickdarmerkrankungen erhöhen, wie eine Forschergruppe herausgefunden hat.[248] Somit sind diese in Bezug auf die Darmgesundheit nicht zu empfehlen.

5. In Bewegung kommen: Es gibt noch keine offiziellen wissenschaftlichen Empfehlungen für die körperliche Aktivität zur Förderung einer gesunden Darmflora. Allerdings wurde kürzlich belegt, dass körperliche Aktivität Veränderungen im Vorkommen bestimmter Bakterienarten bewirkt.[249] Also fangen Sie ruhig schon einmal an!

6. Auf in den Wald! Im menschlichen Darm sind Bodenbakterien häufig anzutreffen. Phytonzide (pflanzliche Sekundärstoffwechselprodukte inkl. ätherischer Öle) und negative Ionen im Wald unterstützen über Einatmung und Hautkontakt unser Darmmikrobiom und die Toleranzreaktion auf Stress. Gehen Sie deshalb regelmäßig in den Wald.[250, 251]

7. Meditation und Entspannungstechniken praktizieren: So können Sie die Stressregulation des Organismus verbessern und so das Mikrobiom positiv beeinflussen.[252]

8. Wärme für den Darm: Rotlicht auf den Bauch könnte laut ersten Erkenntnissen gesunde Darmbakterien stärken und Krankheitserreger ausschalten.[253] Ganz sicher aber tut es gut! Sauna und andere Wärmereize tragen zu einer gesundheitsfördernden Darmflora bei und indem sie die Stuhlmenge erhöhen, senken sie u. a. das Risiko für Dickdarmkrebs.[254]

Gut essen, sich besser fühlen

Die Ernährung ist mit am wichtigsten für unsere Gesundheit, unser Wohlbefinden und alle unsere Sinne. Gutes Essen gibt uns die Kraft, die wir zum Leben brauchen.

Falsche Ernährung ist heute eine der wichtigsten Krankheitsursachen. In den westlichen Industrieländern heißt falsch vor allem: zu viel, zu oft, zu süß, und ungesundes Fett. Übergewicht steht auf der Liste der Gesundheitsprobleme ganz oben. Frühzeitiger Verschleiß von Muskeln und Gelenken, Bluthochdruck, Stoffwechselstörungen und Herzkrankheiten sind nur einige der möglichen Folgeschäden. Wer zu viele Kilos mit sich herumträgt, hat also »gewichtige« Gründe, sich davon zu trennen. Vor allem Frauen nehmen einiges auf sich, um das Ziel zu erreichen: Essen und Trinken nach Kalorientabelle, Verzicht über viele Wochen. Doch viele machen immer wieder die frustrierende Erfahrung: Kaum lassen sie die Zügel wieder locker, kehren die Kilos zurück.

Wie können wir aus diesem Kreislauf rauskommen? Welche Lebensmittel sind wirklich gesund und schützen davor, zu dick zu werden? Wie können wir zu einer Ernährung finden, die gesund und genussvoll ist? In diesem Kapitel finden Sie die Informationen, die Sie brauchen, um Ihre ganz persönliche Antwort auf die Frage zu finden, wie Ihre Lebensweise künftig aussehen soll, was die Ernährung angeht.

Gute Fette, schlechte Fette

Warum werden die Menschen in den Industrieländern im Durchschnitt immer dicker? Diese Frage beschäftigt Wissenschaftler/-innen seit Jahrzehnten. Erste Ergebnisse einer großen internationalen Vergleichsstudie zu den Ursachen von Übergewicht, Stoffwechselerkrankungen, Bluthochdruck und Herz-Kreislauf-Erkrankungen sind in den 1960er-Jahren erschienen. Sie legten nahe, dass das Körpergewicht steigt, wenn das Essen zu viel Fett enthält. Mediziner/-innen propagierten daher eine fettarme Ernährung zum Schutz vor Herz-Kreislauf-Erkrankungen. Damit begann der Boom der fett- und kalorienarmen »Leicht«-Produkte. Allerdings führte die zunehmend übliche fettarme Ernährung zu keinem Rückgang, sondern im

Gegenteil zu einem Anstieg der Herz-Kreislauf-Erkrankungen; sie sind heute weltweit die häufigste Todesursache.

Der »Light«-Boom hält bis heute an, obwohl sich längst herausgestellt hat, dass die frühen Studien fehlerhaft waren und die Ergebnisse so pauschal nicht stimmen.

- Ein Vergleich mehrerer Diäten[255] hat ergeben: Die Low-Carb-Gruppe, bei der die Teilnehmer wenig Kohlehydrate, aber so viel gesättigtes Fett essen durften, wie sie wollten, hatte ihr Herz-Kreislauf-Risiko am deutlichsten verbessert. Zwar war ihr Cholesterinspiegel leicht gestiegen. Dafür war der Spiegel der bei erhöhter Konzentration gesundheitsschädlichen Triglyceride doppelt so stark gesunken wie bei allen anderen Gruppen. Sie hatten abgenommen, Bluthochdruck war zurückgegangen.
- Auch die Untersuchungen im Rahmen der »Womens' Health Initiative« 2006 haben keinen gesundheitlichen Vorteil der fettarmen Ernährung ergeben. In Bezug auf Herzkrankheiten, Diabetes, Krebs oder Übergewicht wurden keine Unterschiede festgestellt.

Ohne Fette – genauer gesagt: die in ihnen enthaltenen Fettsäuren – aus der Nahrung könnten wir nicht überleben. Fettsäuren sind zum Beispiel wichtig als Energielieferanten, für die Zellmembran, den Aufbau und die Reparatur der Zellen und als Ausgangsstoff für weitere Körpersubstanzen. Sie dämpfen Entzündungsreaktionen im Körper und verbessern die Stressresilienz.

Fett ist also definitiv nicht pauschal schlecht für uns, allerdings aber auch nicht grundsätzlich gut und gesund. Es gibt auch Fette, die dick und krank machen, obwohl sie pro Gramm nicht mehr Kalorien enthalten als andere. Entscheidend dafür, ob ein fettreiches Lebensmittel die Gesundheit stärkt oder ihr eher schadet, sind zwei Fragen:

1. Welche Fettsäuren sind drin?
2. In welchem Mengenverhältnis stehen sie zu anderen Fettsäuren?

Die Bezeichnung »mehrfach ungesättigte Fettsäuren« kennt heute jeder. Sie findet sich zum Beispiel auf den Verpackungen von Nahrungsergänzungsmitteln. Die Charakterisierung »gesättigt« oder »ungesättigt« gibt Aufschluss über die Struktur der Moleküle, aus denen sich eine chemische Verbindung zusammensetzt. Mit ungesättigt ist gemeint,

Das tödliche Quartett

Wenn es um Gesundheitsstörungen geht, die mit dem Lebensstil zu tun haben, wird oft das Metabolische Syndrom genannt. Gemeint ist damit eine Verbindung aus vier Gesundheitsstörungen, die vor allem durch Fehlernährung und Bewegungsmangel verursacht oder begünstigt werden. International ist das Metabolische Syndrom als »das tödliche Quartett« bekannt. Dazu gehören:

- Übergewicht
- Bluthochdruck
- ein gestörter Fett- und Cholesterinhaushalt
- ein krankhaft erhöhter Blutzuckerspiegel als Folge von Insulinresistenz (Seite 146)

Die Verbindung dieser vier gehört zu den wichtigsten vermeidbaren Ursachen von Herz-Kreislauf-Erkrankungen.

dass es freie »Andockstellen« gibt, sodass chemische Reaktionen schnell erfolgen können. Die mehrfach ungesättigten Fettsäuren sind für uns die Guten, die Gesundmacher. Einige von ihnen sind »essenziell«. Damit ist gemeint, dass sie überlebenswichtig sind und vom Organismus nicht hergestellt werden können – das heißt, wir müssen sie uns über die Nahrung zuführen. Besonders wichtig sind:

1. Docosahexaensäure, abgekürzt DHA
2. Eicosapentaensäure, abgekürzt EPA aus der Gruppe der Omega-3-Fettsäuren
3. Omega-6-Arachidonsäure, abgekürzt AA

Die wichtigsten Omega-3-Fettsäuren DHA und EPA sind vor allem in Kaltwasserfischen enthalten. Hinzu kommt Alpha-Linolensäure (ALA) in bestimmten Pflanzenölen (vor allem Leinöl), Nüssen und Samen. Der Körper kann ALA aus pflanzlicher Herkunft wie z. B. in Leinöl in EPA und DHA umwandeln, allerdings nur in sehr begrenztem Ausmaß. So können nur etwa 0,4 % der aufgenommenen ALA in EPA und DHA umgewandelt werden.

Volkskrankheit Übergewicht

Nach Angaben des Robert-Koch-Instituts (RKI) sind zwei Drittel der Männer (67 %) und die Hälfte der Frauen (53 %) in Deutschland übergewichtig. Stark übergewichtig (adipös) seien ein Viertel der Erwachsenen (23 % der Männer und 24 % der Frauen), so die Veröffentlichung des RKI (RKI-Themenschwerpunkt Adipositas). Von Adipositas sprechen Fachleute bei einem BMI über 30 (BMI = Körpergewicht in kg geteilt durch die Größe in m zum Quadrat).

Omega-3-Fettsäuren senken den Wert der Blut-Triglyceride um 25 %. Triglyceride sind wichtige Energiespeicher im Körper. Erhöhte Triglycerid-Werte sind ein Risikofaktor für Schäden an den Blutgefäßen (Arteriosklerose) und – als Folge davon – Herz-Kreislauf-Erkrankungen wie Herzinfarkt und Schlaganfall.

EPA und insbesondere DHA fördern die Entwicklung des Gehirns in der Zeit vor und nach der Geburt und unterstützen die Regeneration von Hirnzellen im Erwachsenenalter. Dadurch verhindern sie das Entstehen von Alzheimer (um etwa 30–60 %) und Parkinson. Wesentlich ist ihre entzündungshemmende, blutdrucksenkende, antiarteriosklerotische und blutgerinnungshemmende Wirkung. Außerdem fördern sie den Zelltod von Krebszellen. Sie senken das Risiko von Herz-Kreislauf-Erkrankungen, möglicherweise auch von Diabetes mellitus Typ 2 und bestimmten Formen der Depression.

Die Omega-6-Fettsäuren sind teilweise essenziell. Sie kommen in Pflanzenölen und dem Fleisch von Wiederkäuern vor. Die essenzielle Linolsäure ist in Schwarzkümmel-, Borretsch- und Nachtkerzenöl enthalten. Arachidonsäure kommt in Pflanzenölen, Krusten-Schalentieren und Landtierprodukten vor.

Stoffe aus der Arachidonsäure wirken bei Wunden z. B. als Stoppsignal zum Beenden von Entzündungsvorgängen. Allerdings sind sie bei zu hoher Aufnahme gesundheitsschädlich, vor allem in Verbindung mit Bewegungsarmut, und fördern dann sogar Entzündungen und die Blutgerinnung. Diese negativen Wirkungen können größtenteils durch die entzündungshemmende Wirkung der Linolsäure und Omega-3-Fettsäuren ausgeglichen werden.

Ob ein Lebensmittel überwiegend gesättigte oder ungesättigte Fettsäuren enthält, ist auch für Laien leicht zu erkennen:

- Fette, die vor allem aus gesättigten Fettsäuren bestehen, bilden eine feste Masse, wie zum Beispiel Butter. Gesättigte Fettsäuren befinden sich vor allem im Fett von Landtieren sowie in Krusten- und Schalentieren und in einigen Pflanzenfetten, wie z. B. Kokosöl. In Maßen konsumiert sind diese Nahrungsmittel gesund.
- Ein Fett, das überwiegend ungesättigte Fettsäuren enthält, ist bei Zimmertemperatur flüssig.

Wesentlich für die Gesundheit ist auch das Verhältnis von Omega-3- zu Omega-6-Fettsäuren. Wir haben heute im Verhältnis zu den Omega-3-Fettsäuren einen Überschuss an Omega-6-Linolsäure (LA) im Organismus. Dieses Ungleichgewicht kann chronische Entzündungen auslösen oder verschlimmern und auch an chronischen, kaum auflösbaren Schmerzproblemen beteiligt sein. Das Verhältnis von Omega-6- zu Omega-3-Fettsäuren sollte höchstens 4:1 sein, ist aber häufig deutlich höher. Wissenschaftler/-innen führen dieses Phänomen auf mehrere Ursachen zurück:

- Wir essen weniger Fisch als die Menschen früherer Generationen. Fisch ist eine wichtige Quelle für Omega-3-Fettsäuren.
- Wir konsumieren verstärkt Pflanzenöle, die reich an Omega-6-Fettsäuren sind.
- Fleisch enthält heute deutlich mehr Omega-6-Linolsäure. Sie stammt aus dem Kraftfutter, das an die Tiere verfüttert wird.

Verstärkt wird das Phänomen durch die synthetisch hergestellten Transfette. Sie sind zum Beispiel in billigen Süßwaren, Industriebackwaren (Kekse, Croissants oder Muffins), minderwertigen Margarinen und vielen Fertigprodukten (abgepacktes Popcorn, Fast Food, Frittiertes) enthalten. Neben anderen schädlichen Wirkungen erhöhen die synthetisch hergestellten Transfettsäuren den Gesamtcholesterinspiegel und verringern das »gute« HDL-Cholesterin. Synthetisch hergestellten Transfette begünstigen Adipositas, Leberverfettung und Herz-Kreislauf-Erkrankungen. In den USA sind diese Fette inzwischen verboten. In Deutschland gibt es nicht einmal eine Kennzeichnungspflicht. Einige Hersteller geben sie aber freiwillig auf ihren Verpackungen als »gehärtete Fette« an. Anzeichen für einen Mangel an guten Fetten sind trockene, juckende oder schuppende Haut, weiche, rissige oder brüchige Nägel, schmerzende steife Gelenke, hartes Ohrenschmalz, kleine Beulen am Körper.

Gute Fette essen

1. Verzehren Sie täglich reichlich gutes Olivenöl. Olivenöl enthält vor allem einfach und mehrfach ungesättigte Fettsäuren und eine geringe Menge der gesundheitsfördernden sekundäre Pflanzenstoffe. Vor allem einfach ungesättigte Fettsäuren und sekundäre Pflanzenstoffe senken den Spiegel des »bösen« LDL-Cholesterins. Der Polyphenolgehalt des Olivenöls sagt viel über die positive Wirkung des Öls aus und wird bei hochwertigen Produkten angegeben (mehr als 200 mg Polyphenole pro kg). Dadurch schmecken diese Öle bitter und scharf – typisch für hochwertige Olivenöle. Polyphenole wirken antientzündlich, antioxidativ, antikanzerogen und herzprotektiv. Olivenöl (etwa 20–40 g/Tag) als Ersatz für andere Fette ist auch hilf-

reich für Prävention und Behandlung des Metabolischen Syndroms (Seite 143).[256]

2. Essen Sie mindestens eine Handvoll Nüsse pro Tag: Nüsse liefern hochwertige Fette, aber auch Vitamine, Mineralien und Aminosäuren und sind gesund; das gilt nicht für die Erdnuss (Erdnüsse sind botanisch gesehen Hülsenfrüchte).
3. Essen Sie ausreichend Omega-3-reiche Nahrung. Ideal wäre mindestens zweimal pro Woche fettreicher Fisch.
4. Essen Sie möglichst mehrmals pro Woche Avocado; sie wirkt antientzündlich und beugt so Müdigkeit nach dem Essen vor.
5. Meiden Sie Fertigprodukte und Fast Food sowie raffinierte Pflanzenöle. Bei diesen Ölen werden Trüb- und Begleitstoffe, Farbstoffe sowie Geschmacks- und Geruchsstoffe durch eine chemische und eine mechanische Reinigung entfernt. Sie enthalten einen hohen Anteil von Omega-6-Fettsäuren. Raffinierte Pflanzenöle sind an Bezeichnungen wie »Salatöl« oder »Speiseöl« und am günstigen Preis zu erkennen.

Zucker: die süße Gefahr

Zucker war lange Zeit eine Delikatesse. Mitte des 19. Jahrhunderts begann die Massenproduktion, plötzlich konnte sich jeder den Süßstoff leisten und er wurde in immer mehr Speisen verarbeitet. Heute findet er sich überall in unseren Lebensmitteln. Dieser Entwicklung »verdanken« wir eine noch relativ junge Krankheit mit dem sperrigen Namen Insulinresistenz. Sie wird auch Prädiabetes (»Vor-Diabetes«) genannt. Sie ist nur eine von vielen Gesundheitsstörungen, die mit Zucker in Zusammenhang stehen. Die bekanntesten sind Diabetes Typ 2 (»Altersdiabetes«), erhöhte Fettspeicherung und Bluthochdruck. Aber es können auch viele andere Beschwerden auftreten, wie Konzentrationsstörungen, erhöhte Infektanfälligkeit oder Störungen des Sexualtriebes. Selbst Beschwerden des Bewegungsapparates, z. B. Entzündungen der Achillessehne, können mit dem Zucker zusammenhängen.[257]

Wenn wir Zucker aufnehmen, steigt der Blutzuckerspiegel und die Bauchspeicheldrüse schüttet Insulin aus. Dieses körpereigene Hormon hat die Aufgabe, den aus der Nahrung aufgenommenen Zucker in den Organen zu verarbeiten und in die Zellen, z. B. der Muskeln, zu transportieren.

Haben wir ständig erhöhte Blutzuckerwerte, entsteht allerdings eine Insulinresistenz. Das bedeutet, dass die Muskelzelle nicht mehr so gut auf Insulin reagiert. Die Bauchspeicheldrüse muss dann immer mehr Insulin produzieren, damit die Muskelzellen noch Zucker bekommen, und wird mit der Zeit überlastet. Schließlich muss Insulin von außen zugeführt werden, damit der Zucker im Organismus weiterhin verarbeitet werden kann. Wir alle kennen die Krankheit: Sie heißt Diabetes und ist eine der Volkskrankheiten unserer Zeit.

Sind Blutzucker- und Insulinwerte erhöht, steigen auch die Entzündungswerte im Körper. Das wiederum kann die Beschwerden und Krankheiten, die mit Zucker im Zusammenhang stehen, auslösen oder verstärken. Gleichzeitig wird das Immunsystem angeregt. Wenn Blutzucker- und Insulinwerte ständig erhöht sind, kommt es zu ständigen Überreaktionen des Immunsystems, und das ist eine der Hauptursachen vieler chronischer Krankheiten.

Ein erhöhter Blutzuckerspiegel tut auch dem Gehirn nicht gut: Denn wenn in der Periphe-

Ernährung und Rauchen

Rauchen schadet nicht nur den Atemwegen, es erhöht auch Ihr Risiko für Stoffwechselerkrankungen und das Metabolische Syndrom (Seite 143). Sie können also noch deutlich mehr für Ihre Gesundheit erreichen, wenn Sie zusätzlich zu einer Ernährungsumstellung das Rauchen aufgeben.
Viele zögern auch deshalb, mit dem Rauchen aufzuhören, weil sie Sorge haben, dann deutlich zuzunehmen. Tatsächlich besteht nach einer Raucherentwöhnung ein erhöhtes Risiko, ein Metabolisches Syndrom zu entwickeln, doch es gibt Gegenmittel: gesunde Ernährung und mehr Bewegung. Wenn Sie sich entschieden haben, das Rauchen aufzugeben, planen Sie gleich das Gesamtpaket: Schluss mit den Zigaretten, Ernährungsumstellung, Bewegungsprogramm. Ihre Gesundheit wird es Ihnen danken.

rie der Blutzucker hoch ist, entsteht im Gehirn ein Zuckermangel, außerdem sind dann Kanäle für andere Hirnnahrung geschlossen. Wenn viel Zucker im Blut ist, werden die Schutzzellen im Gehirn, die sogenannten Gliazellen, die eigentlich das Gehirn mit Zucker versorgen, zu Abwehrzellen und behalten den Zucker dann einfach für sich und das Gehirn geht leer aus. Die Folge: Wir sind schlapp und müde, können uns nicht konzentrieren.

In dem Prozess, der Blutzucker- und Insulinhaushalt aus dem Lot bringt, spielen zwei Faktoren die Hauptrolle und – das ist die gute Nachricht – auf beide können wir Einfluss nehmen. Sie ahnen es sicher: Es geht um Ernährung und Bewegung.

Die Haupt-»Schuldigen« sind einfache Kohlenhydrate, wie sie zum Beispiel in Haushaltszucker und in Gebäck mit Weißmehl enthalten sind. Sie treiben den Blutzucker in die Höhe und damit die Insulinproduktion in der Bauchspeicheldrüse. Das hat zudem den Nebeneffekt, dass wir schnell wieder Hunger bekommen. Wir essen also nicht nur zu süß, sondern auch zu viel. Aber halt: Bitte nicht stattdessen Vollkorn essen, denn die Stoffe in der Schale des Korns sind nicht gut für die Darmbarriere und fördern einen Leaky Gut (Seite 179).

Eine überwiegend sitzende Lebensweise und wenig Bewegung haben zur Folge, dass der Stoffwechsel Zucker und auch Fett langsamer verarbeitet. Die Muskeln werden dann insulinresistent und der Zucker kriegt in der Leber ein Jäckchen, mit dem er in die Fettgewebe wandert. Zucker wird also zu Fett. Auch kann der Zucker ins Immunsystem wandern und eine chronische niedriggradige Entzündung begünstigen.

Zucker macht süchtig

Auf Zucker zu verzichten, ist weniger eine Frage des Willens, wie viele vielleicht denken. Zucker macht süchtig. Bei den meisten Säugetieren entwickelten sich die Süßrezeptoren in einer zuckerarmen Umgebung. Sie sind einfach nicht an hohe Konzentrationen von süßen Geschmacksstoffen angepasst.[258]

Die Folge ist, je mehr Zucker wir essen, desto mehr müssen wir essen.[259] Fruchtzucker wirkt am ungünstigsten. Aber auch andere Zucker wie Haushaltszucker (weiß), Rohzucker (braun) und künstlicher Süßstoff machen süchtig – so zeigte sich im Tierversuch, dass Oreo-Kekse ähnliches Suchtpotenzial erzeugen wie Kokain.[260]

Die Nahrungsmittelindustrie nutzt diese Mechanismen und setzt bewusst Zucker ein, damit Produkte sich besser verkaufen.[261] So ist es nicht einfach, dem Zucker zu entgehen, selbst wenn Sie beschließen, wenig Zucker zu essen: Kaum gehen Sie in den Supermarkt, werden Sie überall mit Zucker konfrontiert. Sogar Ketchup und Gewürzgurken im Glas sind mit Zucker versetzt. Und diese Zuckerkonzentrationen sind ungleich viel höher als vielleicht in Beeren, Papaya oder Süßkartoffeln. So zuckerreiche Nahrungsmittel, wie wir im Supermarkt finden, gibt es in der Natur nicht.

Das Erbe der Steinzeit

Über Jahrmillionen waren Zucker- und Nahrungsmangel eine ständige Gefahr für uns. In der evolutionären Vergangenheit war ein niedriger Blutzuckerspiegel ein lebensbedrohlicher Zustand. Heutzutage haben wir jedoch, bedingt durch unsere Ernährung und durch Bewegungsmangel, meist einen zu hohen Blutzuckerspiegel. Unser Organismus ist an das Überangebot von Nahrung, besonders von hochkalorischer, überhaupt noch nicht genetisch angepasst – allzu lange leben wir noch nicht unter diesen Bedingungen. Unser Körper lebt quasi noch in der Steinzeit und nimmt zuckerhaltige »nahrungsähnliche Stoffe« begierig auf. Wann immer wir zuckerreiche Nahrung sehen, rie-

Sofortmaßnahmen bei Insulinresistenz

1. Ernährung umstellen:

- Weniger Zuckerreiches wie Süßigkeiten, Fruchtsäfte, Limos, Getreide (Brot, Nudeln und Pizza) und Kartoffeln.
- Stattdessen mehr Gemüse und gute Fette wie Olivenöl, Avocado, Nüsse, nach Möglichkeit fetten Süßwasserfisch. Gut sind auch Mango, Papaya und fermentiertes Gemüse, da diese die Insulinsensibilität verbessern, ebenso Knoblauch, Ingwer, Kurkuma, Zimt und Cayenne-Pfeffer.
- Wenig Milchprodukte verzehren.
- Zu festen Zeiten essen, 2–3 Mahlzeiten pro Tag, nicht zu lange am Tisch sitzen bleiben, zwischen den Mahlzeiten nichts essen.
- Den Stoffwechsel entlasten durch Intervallfasten: 13–16 Stunden nichts essen.

2. Nicht zu lange sitzen

und bewegen, bewegen, bewegen! Auch nüchtern bewegen verbessert die Insulinsensibilität.

3. Rauchstopp und Alkohol nur in Maßen

Sie brauchen diese Veränderung nicht allein anzugehen. Holen Sie sich Unterstützung, z. B. bei Ihrem Hausarzt, Ihrer Hausärztin. Die gesetzlichen Krankenkassen geben Zuschüsse für Kurse zu Ernährung und Bewegung oder übernehmen die Kosten ganz.

chen, schmecken, gibt unser Organismus das Signal, sich darauf zu stürzen.

Das gilt umso mehr, wenn sehr viel Zucker enthalten ist, wie in vielen Fertigprodukten. Dieser kurze superschöne Knalleffekt im Gehirn durch eine hohe Zufuhr an Zucker lässt uns immer wieder auf diese Nahrungsmittel zurückgreifen. Die Sucht hat auch mit einem Stoff im Gehirn zu tun: Dopamin. Es löst Glücksgefühle aus, die sich wiederum durch Zucker kurzfristig verstärken. Jeder kennt den Effekt: Wenn wir Stress ausgesetzt sind, ob körperlich oder seelisch, verschafft uns süße »Nervennahrung« Erleichterung: Her mit Brot, Nudeln, Kartoffeln, Keksen, Schokolade, Gummibärchen, und schon geht es uns besser. Leider hält der Effekt nur kurz an – die Gesundheitsschäden durch dauerhaft zu hohen Zuckerkonsum bleiben länger.

Ausstieg aus der Zuckersucht – 10 Top-Tipps

1. Die Versuchung ausschalten: Entfernen Sie alles Süße aus ihren Schränken und Schubladen – auch künstliche Süßungsmittel! Sie sind keine Alternative zum Zucker, da sie dieselben Wirkungen haben. Verzichten Sie ab sofort nach Möglichkeit auch auf Brot, Mehlspeisen, Kuchen, zuckerhaltige Limonaden und Fruchtsäfte

2. Gute Fette essen (Seite 145): Das gibt Ihnen Energie und dämpft das Verlangen nach Süßigkeiten.

3. Gute Eiweiße essen wie zum Beispiel Eier oder Hühnchen.

4. Viel Gemüse, Kräuter, Pilze, Obst in Maßen essen: Ideal sind 30 verschiedene Pflanzen pro Woche. Durch besonders faserreiche Nahrung wie Sauerkraut, Kimchi etc. können Sie außerdem Ihr Mikrobiom (die Darmflora) sehr positiv beeinflussen, und davon profitiert wiederum Ihr Immunsystem. Allergische Reaktionen wie Asthma können dadurch gedämpft werden und auch das Verlangen nach Zucker nimmt ab.

5. Bewegen Sie sich ausreichend und unterbrechen Sie regelmäßig das Sitzen: Das verbessert die Insulinsensibilität (der Organismus braucht dann weniger Zucker) und vertreibt das Zuckerverlangen.

6. Snacks vermeiden: Essen Sie, wenn möglich nicht mehr als 2–3-mal pro Tag. Nach kurzer Gewöhnungszeit fällt das den meisten viel leichter als gedacht.

7. Essen Sie in einem Zeitraum von 8–11 Stunden: Auch das geht nach kurzer Eingewöhnungszeit meist sehr gut.

8. Spät abends nichts mehr essen: Tatsächlich nimmt man mehr an Gewicht zu, wenn abends gegessen wird.

9. Ausreichend schlafen: Wer ausgeschlafen ist, hat weniger Heißhunger auf Zucker.

10. Auf sich selbst achten: Werden Sie sich bewusst, ob hinter Ihrem Zuckerkonsum vielleicht andere Bedürfnisse stehen, die so kompensiert werden, wie z. B. das Bedürfnis nach Nähe oder nach Entspannung. Sprechen Sie mit nahestehenden Menschen darüber. Heißhunger spät abends ist häufig mit emotionalen Themen verbunden. Sorgen Sie für sich und ihre wirklichen Bedürfnisse.

Dauerhaft Gewicht verlieren – wie geht das?

Dauerhaft weniger Kalorien zu sich zu nehmen, würde Übergewichtigen helfen. Einfach gesagt würde das allerdings bedeuten, dass Sie sich nie wieder satt essen dürften. Das wäre schwer durchzuhalten. Zeitlich begrenzte Diäten wiederum zeigen langfristig keinen bedeutenden Unterschied in Bezug auf die Gewichtsentwicklung[262] (man spricht auch vom Jojo-Effekt – das Gewicht geht schnell wieder nach oben nach anfänglichen Erfolgen). Mehr Erfolg verspricht eine Kombination von Ernährungs- und Trainingsprogrammen. Damit lässt sich erreichen, dass die Symptome des Metabolischen Syndroms zurückgehen und es insgesamt weniger häufig auftritt. Auch die Funktionen des Herzens und der Gefäße verbessern sich.[263] Hilfreich sind Trainingsprogramme, die die maximale Sauerstoffaufnahmefähigkeit (VO2max, Seite 35) erhöhen. Dieser Wert bezeichnet das maximale Sauerstoffvolumen, das pro Minute und kg Körpergewicht bei maximaler Leistung aufgenommen und von den Zellen verwertet werden kann.

Achtsamkeitsbasierte Techniken führen zudem zu einem deutlichen Gewichtsverlust.[264] Sie bewirken offenbar eine Veränderung der Essgewohnheiten.[265] Belegt ist, dass kurz dauernde Achtsamkeitsübungen helfen, der Versuchung, Schokolade zu essen, zu widerstehen.[266] Achtsamkeit dämpft das Verlangen nach Essen, Zigaretten und Alkohol, und kann vielfach bewirken, dass trotz Verlangens nicht gegessen, geraucht oder getrunken wird.[267]

Vier wichtige Tricks für gute Entscheidungen beim Essen

Trick 1: Erst essen, dann einkaufen: Wer hungrig in den Supermarkt geht, kauft eher kalorienreiche Nahrung und isst dann auch mehr.[268]

Richtig essen

gut als Basis-Lebensmittel	Ausnahmelebensmittel – reduzieren
Gemüse (inkl. Kräuter)	Getreide (auch Brot, Pasta, Pizza)
Pilze	sehr kalorienreiche Lebensmittel
Nüsse (bis auf Erdnuss, das ist keine Nuss)	Milchprodukte (außer Butter)
Eier	Hülsenfrüchte, vor allem Soja
Butter	Zucker und Fruktose, Süßstoffe
Kokosfett	Softdrinks, Süßigkeiten
Olivenöl, kalt zentrifugiert, biologisch, mit hohem Polyphenolgehalt	Kartoffeln
Fisch (kein Thunfisch)	Fertigprodukte
Meeresfrüchte, Algen	Pflanzenöle (vor allem Sonnenblumen-, Erdnuss-, Maiskeim- und Distelöl)
Avocado	rotes Fleisch
Geflügel	
Kräuter	
Sauerkraut	
Obst, vor allem Heidelbeeren, Mango, Papaya (zu süßes Obst nicht zu oft)	
Honig	

Trick 2: Kleine Portionen und Packungsgrößen wählen. Dann haben Sie eher das Gefühl, genug gegessen zu haben.

Trick 3: Keine Ablenkung beim Essen! Insbesondere Fernseher aus (Fernsehen macht nachweislich dick), Handy außer Reichweite, Bücher und Zeitschriften weg vom Tisch.

Trick 4: Achtsamkeit erlernen. Nutzen Sie Imaginationstechniken, um weniger häufig ans Essen zu denken. Wenn Sie Hunger haben, stellen Sie sich etwas vor, bei dem Sie sehr zufrieden sind. Sie können außerdem eine Achtsamkeitsübung wie zum Beispiel den Bodyscan (Seite 263) durchführen.

Wie unser Energieverbrauch zustande kommt

Der Energieverbrauch des Menschen ist abhängig von drei Variablen: dem Grundumsatz, dem Leistungsumsatz und der nahrungsinduzierten Thermogenese (Diet-induced Thermogenesis, DIT).

Der Grundumsatz ist die Energiemenge, die der Körper zur Aufrechterhaltung der lebensnotwenigen Funktionen (z. B. Herzschlag und Atmung) braucht. Er ist abhängig von Alter, Geschlecht sowie Körpergewicht und -zusammensetzung. Je höher der Anteil der Muskelmasse, desto höher fällt der Grundumsatz aus.

»Morgens wie ein König ...«

Vor einigen Jahren wurde in Frauenzeitschriften und Ernährungsratgebern erstmals das »dinner cancelling« propagiert. Wer abnehmen wolle, solle einfach das Abendessen weglassen. Dabei war gar nicht sicher, ob das tatsächlich funktioniert. In den Ernährungswissenschaften wird seit Langem darüber diskutiert und geforscht, ob es von der Tageszeit abhängt, wie die aus der Nahrung aufgenommenen Kalorien verwertet werden. Dabei spielt die nahrungsinduzierte Thermogenese (Diet-induced Thermogenesis, DIT) eine Rolle. Damit ist gemeint, dass der Stoffwechsel unmittelbar nach dem Essen Energie (Wärme) erzeugt, um die in der Nahrung enthaltenen Nährstoffe und Kalorien verwerten zu können. Dieser Vorgang verbraucht seinerseits Kalorien, deshalb ist die Thermogenese im Zusammenhang mit einer gewünschten Gewichtsabnahme interessant.
Für eine neue, randomisierte kontrollierte Studie ist ein Forscherteam der Frage nachgegangen, ob die Thermogenese von der Tageszeit beeinflusst wird. Die Antwort war eindeutig: Ja. Nach dem Frühstück war die Thermogenese 2,5-mal höher als abends, zugleich waren die Blutzucker- und Insulinwerte nach dem Frühstück deutlich vermindert – auch das ein günstiger Effekt. Diese Ergebnisse waren unabhängig von der aufgenommenen Kalorienmenge, was bedeutet, dass am Morgen in jedem Fall mehr Kalorien verbrannt werden. Wer also Übergewicht und Blutzucker-Peaks vermeiden will, sollte ein üppiges Frühstück einem ausgiebigen Abendessen vorziehen. Die Studie hat außerdem ergeben, dass nach einem energiearmen Frühstück mehr Hungergefühle und Lust auf Süßigkeiten auftreten.[269]

Der Leistungsumsatz ist die Energiemenge, die für alle weiteren körperlichen Belastungen gebraucht wird. Dazu zählen natürlich die Muskelarbeit (Bewegung und Sport), aber auch im Wachstum oder in der Schwangerschaft bzw. Stillzeit ist der Leistungsumsatz erhöht. Der Lebensstil spielt also eine große Rolle für den Leistungsumsatz. Er gilt daher als wichtige Stellschraube zur Beeinflussung des Körpergewichts.

Die nahrungsinduzierte Thermogenese (DIT) ist der thermische (»wärmende«) Effekt der Nahrung. Die nahrungsinduzierte Thermogenese ist definiert als die Zunahme der Körpertemperatur und der Wärmeabgabe an die Umgebung über den Grundumsatz hinaus. Sie macht ca. 6–10 % des Energieverbrauchs aus.[270]

Jäger oder Landwirt?

Fette, Kohlenhydrate, Eiweiß: Wie viel davon tut uns gut, wie sollte sich die Nahrung zusammensetzen, damit wir uns wohl fühlen und auch das Gewicht stimmt? Das ist individuell unterschiedlich und hängt vor allem vom Stoffwechsel ab. Der amerikanische Mediziner Mark Liponis geht davon aus, dass sich die Menschheit grob in zwei Stoffwechsel-Typen einteilen lässt, die er »Jäger« und »Landwirt« nennt.

Der Jäger ist von seinem Stoffwechsel her den frühen Menschen nahe. Er braucht Fleisch und Fett, um seine optimale Leistungsfähigkeit zu erreichen.

Der Landwirt ist in seinem Stoffwechsel bereits an die Lebensbedingungen der heutigen Zeit angepasst. Er braucht Pflanzen und Kohlenhydrate, damit es ihm gut geht.

Mit den folgenden Fragen können Sie herausfinden, ob Sie eher Jäger oder Landwirt sind. Beim Lesen und Ankreuzen wird Ihnen bewusst werden, dass Ihre Essgewohnheiten auch vom Stoffwechsel diktiert werden. Diese Erkenntnis könnte hilfreich für Sie sein, falls Sie vorhaben, Ihre Ernährung umzustellen.

Kreuzen Sie die Aussagen an, die auf Sie zutreffen. Bei den Aussagen, die sich auf Blutwerte beziehen, legen Sie Ihre Werte zugrunde, wie sie ohne Behandlung mit Medikamenten sind. Falls Sie diese Werte nicht kennen, lassen Sie die Aussage weg. Es geht hier lediglich um eine Tendenz, nicht um eine wissenschaftlich korrekte Bewertung und Auswertung.

Bei den meisten Menschen überwiegen deutlich die Merkmale des einen oder anderen Typus. Dass jemand »sowohl als auch« ist, also etwa gleich viele Merkmale des einen oder anderen Typus aufweist, ist selten. Das gilt besonders, wenn alle Fragen, auch die nach den Laborwerten, beantwortet werden.

Der wichtigste Unterschied zwischen einem Jäger- und Landswirttypus besteht nach Liponis in der unterschiedlichen Menge an Fett, Kohlehydraten und Eiweiß, die aufgenommen werden sollte.

	Jäger	Landwirt
Fettmenge	viel	wenig
Kohlenhydratmenge	wenig	viel
Eiweißmenge	viel	wenig

Jäger oder Landwirt – finden Sie es heraus!

Eigenschaft	Jäger		Landwirt	
Wenn ich zunehme, zeigt sich das vor allem an ...	Bauch und/oder Brust.	☐	Hüften, Oberschenkel, Gesäß.	☐
Meine Hüften und mein Gesäß lassen sich am besten beschreiben als ...	schmal und flach.	☐	breit und gerundet.	☐
Meine Oberschenkel sind ...	relativ dünn.	☐	dick.	☐
Ich schwimme am liebsten wie ...	eine Qualle, mit hängenden Beinen.	☐	ein Surfbrett, mit gestreckten Beinen.	☐
Ich habe eine erhebliche Menge an Zellulitis:	eher nein	☐	ja	☐
Mein Appetit:	Ich werde nicht so oft hungrig.	☐	Ich bin oft hungrig.	☐
Mein Geburtsgewicht war ...	weniger als 7 Pfund.	☐	7 Pfund oder mehr.	☐
Süßigkeiten ...	... mag ich für mein Leben gern.	☐	... interessieren mich nicht besonders.	☐
Wenn ich einen Schluck Alkohol trinke, ist das Nächste, was ich wahrscheinlich will ...	noch ein Getränk .	☐	etwas zu essen.	☐
Mein HDL-(»gutes«)Cholesterinspiegel ist ...	zu niedrig.	☐	genau richtig.	☐
Mein Blutzucker* (Glukose) liegt bei ...	100 oder darüber.	☐	unter 100.	☐
Meine Triglyceride* liegen bei ...	über 150 (nüchtern).	☐	unter 150 (nüchtern).	☐
Mein A1c-Wert* liegt bei ...	6 Prozent oder darunter.	☐	über 6 Prozent.	☐
Mein C-reaktiver Proteinspiegel*:	über 2 mg/L	☐	2 mg/L oder weniger	☐
Symptome einer Hypoglykämie** erlebe ich ...	nicht oft.	☐	oft.	☐
Krankheiten die ich hatte/habe oder die in meiner Familie häufig vorkommen, sind ...	Herz-Kreislauf-Erkrankungen: Herzkrankheit, Schlaganfall und Diabetes.	☐	Krebs.	☐
Ich neige eher zu Schmerzen ...	im Rücken.	☐	in der Hüfte.	☐
Mein Blutdruck ist eher ...	(grenzwertig) hoch.	☐	niedrig.	☐

* Laborwerte
** Hypoglykämie (niedriger Blutzucker) verursacht Symptome wie Reizbarkeit, Schwäche, Übelkeit, Benommenheit oder Schwindel und Schweißausbrüche.
Tabelle nach Liponis, Mark. The Hunter/Farmer Diet Solution (Healthy Living [Hay House]) (S. 49). Hay House, 2012. Kindle Ausgabe.[271]

Essen nach der Uhr: Intervallfasten

Beim intermittierenden Fasten (IF), auch Intervallfasten genannt, wird die Trink- und Nahrungsaufnahme in einem definierten Rhythmus (stunden- oder tageweise) ausgesetzt. Das Intervallfasten kann beim Abnehmen helfen.[272] Es hat zudem regulierende Effekte auf den Biorhythmus, den Schlaf und auf das Darmmikrobiom.[273] Dabei ist Intervallfasten im Gegensatz zu vielen anderen Diätformen bzw. zum Kalorienverzicht viel leichter einzuhalten.[274] Es gibt verschiedene Formen des Intervallfastens. Die beiden bekanntesten sind:

5:2-Methode:

Bei dieser Methode wird an fünf Tagen in der Woche ohne Kalorienbeschränkung wie gewohnt gegessen. An den verbleibenden zwei Tagen wird die Kalorienaufnahme dann ganz eingestellt oder auf ca. 500 kcal beschränkt. Dabei zu beachten ist, dass man die beiden Fastentage nicht hintereinander einlegt.[275]

Studien zeigen, dass diese Fastenmethode zu einer deutlichen Abnahme des Körpergewichts, des Nüchtern-Insulin-Spiegels und des Nüchternglukosespiegels führt. Einige Studienteilnehmer/-innen haben zudem eine Verringerung von Anspannung, Wut und Müdigkeit sowie eine Zunahme des Selbstvertrauens und der Stimmung angegeben[276]. Studien zeigen, dass es in der Regel viel leichter fällt, sich an das Fasten am Wechseltag zu halten als an alltägliche Kalorienbeschränkungen.[277]

Wenn Sie an den Fastentagen die Kalorienaufnahme auf ca. 500 kcal beschränken, statt vollkommen auf die Nahrungsaufnahme zu verzichten, gibt es einige hilfreiche Tipps zu beachten:

- Eine große Mahlzeit spät am Tag fällt den meisten Menschen am leichtesten. Möglicherweise, und das ist sogar noch gesünder, ziehen Sie es vor, früh zu essen oder die Nahrungsaufnahme auf zwei Mahlzeiten zu verteilen. Probieren Sie aus, was für Sie am besten ist.
- An diesen Tagen sollte Nahrung sich vor allem aus kalorienarmen Gemüsen, proteinreichen Nahrungsmitteln und guten Fetten, z. B. in Form von Suppen zusammensetzen; man fühlt sich dann eher satt. Empfehlenswert sind: gegrillter Lachs, anderer Fisch oder Huhn mit Gemüse, Eier mit Garnelen, Gemüse und Olivenöl, gemischter Salat mit Olivenöl, Avocado und Lachs, Hühner-Gemüsesuppe, Spinat, Zwiebeln mit Lachs, Gemüse mit Cashewnüssen, Tomatensuppe mit Garnelen.[278]

16:8-Methode

Bei dieser am weitesten verbreiteten Form des Intervallfastens erfolgt die Nahrungsaufnahme in einer 8-stündigen Phase, gefolgt von einer 16-stündigen Fastenperiode. Optimal sind 13–16 Stunden (aber nicht mehr als 18 Stunden) Nahrungsstopp.[279] Der Charme der Methode liegt in der Einfachheit. Durch die Schlafenszeit, in der sowieso nicht gegessen wird, fällt die Einhaltung von 13–16 Stunden Fasten pro Tag den meisten Menschen nicht nur viel leichter als gedacht, sondern wird auch schnell fester Bestandteil des Lebens.

So geht es:

- Am besten ist es, früh am Abend – im Sommer vor 20 Uhr und im Winter vor 17–18 Uhr – das letzte Mal zu essen und

dann 13 Stunden nichts mehr zu sich zu nehmen. Die positiven Wirkungen zeigen sich auch, wenn Sie mal später am Abend essen. Wesentlich ist, dass ein Abstand von 13–16 Stunden vor der nächsten Nahrungsaufnahme eingehalten wird.
- In der Fastenperiode können kalorienfreie Getränke zu sich genommen werden[280], wie Wasser, ungesüßter Kaffee, Kräuter- oder grüner Tee.

Wichtig:
- In den 8 Stunden nicht öfter als 2–3-mal essen und auf gute Nahrungsmittel achten.
- Ideal ist es, sich 2–3-mal die Woche nüchtern zu bewegen, z. B. Intervalltraining oder leichtes Ausdauertraining. Das verbessert zusätzlich die Aufnahme von Zucker in die Mitochondrien (die Kraftwerke in den Zellen) und die Produktion von ATP (wichtigster Energiespeicher in den Zellen).
- Diabetiker sollten das Intervallfasten nur unter ärztlicher Aufsicht praktizieren. Bei Problemen mit der Bauchspeichel- und Schilddrüse sowie den Nebennieren, z. B. bei stark Übergewichtigen, sollte mit den behandelnden Ärzt/-innen geklärt werden, ob Intervallfasten als erste Maßnahme zur Gewichtsreduktion geeignet ist oder zunächst eine Low-Carb-Diät begonnen werden sollte.

Wie Intervallfasten wirkt

Gewichtsabnahme: Studien legen nahe, dass Intervallfasten sicher und verträglich ist und bei Erwachsenen mit Übergewicht oder Adipositas eine Gewichtsabnahme von 3–8 % bewirken kann.[281] Auch als dauerhafte Lifestyle-Form ist es geeignet.[282]

Stoffwechselregulation: Intervallfasten wirkt sich außerdem positiv auf eine Vielzahl von Markern und Risikofaktoren aus, wie z. B. für Herz-Kreislauf-Erkrankungen, Erkrankungen der Herzmuskulatur (Kardiomyopathie), Entzündungsparameter, Stoffwechselkrankheiten, Krebs, Schädigung der Netzhaut des Auges (Retinopathie). Auch auf die Neuroplastizität (Fähigkeit von Synapsen, Nervenzellen oder auch ganzen Hirnarealen, sich je nach ihren aktuellen Aufgaben in ihrer Anatomie und Funktion zu verändern), das Denkvermögen und die Lebensspanne hat das intermittierende Fasten positiven Einfluss.[283] Dabei erzielt es offenbar positivere Effekte auf den Stoffwechsel als die reine Kalorienrestriktion.[284]

Entzündungen: Neben vielen anderen konnte auch eine neuere Studie zeigen, dass Intervallfasten Entzündungsparameter reduziert.[285] Ein Faktor für ein Übermaß an Entzündungen im Körper ist das zu viele und zu häufige Essen. Deshalb ist es nicht überraschend, dass Intervallfasten und Kalorienreduktion tatsächlich wesentliche Maßnahmen darstellen, um geringgradige systemische Entzündungen (Seite 170), die als Hauptursache für viele chronische Krankheiten angesehen werden, zu vermindern.[286] So werden durch Reduzierung von Entzündungs- und Autoimmunprozessen im Körper Krankheiten wie Herz-Kreislauf-Erkrankungen, Diabetes Typ 2, Krebs[287], rheumatoide Arthritis[288], Fettleber[289] und Übergewicht[290], Multiple Sklerose[291], Asthma[292] und Psoriasis[293] positiv beeinflusst.[294] Zudem wirken Kalorienreduktion und Intervallfasten verlangsamend auf den Alterungsprozess und lebensverlängernd.[295] Die Immunität gegen Krankheitserreger wird dabei nicht beeinträchtigt.[296] Sowohl das Intervallfasten als auch das Fasten an bestimmten Wochentagen verringern die Insulinresistenz (Seite 146).[297] Diese ist ein Hauptmechanismus für eine niedriggradige Entzündung im Körper und führt unter anderem langfristig zu Diabetes.

Oxidativer Stress, Mitochondrien und Langlebigkeit: Oxidativer Stress, das heißt, zu viele instabile Sauerstoffverbindungen (freie Radikale) im Körper und als Folge Schäden an gesunden Zellen, begünstigt Alterungsprozesse sowie Schädigungen am Erbgut. Studien haben gezeigt, dass Intervallfasten diesem Prozess entgegenwirkt.[298] Die Mitochondrien, die Kraftwerke der Zelle, können durch Fasten in einem »jugendlichen« Zustand gehalten werden, was zu besserer Gesundheit und Langlebigkeit führt.[299]

Fettzusammensetzung: Intervallfasten führt zu einer signifikanten Verringerung von Gesamtcholesterin, Low-Density-Lipoprotein-Cholesterin (LDL) und Triglyceriden.[300] Das sind die ungesunden Fette im Körper, die die Entstehung von Herz-Kreislauf-Erkrankungen und Entzündungen der Bauchspeicheldrüse begünstigen.[301] Neben anderen positiven Wirkungen fördert Intervallfasten die Fettverbrennung.[302]

Zirkadiane Rhythmik: Mit diesem Fachbegriff ist gemeint, dass der Organismus in der Lage ist, physiologische Vorgänge in einen Zyklus von etwa 24 Stunden einzupassen und miteinander zu synchronisieren (Seite 236). Eine Desynchronisation der »inneren Uhren« in Leber-, Fett- und Muskelzellen, z. B. ausgelöst durch nächtliches Essen, kann das Risiko für bestimmte chronische Krankheiten wie Erkrankungen des Herz-Kreislauf-Systems und/oder des Stoffwechsels und Krebs erhöhen. Intervallfasten begünstigt hingegen eine optimale Synchronisation der hormonellen Reaktion.[303]

Mikrobiom: Erste Tiermodelle deuten darauf hin, dass das Intervallfasten positive Auswirkungen auf die Darmmikrobiotika hat, denn auch unser Darm unterliegt zirkadianen Rhythmen. Diese können sich durch die

Intervallfasten – ja oder nein?

Studien deuten darauf hin, dass das Intervallfasten auf die Gesundheit im Allgemeinen und auf die Lebenserwartung positiven Einfluss hat. Bei Krankheitsbildern des Herz-Kreislauf-Systems und/oder von Stoffwechselvorgängen im Besonderen kann es offenbar Besserung bewirken. Nötig sind allerdings weitere groß angelegte Studien mit Langzeitdaten und wissenschaftlich geprüften Empfehlungen für die Lebensmittelauswahl innerhalb der Perioden der Nahrungsaufnahme.

Aufgrund der bisherigen Ergebnisse scheint es sich jedoch zu lohnen, das Intervallfasten auszuprobieren und zu beobachten, zu welchen Veränderungen es bei einem selbst führt. Insbesondere in Kombination mit anderen gesunden Lebensweisen, wie mehr Bewegung und regelmäßigen Unterbrechungen der Sitzzeit, kann sich die Wirkung des Intervallfastens noch verstärken. Wenn Sie es probieren möchten, nehmen Sie sich gleich auch Ihre Ernährung vor und ersetzen Sie möglichst viele krank machende Lebensmittel durch gesunde.

Beschränkung der Nahrungsaufnahme auf wenige Stunden am Tag besser synchronisieren. Intervallfasten trägt zur Diversität der Darmmikroflora bei und kann sich so direkt auf das Mikrobiom auswirken.[304]

Denken und Gedächtnis: Intervallfasten verbessert die Gedächtnis- und Denkfähigkeit im Tierversuch.[305]

Gesundheitsverhalten und Schlaf: Intervallfasten hat das Potenzial, das Gesundheitsverhalten von Menschen zu beeinflussen. Zahlreiche Beobachtungsstudien belegen, dass nächtliches Essen mit einer verkürzten Schlafdauer und einer schlechten Schlafqualität verbunden ist, was zu Insulinresistenz und einem erhöhten Risiko für Fettleibigkeit, Diabetes, Herz-Kreislauf-Erkrankungen und Krebs führen kann.[306]

Eine Studie ergab, dass eine nächtliche Fastendauer von mehr als 14 Stunden zu einer deutlichen Gewichtsabnahme sowie zu Verbesserungen der Schlafzufriedenheit, der Sättigung zur Schlafenszeit und des Energieniveaus führte.[307]

Nahrungsergänzungsmittel (NEM)

Nahrungsergänzungsmittel sind Erzeugnisse, die aus Nährstoffen oder sonstigen Stoffen mit ernährungsspezifischer oder physiologischer Wirkung in konzentrierter Form hergestellt werden. Dazu können Vitamine, Mineralstoffe und Spurenelemente, Aminosäuren, wie auch Pflanzen, Kräuterextrakte oder Ballaststoffe gehören. Am meisten wird in Deutschland Vitamin C konsumiert, gefolgt von Vitamin B_{12}, Vitamin A, Vitamin-D- und -B-Komplex-Präparaten sowie Multivitamin-Komplexen. Bei den Mineralien steht Magnesium an erster Stelle, gefolgt von Calcium, Eisen, Zink und Kalium.

Die NEM sind ein großer wirtschaftlicher Markt. Der Umsatz mit NEM ist in den vergangenen fünf Jahren um durchschnittlich 6 % pro Jahr gestiegen; in Deutschland wurde 2018 ein Umsatz von fast 2,1 Milliarden Euro erreicht.[308] Glaubt man den Herstellern, sind die Präparate ein unverzichtbarer Beitrag zur Gesundheitsvorsorge. Inwieweit ihre Einnahme tatsächlich sinnvoll ist, wird kontrovers diskutiert, wobei die Nachweise, die dagegensprechen, überwiegen.

Für mögliche Nahrungsmittelergänzung spricht, dass sich im Laufe der industriellen Produktion nicht nur die Ernährung, sondern auch der Gehalt an Nähr- und Vitalstoffen in Pflanzen aufgrund von ausgelaugten Böden, Luftverschmutzung, zu schnellem Wachstum und langer Lagerung verändert hat. Genetische Veränderungen, die Verwendung von Pestiziden, die Belastung mit Schwermetallen und atmosphärische Veränderungen wirken sich auf den Wirkstoffgehalt der Pflanzen aus. Außerdem kommt es durch Zubereitungsformen zu einem möglichen Vitaminverlust. In vielen Ländern bestehen durch unterschiedliche Sonneneinstrahlungen grundsätzlich Vitaminmangelzustände. Auch könnte eine Mangelversorgung durch Junk-Food-Ernährung, Fertigprodukte, zu viel Getreide, zuckerhaltige Getränke etc. entstehen.

Allerdings werden laut Studien NEM häufig von Personen eingenommen, die sich bereits nährstoffreich ernähren, wodurch die Wahrscheinlichkeit einer Überdosierung und übermäßigen Nährstoffaufnahme steigen kann.

Sollten Sie in Erwägung ziehen, NEM, wie beispielsweise ein Multivitamin- oder ein Multimineralpräparat, einzunehmen, gibt es einiges zu beachten:

NEM zählen zu den Lebensmitteln und durchlaufen somit im Gegensatz zu Arzneimitteln kein Zulassungsverfahren. Lediglich eine Registrierung beim Bundesamt für Verbraucherschutz und Lebensmittelsicherheit (BVL) ist Pflicht. Für die Sicherheit von NEM sind ausschließlich die Hersteller verantwortlich.[309] Es gibt auch keine Standard- oder behördliche Definition für ein Multivitamin- oder Multimineralpräparat – z. B. welche Nährstoffe es in welchen Mengen enthalten muss. Daher kann sich der Begriff auf Produkte mit sehr unterschiedlichen Zusammensetzungen und Eigenschaften beziehen.[310] Allein die Hersteller bestimmen die Dosis, die Zusammensetzung und die verwendeten chemischen Verbindungen an Vitaminen, Mineralien und anderen Inhaltsstoffen in ihren Multivitamin-/Multimineralpräparaten. Deshalb sind die Verbraucher bei der Wahl der NEM auf sich selbst gestellt. Wenigstens einige Merkmale können Ihnen bei der Auswahl der NEM helfen:

1. Auf die Dosis achten: Eine extreme Einnahme einzelner Vitamine oder Mineralien sollte vermieden werden, bzw. nur bei medizinischer Notwendigkeit erfolgen, da bei Überdosierung schädliche Auswirkungen möglich sind, z. B. bei regelmäßiger täglicher Einnahme mehrerer Gramm Vitamin C oder hoher Einnahme fettlöslicher Vitamine.

2. GMP-Etikett: NEM sollten zumindest mit dem GMP-Etikett versehen sein. GMP bedeutet »Gute Herstellungspraxis«. Diese ist der Teil der Qualitätssicherung, der gewährleistet, dass die Produkte gleichbleibend nach den Qualitätsstandards hergestellt und geprüft werden, die der vorgesehenen Verwendung und den Zulassungsunterlagen oder der Produktspezifikation entsprechen. GMP betrifft dabei sowohl die Produktion als auch die Qualitätskontrolle.[311]

3. »Non-GMO«-Bezeichnung: NEM sollten keine genetisch manipulierten Inhaltsstoffe enthalten. Achten Sie deshalb auf die Bezeichnung »non GMO«. GMO bedeutet gentechnisch veränderter Organismus (genetically modified organism).

4. TOTOX-Wert: Durch ausreichendes Essen von Fisch, Krusten- und Schalentieren, Algen etc. ist die Einnahme von Fischölen nicht nötig. Sollen jedoch Fischöle supplementiert werden, ist bei den jeweiligen Präparaten auf die Angabe zum TOTOX-Wert – Oxidationswert – zu achten. Der TOTOX-Wert gibt den Grad der Oxidation des Öls an. Fischöle sollten nie unangenehm riechen und schmecken. Ein qualitativ gutes Fischöl hat Werte um 10. Sehr gute Hersteller liegen sogar darunter. Werte ab 26 werden in der EU als kritisch angesehen.

5. Außerdem ist bei NEM auf den Gehalt des Wirkstoffs, die Zusammensetzung und die chemischen Verbindungen zu achten. Das teuerste Präparat ist nicht zwangsläufig das beste.

Brauchen Vegetarier Nahrungsmittelergänzung?

Eine vegetarische Ernährung kann nachhaltig sein und in allen Lebensphasen und in allen physiologischen Zuständen angewendet werden.[312] Eine unausgewogene vegetarische Ernährung kann jedoch einen Mangel an Nährstoffen zur Folge haben, die in pflanzlichen Lebensmitteln in geringerer Menge vorkommen oder eine geringe Bioverfügbarkeit aufweisen. Dazu zählen z. B. Eisen, Zink, Vitamin D, Omega-3-Fettsäuren.[313]

Praktisch nicht vorhanden ist in Gemüse offenbar nur Vitamin B_{12} und ein Mangel kann ernsthafte Auswirkungen haben.[314] Dabei ist zu berücksichtigen, dass auch eine lactoovovegetarische Ernährung (pflanzliche Nahrungsmittel sowie Milchprodukte und Eier) nicht ausreicht, um den Bedarf an B_{12} zu decken, obwohl Milchprodukte und Eier Vitamin B_{12} enthalten.[315] Ideal ist, ausreichend Vitamin-B_{12}-reiche Nahrungsmittel wie Teeblätter, Algen (vor allem Chlorella, Spirulina, Nori), Pilze (vor allem Shiitake) sowie Sauerkraut in die Ernährung zu integrieren.[316]

Es existieren gegenwärtig keine einheitlichen Richtlinien zur Substituierung bei Vegetariern.[317]

Zur Supplementierung kann Cyanocobalamin genutzt werden. Bei gesunden erwachsenen Vegetariern könnte eine orale Dosis von 50–100 Mikrogramm (µg) täglich oder 2000 µg wöchentlich, aufgeteilt auf zwei orale Cyanocobalamin-Dosen, ausreichend sein, um den Bedarf von 2,4 µg/Tag zu decken.[318] Ein Mangel tritt schleichend, vielfältig und unspezifisch auf, z. B. in Form von Antriebs-/Konzentrations-/Muskelschwäche und Müdigkeit, weshalb dieser häufig zu spät entdeckt wird.

Veganer sollten bevorzugt folgende Nahrungsmittel essen[319]:

- Protein-Lieferanten: Getreide, Hülsenfrüchte, Tofu, Quinoa, Nüsse, Samen, Gemüse; allerdings ist die Einnahme der ersten drei Nahrungsstoffe auch potenziell krankheitsfördernd (z. B. mikrobiom- und darmwandschädigend und bestimmte Autoimmunkrankheiten begünstigend).
- Alpha-Linolensäure-Lieferanten: Lein-, Chia-, Hanfsamen, Walnüsse. Wichtig: Nur etwa 0,5 % von ALA können in die Omega-3-Fettsäure DHA umgewandelt werden, sodass der DHA-Bedarf nur zum geringen Teil durch ALA gedeckt werden kann.[320]
- Lieferanten von Omega-3-Fettsäuren: EPA in Meeresalgen; DHA in Mikroalgenöl, Meeresalgen
- Vitamin B_{12}: Nahrungsergänzungsmittel, angereicherte Lebensmittel, Pflanzenmilch, Nährhefe (angereichert), fermentierte Sojaprodukte, Champignons
- Eisen: Nüsse, Samen, angereicherte Lebensmittel, grünes Gemüse, Hülsenfrüchte, Getreide (die zwei Letzteren wieder potenziell mikrobiom- und darmwandkrankmachend, s.o.)
- Zink: Bohnen, Nüsse, Samen, Hafer, Weizenkeime, Nährhefe
- Calcium: Tofu (Calciumset), angereicherte Pflanzenmilch und -saft, Grünkohl, Brokkoli, Sprossen, Blumenkohl, Bok Choi
- Jod: Meeresalgen, Preiselbeeren, Kartoffeln, Pflaumen, jodiertes Salz
- Vitamin D: von Flechten abgeleitete D3-Ergänzungen
- Insbesondere Sportler sollten außerdem Kreatin (Energieversorger der Muskeln) und β-Alanin supplementieren, da Muskel-Kreatin- und Muskel-Carnosin-Werte bei Vegetariern meist erniedrigt sind. Auch BCAA (freie Aminosäuren) sollten zugeführt werden.[321]
- Sonnengetrocknete Pilze können den Vitamin-D-Spiegel erhöhen.[322]

Die »Security« des Körpers: das Immunsystem

Ohne unser Immunsystem könnten wir nicht überleben. Beim kleinsten Anzeichen einer Bedrohung durch Krankheitserreger steht es bereit.

Viele Bakterien und Viren kann unser Immunsystem aus eigener Kraft unschädlich machen: eine Entzündung, ein paar Tage Fieber, und die Krankheit ist überstanden. Bei anderen oder zu vielen Erregern kann es diese in einer Art Pattsituation zunächst in Schach halten oder Impfungen und Medikamente können es unterstützen. Probleme bereiten ihm die Gesundheitsstörungen und Krankheiten, die gar keine Erreger haben: zum Beispiel Übergewicht, Diabetes, Herz-Kreislauf-Erkrankungen. Auch bei diesen Krankheiten spielt eine Immunreaktion eine Rolle: die »stille« Entzündung, in der Fachsprache niedriggradige Entzündungsreaktion genannt, kurz LGI (von dem englischen Fachbegriff low-grade inflammation). Die allerdings wirkt nicht gegen die Krankheit, sondern trägt womöglich zu ihrem Entstehen bei. Doch wie können wir unseren Organismus vor LGI und den Folgen schützen? Auch hier führt der Weg über die Bewegung und gesunde Ernährung.

Das Immunsystem, kurz vorgestellt

Seine Aufgabe: Körperfremde Substanzen und mögliche Krankheitserreger erkennen und abwehren.

Die Mitwirkenden: spezialisierte Immunzellen im Blut und im Gewebe. Dazu gehören z. B. Granulozyten, Makrophagen, T-Lymphozyten, T-Helferzellen, Plasmaproteine, z. B. Antikörper und Interleukine, (körpereigene Botenstoffe der Immunzellen); Haut und Schleimhäute. Sie sind eine natürliche Barriere gegen Krankheitserreger. Zusätzlich geben sie Oberflächensekrete mit chemischen Abwehrsubstanzen ab. Hinzu kommt das Mikrobiom im Magen-Darm- und im Urogenitaltrakt, das Erreger abwehrt, und die Haut-, Darm-, Mund- und Lungenbarriere, die die Erreger am besten gar nicht erst hereinlassen.

Worauf es reagiert: Vor allem auf Bakterien, Viren, Pilze, Parasiten, Verletzungen, aber auch auf äußere Einflüsse wie z. B. belastende Lebensbedingungen (Umweltverschmutzung, Lärm), unsere Ernährung, z. B. schlechte Fette in Pommes, Chips und Fertiggerichten, sowie auf Substanzen wie Nikotin und Alkohol. Das Immunsystem reagiert auch auf immaterielle Einflüsse wie z. B. seelischen Stress und sogar destruktive Gedanken. Wie wir leben, wie wir uns ernähren, wie viel wir uns bewegen, ob wir insgesamt gut oder schlecht mit unserem Körper umgehen, all das spiegelt sich auch im Zustand und in den Reaktionen unseres Immunsystems. Es empfängt Signale von allen unseren Sinnen und wird daher auch als universelles Sinnesorgan bezeichnet.

Wie es lernt: Seine Fähigkeiten sind zum Teil angeboren, zum Teil erworben. Die erworbenen Fähigkeiten sind Ergebnis seiner Anpassung an die aktuellen Lebensbedingungen und Herausforderungen.

Wie es sich nährt: Im Idealfall durch gute Ernährung und einen starken Organismus. Beides gibt dem Immunsystem ausreichend Kraft, mit Bedrohungen und Krankheiten umzugehen, ohne uns übermäßig zu schwächen. Wenn das nicht reicht, wird Energie aus anderen Bereichen des Organismus in Richtung Immunsystem umverteilt – mit der Folge, dass diese Bereiche geschwächt werden und unter Umständen mit Störungen, womöglich Krankheiten, reagieren.

Die Bestandteile des Immunsystems und ihre Aufgaben

1. Das antientzündliche angeborene Immunsystem: Schutz und Verteidigung. Ziel dieses Teils des Immunsystems ist es, nichts Fremdes in unseren Körper zu lassen und Giftstoffe unschädlich zu machen.

Dieses System existiert schon deutlich länger, als es Menschen gibt. Es besteht aus humoralen Stoffen (= Stoffe, die in Körperflüssigkeiten aktiv sind) wie Laktoferrin, Lysozyme und Human defensif 1 (HD1). Human defensif 1 wird aus Beta-Glucan gebildet, welches vor allem in Pilzen enthalten ist. Laktoferrin bekämpft Bakterien, Viren und Pilze und wirkt antientzündlich. Es ist in großen Mengen in der Muttermilch enthalten. Deshalb ist Stillen so wichtig: Es schützt das Neugeborene vor Erregern und gewährleistet gleichzeitig eine gute Hirnentwicklung, indem es Entzündungen, die normalerweise beim Essen entstehen, verhindert. Im späteren Leben wird Laktoferrin vor allem durch Bewegung gebildet, weshalb regelmäßige Bewegung so wichtig ist.

2. Proentzündliches angeborenes Immunsystem: Überwachung und Warnung. Dieser Teil des Immunsystems besteht aus Abwehrzellen, die Leukozyten genannt werden. Die drei großen Gruppen sind die Granulozyten, Lymphozyten und Makrophagen/Monozyten. Seine Aufgabe ist es, Gefahren außerhalb und innerhalb der Zelle wahrzunehmen und darauf zu reagieren. Wichtig zu wissen:

- Die Leukozyten reagieren auf Bestandteile von Krankheitserregern und eigene kaputte Zellen oder Schwermetalle, aber auch auf Triglyceride und zu viel Zucker im Blut.
- Seine Wirkungsweise ist zytotoxisch (zellschädigend), fieberauslösend, proentzündlich. Da es außerdem unspezifisch (unabhängig von den Symptomen) wirkt und nur sehr wenig dazulernt, braucht es, wenn es aktiviert ist, sehr viel Energie und ist dadurch sehr kostspielig für den Organismus und zerstört außerdem viel körpereigenes Gewebe.

- Eine gute Lebens- und Ernährungsweise mit wenig Triglyceriden und wenig anderen schädlichen Stoffen sowie ein ausgeglichener Blutzuckerspiegel ohne ständige Spitzen tragen dazu bei, dass dieser Teil des Immunsystems nicht ständig aktiviert ist.

3. Antigenpräsentierende Zellen (APC): Markieren und Aktivieren. Die APC sind die Brücke zwischen dem angeborenen und dem erworbenen Immunsystem. Antigenpräsentierende Zellen fressen Bestandteile von Krankheitserregern und körpereigenen Zellen. Diese präsentieren sie dann anderen Abwehrzellen auf ihrer Oberfläche und aktivieren so verschiedene Immunreaktionen und Abwehrzellen. Dabei ist die Immunantwort davon abhängig, ob die gefressenen Bestandteile abgestorben oder noch lebendig sind oder von körpereigenen Zellen stammten.

4. Das Th1 intrazelluläre Abwehrsystem: Zerstörung von Viren in der Zelle. Dieser Teil des Immunsystems wird vor allem bei Viren aktiv. Da Viren in die Zelle gelangen, wirkt dieses Abwehrsystem in der Zelle und ist damit zytotoxisch, d. h. die befallenen Zellen werden zerstört. Bei vielen Autoimmunkrankheiten ist dieses System überaktiv geworden.

5. Das Th2 humorale Abwehrsystem: Ausschalten von Erregern außerhalb der Zellen. Dieser Teil des Immunsystems wirkt durch Immunglobuline spezifisch (bezogen auf die Krankheitserreger) und antientzündlich gegen außerhalb der Zelle wirkende Krankheitserreger wie Bakterien, Parasiten und einige krank machende Pilze. Es kann überaktiv sein bei allen Arten von Allergien und auch auf bestimmte Nahrungsbestandteile mit Immunglobulin E.

6. Die regulatorischen T-Zellen: Stoppen von Überreaktionen. Dieser Teil des Immunsystems wirkt immuntolerant und kann in bestimmten Situationen die Aktivierung des Immunsystems unterdrücken. Einerseits kann es dadurch das Risiko für die Entstehung von Autoimmunkrankheiten und Allergien senken. Andererseits kann es, wenn es übermäßig aktiv ist, die Krebsentstehung fördern, da die Abwehr dann nicht mehr konsequent gegen Krebszellen, die jeder von uns hat, vorgehen kann.

7. Das Th-17-Abwehrsystem: letztes Aufgebot. Dieser Teil des Immunsystems ist extrem zytotoxisch, viel stärker als das Th1-System. Wenn es um Leben und Tod geht, wird quasi alles ins Kriegsfeld geschickt, was geht, auch auf Kosten eigener Zellen.

8. Das Komplement-System: unmittelbare Reaktion. Dieser Teil des Immunsystems ist auch angeboren. Es wird gleich am Anfang einer Entzündungsreaktion aktiv. Am Anfang einer entzündlichen Erkrankung steigen die Werte der Akute-Phase-Eiweiße, wie C-reaktives Protein, extrem. Sie verhindern die Ausbreitung der Entzündung und helfen bei ihrer Beseitigung. Außerdem binden sich Bestandteile des Komplementsystems an die Oberfläche von Bakterien und können diese so für andere Bestandteile des Immunsystem kenntlich machen.

9. Das Verhaltensimmunsystem: Entscheidung und Reaktion. Dieser Teil des Immunsystems ist als einziger proaktiv (»vorausplanend«). Es bestimmt über das Gehirn das Verhalten. Alle Sinnesorgane informieren das Immunsystem und lösen z. B. Ekel bei potenziell gefährlichen (Bakterien enthaltenden) Nahrungsmitteln aus.

So ist bei Kindern die Abneigung gegen unbekannte Nahrung auch Teil des Verhaltensimmunsystems. Unter anderem deshalb ist es falsch, Kindern Nahrung aufzuzwingen, vor der sie sich ekeln, denn das führt später zu Nahrungsmittelintoleranzen, so gesund die Nahrung auch erscheint.

Immunsystem aktivieren – 14 Top-Tipps

1. Schützen Sie Ihre Barrieren (Seite 176)

2. Ausreichend Schlaf (Seite 189): Unzureichender Schlaf sowie unregelmäßige Schlaf-wach-Zyklen können die Gesundheit und das Immunsystem beeinträchtigen, proentzündlich wirken und zu einer erhöhten Anfälligkeit für Virusinfektionen führen.[323] Schlafen Erwachsene weniger als 6 Stunden, sind sie beispielsweise anfälliger für Erkältungen.[324] Auf der anderen Seite kann ausreichend Schlaf das Infektionsrisiko senken sowie den Infektionsverlauf und die Impfreaktionen verbessern.[325] Bereits 2002 konnte gezeigt werden, dass bei Versuchsteilnehmern, die in einem Zustand von Schlafmangel gegen Grippe geimpft wurden, die Zahl der Antikörpertiter hinterher nur halb so hoch war wie bei der Vergleichsgruppe, die nicht von Schlafmangel betroffen war.[326] Achten Sie daher vor einer Impfung auf ausreichenden und guten Schlaf. Interessant ist auch, dass Osteopathie die Impfreaktion verbessern kann.[327]

3. Begrenzen Sie Ihren Stress: Zu viel lang andauernder Stress wirkt proentzündlich und führt zu einem Ungleichgewicht von Immunreaktionen.[328]

4. Viel und eine hohe Vielfalt von Gemüse essen: Zahlreiche darin enthaltene Inhaltsstoffe stärken die Immunität. Antioxidanzien vermindern Entzündungen.[329] Ballaststoffe, Sauerkraut und andere fermentierte Nahrungsmittel unterstützen das Mikrobiom (Seite 138).[330] Vitamine verringern das Risiko, sich zu erkälten.[331] Auch Probiotika helfen.

Die Anzahl der Pflanzenarten (Gemüse, Obstsorten, Kräuter), die konsumiert werden, bestimmt die mikrobielle Vielfalt. Einige Pflanzen zeigen auch spezifische Wirkungen auf das Immunsystem, z. B. antivirale wie Knoblauch, Zwiebeln, Kurkuma, Rosenwurz (Rhodiola Rosea), Polyphenole (z. B. im Grüntee und in Blaubeeren), Tragantwurzel (Astragalus membranaceus).

5. Regelmäßig Pilze essen: Interferon-Gamma, ein Glykoprotein, das immunstimulierend wirkt, schützt insbesondere gegen virale Infektionen.[332] Pilze führen durch ihren Glucangehalt zu einem Anstieg von Interferon-Gamma[333] So erhöhen schon kleinste Mengen von Austernpilzen die Interferon-Gamma-Werte.[334] Belegt sind insbesondere Wirkungen von Vitalpilzen wie Coriolus (Polysaccharidopeptiden PSK und PSP: antiviral und antibakteriell)[335] und Reishi (hoher Gehalt an Triterpenen: antientzündlich)[336], außerdem senken beide den oxidativen Stress in der Lunge. Maitake wirkt besonders im Verdauungstrakt antiviral und antientzündlich. Cordyceps soll stärkend auf Lunge und Immunsystem wirken.[337] Die Vitalpilze können als Kapseln oder Pulver zusätzlich eingenommen werden. Allerdings ist das Essen verschiedener Pilze sinnvoll, da jeder Pilz unterschiedliche Glykane und andere Wirksubstanzen enthält und die Variabilität besonders wirksam ist.[338]

6. Gesunde Fette essen: Olivenöl, Omega-3-Fettsäuren, z. B. in Lachs, verbessern die Immunantwort auf Pathogene und vermindern Entzündungsreaktionen.[339] Streptomyces (Bakterienarten) in Lachs aus bestimmten Wasserkulturen haben antibakterielle, antimykotische und antivirale Wirkung.[340]

7. Süßigkeiten, Softdrinks, Fruchtsäfte und Brot reduzieren: Sie begünstigen Entzündungen, Insulinresistenz und LDL-Cholesterin[341], außerdem die Entstehung von Übergewicht[342] und Diabetes; beides schwächt das Immunsystem.[343]

8. Viel Bewegung und regelmäßige Unterbrechungen des sitzenden Lebens: Regelmäßige moderate Bewegung erhöht die Immunkompetenz und senkt das Infektionsrisiko.[344] Genießen Sie, zusätzlich zu Unterbrechungen des Sitzens, für etwa 30 Minuten täglich zügige Spaziergänge, Dauerläufe, kurze Sprints, Intervalltraining oder andere Übungen, möglichst an der frischen Luft.

9. Entspannende, freudebringende Aktivitäten: Gehirn, Emotionen und Immunsystem sind aufs Engste miteinander verknüpft.[345] Lachen Sie viel, schauen Sie lustige Filme an, teilen Sie sich mit und verbringen Sie Zeit mit Ihren Liebsten und Freunden.[346] Diese Aktivitäten unterstützen eine allgemein gute Immunlage. Lachen stimuliert zudem den Lymphfluss.

10. Regelmäßige Waldspaziergänge: Zahlreiche Stoffe in den Pflanzen des Waldes stärken die Immunabwehr, beispielsweise durch Aktivierung der natürlichen Killerzellen.[347] Machen Sie dort gerne auch Atemübungen (Seite 106).

11. Regelmäßig kalt duschen: Eine kurze kalte Dusche am Morgen wird mit einer Verbesserung des Befindens bei Erwachsenen (soweit sie nicht an mehreren ernsten Erkrankungen auf einmal leiden) in Verbindung gebracht.[348] Die kalte Dusche erhöht auch die körpereigene Cortisolproduktion. Cortisol ist, gemeinsam mit Omega-3-Fettsäuren und Vitamin D, wichtig für eine regelhafte Beendigung von Entzündungsreaktionen).

12. Intervallfasten (Seite 154) erhöht den Immunschutz und hat zahlreiche weitere positive Effekte. Wird es wiederholt oder dauerhaft praktiziert, steigt langfristig die Widerstandskraft gegen spätere gesundheitliche Herausforderungen. Allerdings kann Fasten zwar die Heilung von bakteriellen Infektionen fördern, bei Virusinfektionen zeigen Studienergebnisse hingegen das Gegenteil, hier ist Essen die bessere Möglichkeit zur Bekämpfung.[349]

13. Nahrungsergänzungsmittel einnehmen – mit Bedacht. Folgende Nahrungsergänzungsmittel können die allgemeine Immunantwort stärken:

- Vitamin C (durch Obst, Gemüse und eventuell auch zeitlich begrenzte Supplementierung höherer Dosen von beispielsweise 1–2 Gramm)[350]
- Nahrungsergänzungsmittel mit Zink können die Dauer der Symptome einer Erkältung verkürzen und können die Metallothioneine (eine Art Proteine) beim Bekämpfen von Viren unterstützen.[351]
- Vitamin D, etwa 150 Mikrogramm täglich in den Wintermonaten: Einige Studien stützen die Hypothese, dass eine optimale Versorgung mit Vitamin D bei Atemwegsinfektionen durch Viren die Funktionen des Immunsystems stützen kann.[352]

Kalt duschen: Wachmacher und Immun-Booster

Regelmäßige kurze kalte Bäder als Heilmittel sind durch den berühmten »Wasserarzt« Sebastian Kneipp (1821–1890) populär geworden. Bäder und Wassergüsse waren Teil seines ganzheitlichen Behandlungskonzepts, zu dem auch die Anwendung von Heilpflanzen sowie Bewegung und gesunde Ernährung gehörten. Kneipps Ansätze wurden in viele andere Gesundheitskonzepte übernommen und weiterentwickelt. Mit Kaltwasseranwendungen, die laut Kneipp eine Minute nicht übersteigen sollten, werden mittels Temperaturreizen über die Haut kurzzeitig Blutgefäße verengt und anschließend erweitert. Dies fördert die Durchblutung im gesamten Körper, stärkt das Immunsystem, regt Kreislauf, Stoffwechsel und Nervensystem an und belebt den Körper. So können Sie mit Wasseranwendungen Ihr Immunsystem stärken:

Morgens 15 Sekunden bis 2 Minuten kalt duschen, vor allem im Herbst zur Vorbereitung auf die kalte Winterzeit. Bauen Sie die Dauer des Kaltduschens langsam auf. Achten Sie darauf, dass Sie vorher gut gewärmt sind. Sie können gerne auch mit einer warmen Dusche beginnen, bis der Körper warm ist.

Kneipp-Güsse: Am besten einen Schlauch nutzen und diesen am vorderen Ende mit einer Hand festhalten. Immer an der herzfernsten Stelle am Hand- oder Fußrücken beginnen. Bei kalten Güssen vorher einatmen und beim Guss ausatmen.

Wechselgüsse mit warmem Wasser (36–38 °C) für eine Dauer von etwa einer halben Minute. Anschließend erfolgt ein kalter Guss von 5–10 Sekunden. Dies kann zweimal wiederholt werden. Es sollte dabei kein Frösteln auftreten

Wassertreten im Wasser bis unter die Kniekehle bei einer Wassertemperatur von unter 18 °C, auch abends gut zum Einschlafen. Danach warme Strümpfe anziehen.

Studien haben Erfolge noch stärkerer Kältereize zur Stimulation der Immunabwehr gezeigt. Dies wird von dem Niederländer Wim van den Hof empfohlen, am besten in Verbindung mit der Blasebalgatmung (Seite 107), die vorher für einige Minuten ausgeführt werden soll. Seiner Erfahrung nach hat diese Kombination eine große Auswirkung auf das Immunsystem und trainiert das Herz-Kreislauf-System. Untersuchungen belegten, dass dadurch Entzündungsreaktionen vermindert werden konnten.

14. Nachhaltig gestörte Strategien des Immunsystems müssen wieder geändert werden. Sprechen Sie falls nötig Ihren Osteopathen oder Facharzt zur Unterstützung an. Osteopath/-innen behandeln das Immunsystem z. B. über Drainagetechniken und Pumptechniken des Lymphsystems[353], z. B. bei einer Lungenentzündung[354]. Osteopathische Techniken können zudem das immunologische Profil bestimmter Zytokine (Proteine, die als Botenstoffe wirken) und weißer Blutkörperchen verändern.[355]

Bei Fieber: Selbsthilfetechnik zur Lymphdrainage

Sie können auch selbst Hand anlegen: mit einer einfachen Methode zur Lymphdrainage.

Osteopathie kann auch bei fiebrigen Erkrankungen gut unterstützen. Zu Beginn der Osteopathie war dies sogar eine der Hauptindikationen für eine osteopathische Behandlung. Aber auch Sie selbst können einiges tun. Das Wichtigste: Bettruhe. Zusätzlich können Sie die folgende Drainage-Technik anwenden.

Öffnung der Hauptabflusswege:

1. Legen Sie die gebeugten Zeige-, Mittel- und Ringfinger im inneren Bereich der Schlüsselbeine an das Gewebe hinter den Schlüsselbeinen. Drücken Sie mit den Fingern 5–10-mal sanft nach unten.

Verbesserung des Lymphabflusses aus dem Kopf:

2. Streichen Sie beidseitig mit allen Fingern beider Hände vom Stirnbereich sanft über das Gesicht und den Hals bis zum inneren Drittel der Schlüsselbeine. Dreimal ausführen.
3. Streichen Sie beidseitig mit allen Fingern beider Hände seitlich am Kopf, vom Scheitelbereich seitlich zum Hals und von dort zum inneren Drittel der Schlüsselbeine. Dreimal ausführen.
4. Streichen Sie beidseitig mit allen Fingern beider Hände vom Hinterkopf in den Nacken und von dort nach vorne bis zu dem inneren Drittel der Schlüsselbeine. Dreimal ausführen.

Stimulieren des Lymphabflusses im zentralen Bereich des Körpers:

5. Streichen Sie mit den Fingern beider Hände vom Bauchnabel nach oben bis zum Brustbein und dann seitlich zu dem inneren Bereich der Schlüsselbeine. Dreimal ausführen.
6. Streichen Sie seitlich mit den Fingern beider Hände auf der Vorderseite des Körpers nach oben bis zu den Schlüsselbeinen. Dreimal ausführen.

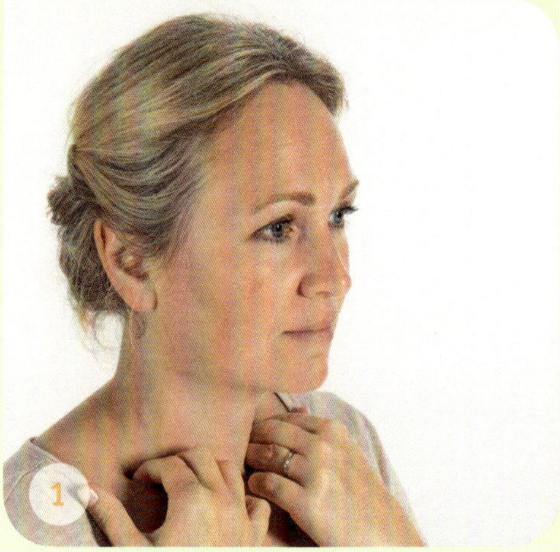
1

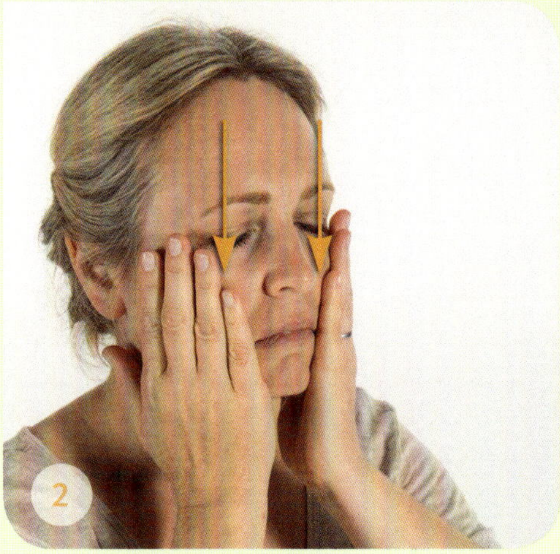
2

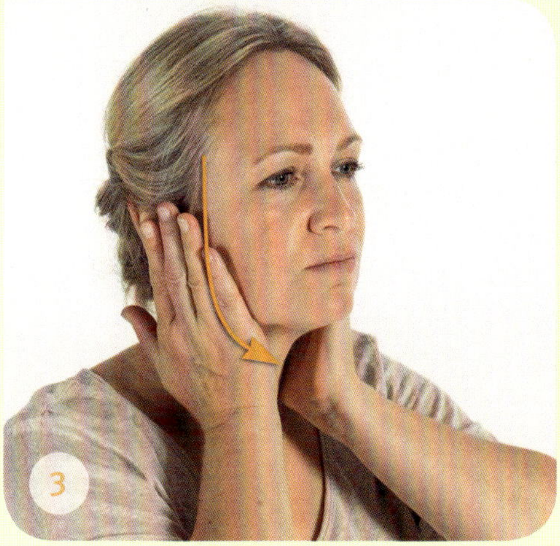
3

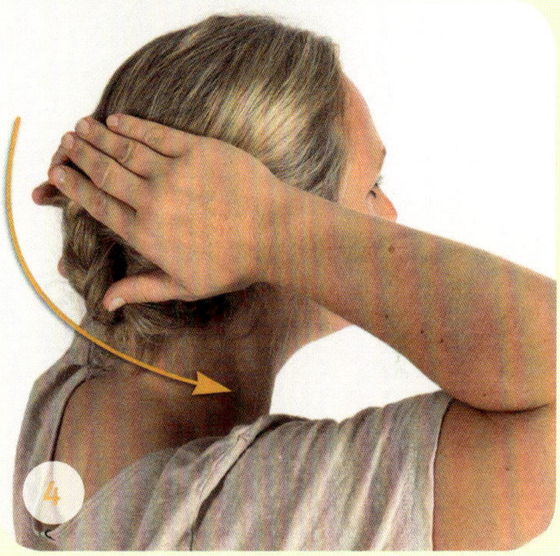
4

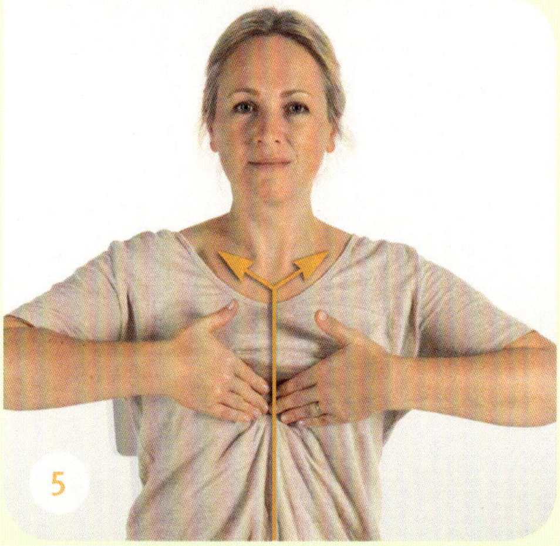
5

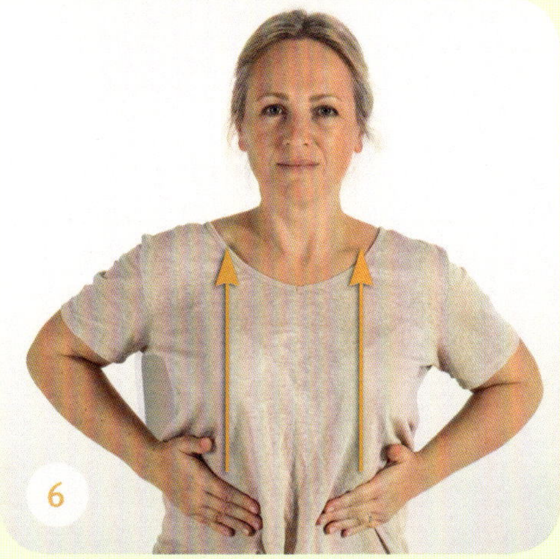
6

Verbesserung des Lymphabflusses aus den Armen:

7. Drücken Sie rhythmisch 5–10-mal sanft mit den Fingern der gegenüberliegenden Hände in die Achseln, um den Lymphabfluss aus den Armen anzuregen.
8. Streichen Sie mit der rechten Hand von der Rückseite der Finger der linken Hand nach oben entlang der Rückseite des Armes bis in die Schultergegend und von dort in die Achsel. Dreimal ausführen.
9. Streichen Sie mit der rechten Hand von der Innenseite der Finger der linken Hand nach oben entlang der Innenseite des Armes bis in die Achsel. Dreimal ausführen.

Dann gehen Sie für den rechten Arm entsprechend mit der linken Hand vor.

Verbesserung des Lymphabflusses aus den Beinen:

10. Drücken Sie rhythmisch 5–10-mal sanft mit den Fingern beider Hände in die Leistengegend, um den Lymphabfluss aus den Beinen anzuregen.
11. Streichen Sie mit beiden Händen vom Fußspann des linken Fußes entlang der Vorderseite des Beines in die Leistengegend. Dreimal ausführen.
12. Streichen Sie mit einer oder mit beiden Händen von der Fußsohle des linken Fußes entlang der Rückseite des Beines in die Gesäßregion und von dort nach vorne in die Leistengegend. Dreimal ausführen.

Dann gehen Sie für das rechte Bein entsprechend vor.

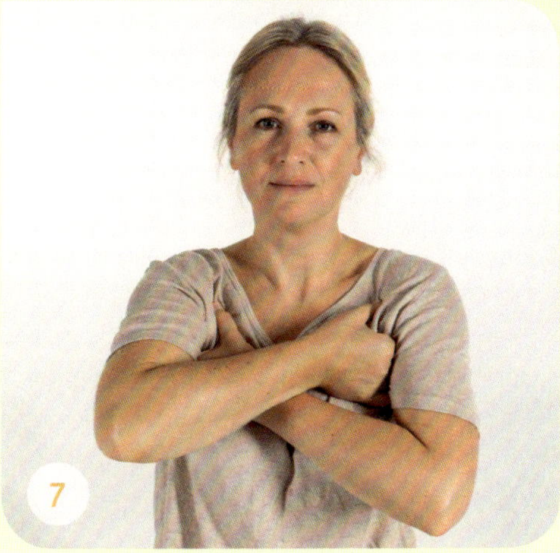
7

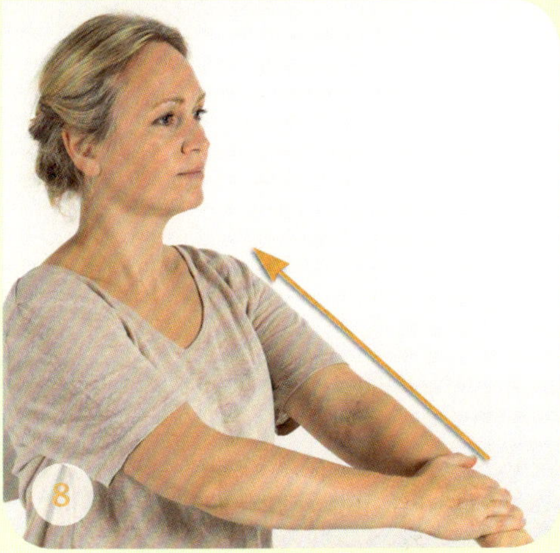
8

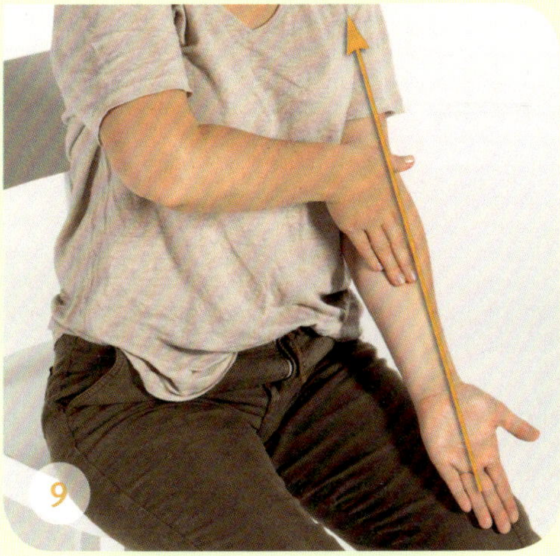
9

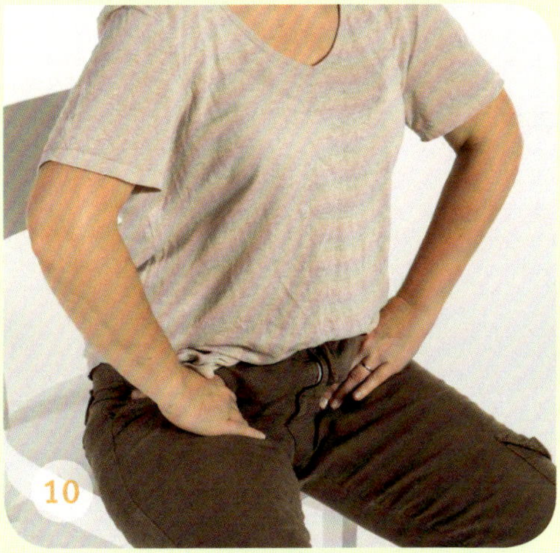
10

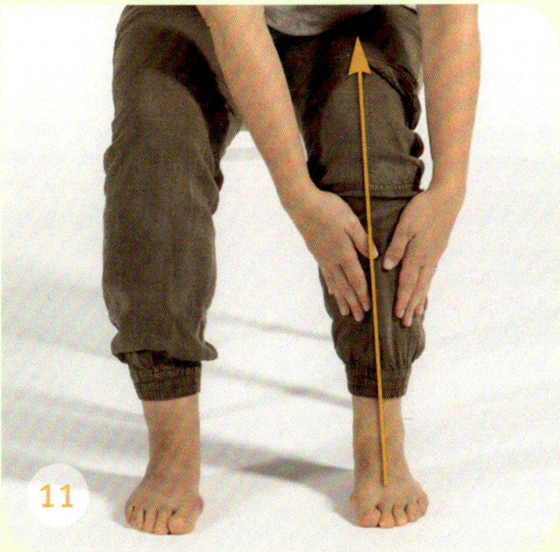
11

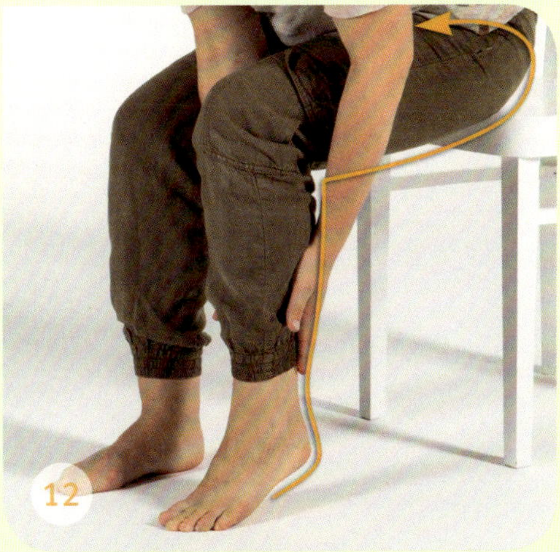
12

Niedriggradige Entzündungen

Was wir 2020/21erlebt haben – die weltweite Ausbreitung eines hoch ansteckenden, unter Umständen tödlichen Virus –, war bis ins frühe 20. Jahrhundert Alltag. Infektionskrankheiten, ausgelöst durch Bakterien und Viren, waren z. B. Ende des 19. Jahrhunderts, der Entstehungszeit der Osteopathie in den USA, die Haupttodesursache. Durch Senkung der Geburts- und Säuglingssterblichkeit sowie die Entwicklung wirksamer Therapien und Hygienemaßnahmen sowie von Medikamenten (Penicillin, Antibiotika) und Impfstoffen konnten die Infektionskrankheiten stark zurückgedrängt werden. So hat sich die Lebenserwartung der Menschen in den entwickelten Ländern fast verdoppelt. Die Corona-Pandemie wird dieses Gesamtbild wahrscheinlich wenig verändern.

Zeitgleich hat sich jedoch eine andere Gesundheitsgefahr entwickelt: die der chronischen, nicht übertragbaren Krankheiten. So leiden laut einer empirischen Studie von 2018 fast die Hälfte (ca. 45 %) der US-Amerikaner an mindestens einer chronischen Gesundheitsstörung.[356] In Deutschland sind es 48 %, so eine Umfrage der Kassenärztlichen Bundesvereinigung von 2017 an 5600 Bundesbürgern.

Krankheiten, bei denen LGI eine Rolle spielen

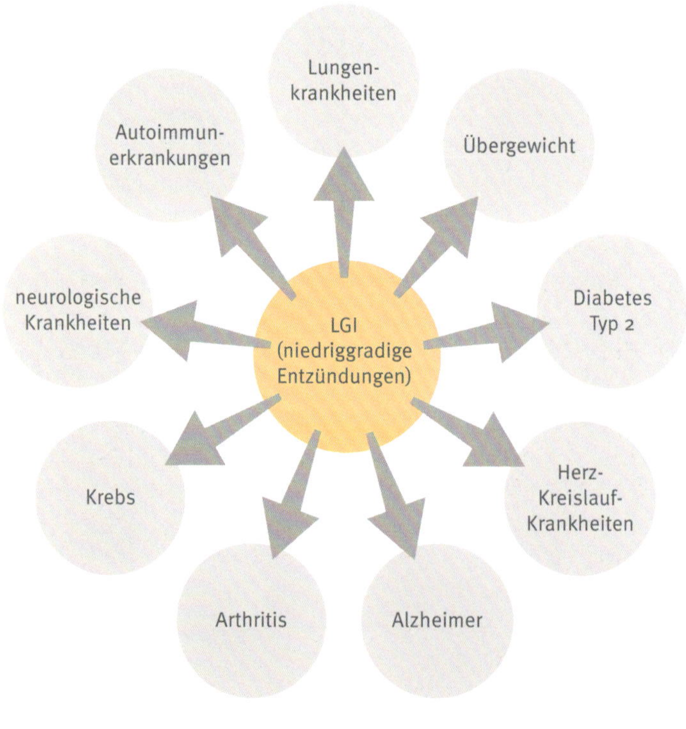

Die neuen Plagen

Häufige Beeinträchtigungen und Krankheiten, vor allem in den Industrieländern:

- Allgemeine Beschwerden: Müdigkeit, Bewegungsunlust, Erschöpfung, Konzentrationsstörungen, Leistungsminderung
- Herz-Kreislauf-Erkrankungen: z. B. Bluthochdruck, Atherosklerose, Herzkrankheiten
- Stoffwechsel- und hormonelle Störungen: Insulinresistenz, Diabetes mellitus (v. a. Typ 2), Schilddrüsenüberfunktion, Schilddrüsenunterfunktion
- Fettleibigkeit
- Krebserkrankungen: z. B. Darm-, Brust-, Prostata- und Lungenkrebs
- Rücken-, Gelenk- und Knochenerkrankungen, z. B. Tendinopathie (Erkrankung der Sehnen, z. B. durch Überlastung, Verschleiß), Schleimbeutelentzündung, Arthrose, rheumatoide Arthritis, Bandscheibenvorfall, evtl. Osteoporose
- Atemwegserkrankungen, z. B. Asthma, COPD, Bronchitis
- neurodegenerative Krankheiten, z. B. Schlaganfall, Alzheimer, Parkinson, Demenz
- Allergien, z. B. Heuschnupfen, Hausstaubmilbenallergie, Lebensmittelallergie)
- psychische Erkrankungen, z. B. Depression, Burn-out
- Magen-Darm-Erkrankungen, z. B. Reizdarmsyndrom, Colitis ulcerosa, Morbus Crohn
- Mundkrankheiten
- bestimmte Nierenerkrankungen
- Krankheiten des Reproduktionssystems (u. a. der Fortpflanzungsorgane)
- Störungen und Krankheiten der Haut (z. B. Dermatitis)

Entzündungen als Ursache von Krebs und Diabetes?

Chronische Erkrankungen haben keinen Erreger, doch möglicherweise gibt es ein Phänomen, auf das sie alle zurückgehen: eine bestimmte Form der Entzündungsreaktion, die »systemisch« ist, also im Organismus aus sich selbst heraus entsteht. Der Fachausdruck ist niedriggradige Entzündungsreaktion (engl. low-grade inflammation, LGI). Sie könnte ein Erklärungsmodell für viele chronische Erkrankungen liefern.[357]

Die Erklärung, die viele Wissenschaftler/-innen für wahrscheinlich halten, sieht, vereinfacht gesagt, so aus: Während es bei den akuten Infektionskrankheiten Erreger gibt, stehen bei chronischen Erkrankungen »anthropogene« (vom Menschen gemachte) Auslöser im Vordergrund. Das sind vor allem gesundheitsschädigende kollektive und individuelle Lebensweisen und vom Menschen geschaffene negative Umwelteinflüsse – die »Nebenwirkungen« des Fortschritts, der jedenfalls der westlichen Welt mehr Wohlstand und auch eine höhere Lebenserwartung gebracht hat.

Wie eine »stille« Entzündung dem Organismus schadet

An sich ist eine Entzündung eine heilsame Reaktion des Organismus: Das Immunsystem arbeitet, um die Krankheitserreger unschädlich zu machen. Wenn ihm das – aus eigener Kraft oder mit Unterstützung von Medikamenten – gelungen ist, klingt die Entzündung ab. Das Gleichgewicht im Körper – die Homöostase – ist wiederhergestellt. Die »stille«, niedriggradige Entzündung (LGI) dagegen macht offenbar auf Dauer krank. Mehrere Studien haben gezeigt, dass LGI einer Vielzahl chronischer Erkrankungen zugrunde liegen, bei denen jeweils mehrere Ursachen zusammenkommen.[358]

Faktoren und Einflüsse, die von Lebensbedingungen und -gewohnheiten abhängen (z. B. krank machende Ernährung, zu häufiges Essen, seelischer Stress, viel Sitzen) aktivieren das Immunsystem nur leicht, sodass es mit einer LGI reagiert. Sie ist zunächst nicht oder wenig spürbar, klingt aber auch nicht ab. Ähnlich verhält es sich bei unvollständiger Heilung und schwacher Belastung durch zu viele Krankheitserreger, die das Immunsystem durch eine LGI in einer Art Pattsituation in Schach halten.

Eine LGI betrifft hauptsächlich das angeborene Immunsystem, das im Hinblick auf den Verbrauch von Energie, Proteinen und bestimmten Mineralstoffen wie Calcium und Magnesium sehr »kostspielig« für den Organismus ist. Daher können chronisch-entzündliche Erkrankungen große Beeinträchtigungen mit sich bringen.

Besteht die LGI weiter, kommt es in der Folge zu weiteren Störungen im Stoffwechsel, die schließlich die Entstehung chroni-

Die Unterschiede zwischen akuter und niedriggradiger Entzündung

akute Entzündung	niedriggradige Entzündung (LGI)
hundertfacher Anstieg und mehr von wichtigen Immunmarkern	nur 4–6-facher Anstieg an Immunmarkern
klar identifizierbare Erreger, Fremdstoffe oder Verletzungen	von Anthropogenen (Lebensstil sowie Umwelteinflüssen) bedingte Risikofaktoren, Ursachen und Auslöser
kurzfristige Reaktion des Immunsystems, die zu akuter Allostase führt (Allostase = Anpassungsreaktionen des Organismus, z. B. bei Stress)	zeitweise oder anhaltende Reaktion des Immunsystems auf bestimmte Anthropogene, die zu chronischer Allostase führt
erhöhter Stoffwechsel	verringerter Stoffwechsel
mehr lokale als systemische Wirkungen (systemisch, hier: den gesamten Organismus betreffend)	mehr systemische als lokale Auswirkungen
Beseitigung von Erregern, Reparatur des geschädigten Gewebes oder Tod durch Immunreaktionen	Pattsituation (keiner gewinnt) zwischen Erregern und Wirt (Mensch)
Heilung der Krankheit	Leben mit der Störung, als Folge davon chronische Krankheiten

scher Krankheiten begünstigen oder auslösen.

Warum wird das Immunsystem mit der LGI offenbar nicht oder nur schwer fertig? Eine Theorie besagt, dass der Umgang mit Bakterien und Viren seit Generationen eingeübt ist und diese Fähigkeit mit dem Erbgut weitergegeben wird. Lebensstil und Umwelteinflüsse des 20. und 21. Jahrhunderts sind dagegen vergleichsweise neu und unser Immunsystem hat sich beidem noch nicht angepasst.

Wenn das Immunsystem hohe Anforderungen zu erfüllen hat, wird Energie aus anderen Bereichen des Organismus dorthin umgeleitet. Dieses evolutionär angelegte Verhalten hat nur ein Ziel: Energie einsparen und weitere Schäden vermeiden.

Energietransfer und die Folgen

geben Energie ab	nimmt Energie auf	mögliche Folgen
Bindegewebe (Bänder, Sehnen, Haut)	Immunsystem	Verletzungsgefahr und Heilungsverzögerung
Darm		Verdauungsstörungen
Fortpflanzungssystem		Unfruchtbarkeit
Muskeln		Verletzungsgefahr und Heilungsverzögerung
Gehirn		sozialer Rückzug
seelische Widerstandskraft		Depression

Was LGI begünstigt

Es tragen immer mehrere Auslöser zu einer LGI bei. Faktoren können sein:

- Bewegungsverhalten: zu wenig Bewegung, vorwiegend sitzender Lebensstil, aber auch Übertraining
- Ernährung: zu viel und zu häufiges Essen, schlechte Fette, zu viel Zucker, zu kalorienreich, auch Unterernährung
- Umweltfaktoren: Luft-/Wasserverschmutzung, Xenobiotika (Seite 140), Monokultur, Schwermetallbelastungen, Elektrosmog, Lärm
- Lebensrhythmus: Störungen des Biorhythmus (Seite 236), wie Schlafmangel, Schlafstörungen (Seite 189)
- Ungleichgewicht pro- und antientzündlicher Fettsäuren (Seite 144)
- gestörte Körperbarrieren (Seite 176)
- Bauchfett (Seite 71)
- Störungen des Mikrobioms (Seite 138)
- Beruf: Existenzangst, Berufsrisiken, Mobbing, Burn-out
- Drogen: Rauchen, Alkohol, Freizeitdrogen
- Sonnenlicht: zu viel (Hautkrebs) oder zu wenig (Vitamin-D-Mangel)
- seelische Gesundheit: zu viel ungesunder psychologischer Stress, Angstzustände, Depression
- Beziehungen: Konflikte, Überforderung (z. B. durch Pflege von Angehörigen), soziale Isolation (Seite 186)
- Gesellschaft: soziale Ungleichheit (Seite 246)
- transgenerationale Vorbelastung, z. B. bei Nachkommen von Kriegsflüchtlingen

Man könnte auch sagen: Jeder lang anhaltende ungelöste Missstand, jedes lang anhaltende ungelöste Problem kann das Immunsystem aktivieren. Auch die Sinnesorgane können dann hypersensibel werden und das Immunsystem stimulieren.

Wie Sie eine ständige Erregung des Immunsystems vermeiden

1. Regelmäßige Sitzunterbrechungen, möglichst alle 30–60 Minuten, und viel Bewegung über den Tag durchführen.

2. Präprandiale Bewegung: Indem Sie sich für etwa 5 Minuten vor dem Essen ausgiebig bewegen, aktivieren Sie Ihre Muskulatur – Ihre sogenannte »Muskeldrüse«. Diese verbraucht dann den Blutzucker und das Immunsystem hat nicht nur weniger Energie, sondern das angeborene antientzündliche Immunsystem produziert zudem noch einen antientzündlichen, antibakteriellen, antiviralen und antimykotisch (gegen Pilzerkrankungen) wirkenden Schutzstoff – das Laktoferrin. Dieser Vorgang bewirkt, dass die natürliche kurzfristige Entzündungsreaktion nach der Nahrungsaufnahme geringer ausfällt als ohne Bewegung.

3. Avocado, Scampis, Algen essen: diese Nahrungsmittel tragen ebenfalls zu einer geringeren Entzündungsreaktion nach dem Essen bei.

4. Schlechte Fette (Transfette, Omega-6-FS) und Lebensmittel mit hoher glykämischer Last (Kohlenhydrate pro 100 Gramm) reduzieren: Das Verzehren von Chips, Pommes, den meisten Fertiggerichten sowie Süßigkeiten, Softdrinks, Fruchtsäften, Brot, Pizza, Nudeln, Kartoffeln, etc. löst Entzündungsreaktionen aus. Weglassen oder reduzieren.

5. Mahlzeitenfrequenz reduzieren: Nicht häufiger als 2–3-mal Tag pro Tag essen, damit das Immunsystem nicht ständig aktiviert wird. Achtung: Snacks zählen als Mahlzeit!

6. Früh am Abend essen: Nehmen Sie die letzte Tagesmahlzeit im Sommer nicht später als 19–20 Uhr und im Winter nicht später als 17–18 Uhr ein.

7. Wenig Kohlenhydrate bei der letzten Mahlzeit einnehmen: Dadurch wird verhindert, dass das Immunsystem nachts überaktiv wird.

8. Stressregulation

9. Aufgestaute Probleme und lang anhaltende Konflikte lösen und nicht auf die lange Bank schieben.

10. Ausreichend und gut schlafen: Erwachsene brauchen in der Regel 7–9 Stunden.

11. Mängel beheben: Omega-3-Fettsäuren, Vitamin D, Jod, B-Vitamine, Cholin, Proteine, Q10, etc. Diese Substanzen haben größtenteils antientzündliche Wirkungen und sind wesentlich für ein normales Funktionieren des Immunsystems.

12. Chlorella und Spirulina (etwa je 3–4 Gramm/Tag): Diese Algen unterstützen die Mitochondrien beim aeroben Stoffwechsel.

13. Safran (bis zu 30 mg täglich) kann die Reaktivierung des Immunsystems verhindern, indem es die periphere Serotoninaufnahme hemmt.

14. Salvia officinalis (Garten-Salbei): Dadurch wird das Immunsystem beruhigt. Eine bis 3 Tassen à 1,5 Gramm pro Tag als Tee aufbrühen, aber nicht während des Stillens, da es den Milchfluss hemmt.

Manchmal reichen diese Maßnahmen möglicherweise nicht aus, insbesondere, wenn eine LGI schon lange besteht. Dann ist es sinnvoll, eine Fachkraft aufzusuchen.

Mögliche Anzeichen einer LGI (Auswahl)

Diagnosen	Symptome
Adipositas	Antriebslosigkeit
Autoimmunkrankheiten	Bauchfett
Bluthochdruck	Haarausfall
chronisches Müdigkeitssyndrom	Körpertemperatur leicht erhöht oder gesenkt
Depression	Libidoverlust
entzündungsbedingte Anämie	Müdigkeit
erhöhte Anzahl von Fettzellen in entzündetem Gewebe	Muskelverletzungen
Fettstoffwechselstörungen	Nagelrillen, brüchige Nägel
Fibromyalgie	Rückenschmerzen, chronisch
Hautkrankheiten	Schlafstörung
Hormonstörungen	Schmerzempfindlichkeit
Insulinresistenz (Seite 146)	Stimmungsschwankungen
Magersucht	Verletzungsanfälligkeit
Muskelatrophie	Zuckersucht verbunden mit Energiemangel
Sehnenentzündungen u. a. Probleme der Sehnen	
Unterernährung	
verminderte Knochendichte, Osteoporose	

Ursachen und Folgen einer LGI

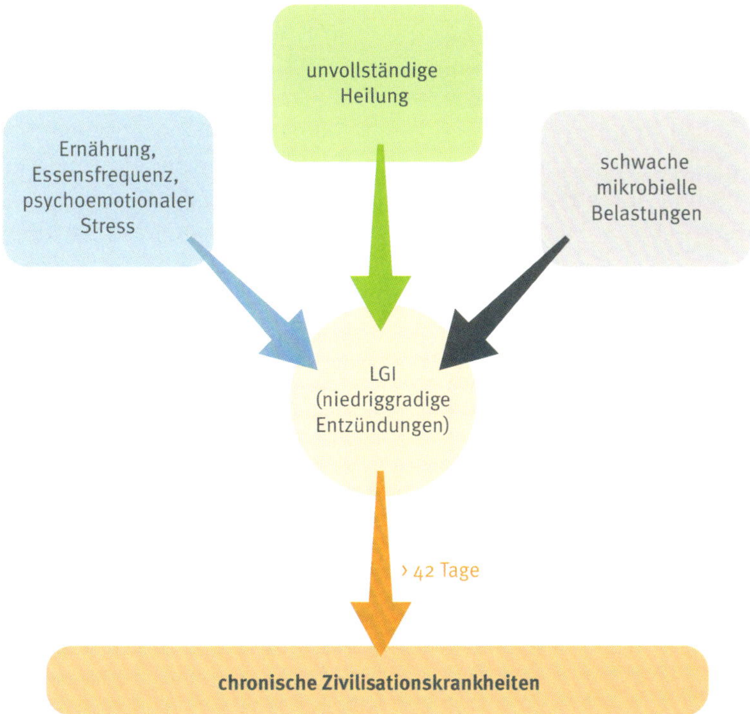

Die Barrieren des Körpers

Der Mundraum, der Darm, die Haut, die Lunge: Diese ganz unterschiedlichen Körperregionen schützen den Organismus vor Infektionen.

Unsere Lebensbedingungen und vor allem die Lebensweise tragen dazu bei, dass die Barrieren in Mundraum, Darm, Haut und Lunge löchrig werden. Dieser Prozess ist an vielen chronischen Krankheiten beteiligt. Die gute Nachricht: Er lässt sich stoppen, zum großen Teil auch rückgängig machen. Wir haben es in der Hand!

Die Mundbarriere

Der Mundraum ist die erste »Eingangstür«, durch die Erreger in den Körper gelangen. Deshalb ist er auch besonders geschützt, z. B. durch die Mandeln im Mund- und Rachenraum. Zusammen mit dem Magen-Darm-Bereich erstreckt sich diese weit verzweigte Körpergrenze über eine Oberfläche von unglaublichen 500 m^2. Die Haut, die oft als »das größte Organ« des Menschen bezeichnet wird, hat dagegen eine Oberfläche von etwa 2 m^2.

Etwa 80 % der Immunzellen befinden sich im Mund- und Rachenraum sowie in Magen und Darm. Denn dieser riesige Übergangsbereich muss einerseits geschützt werden und dient andererseits auch als Trainingsfeld für viele Abwehrzellen.

Gesunde Zähne, starker Organismus

Mehr als jeder zweite Erwachsene in Deutschland leidet an Parodontitis.[359] Das ist eine bakterielle Entzündung der umgebenden und stabilisierenden Gewebe der Zähne sowie der Kieferknochen. Diese chronisch entzündliche Krankheit führt langfristig zur Zerstörung von Zähnen und zum Verlust des Kieferknochens, in dem sie verankert sind. Parodontitis beginnt nicht selten schleichend und unbemerkt.

Wildtiere betreiben keine Zahnpflege. Dennoch behalten die meisten – anders als der Mensch – ein Leben lang gesunde Zähne und gesundes Zahnfleisch. Das weist darauf hin, dass auch hier Lebensstilfaktoren beteiligt sind, z. B. Rauchen, Ernährung, Diabetes[360], Insulinresistenz auch bei Normalgewichtigen[361], psychologischer Stress, Fettleibigkeit[362], Osteoporose und bestimmte Mundraumerreger[363] sowie Bewegungsmangel[364]. Bestimmte Erkrankungen, wie die Hashimoto-Thyreoiditis (die häufigste Form der Schilddrüsenentzündung), können die Entstehung einer Parodontitis begünstigen.[365] Auch genetische Faktoren spielen eine große Rolle.[366]

Wie Parodontitis auf den Organismus wirkt

So unglaublich es erscheint: Sogar bei der Entstehung von Bandscheibenvorfällen könnte der Mundraum eine Rolle spielen. Eine entzündliche Erkrankung im Mundraum beeinträchtigt das allgemeine Wohlbefinden und weit von der Mundhöhle entfernte Bereiche können betroffen sein.[367] Eine Reihe von Studien belegt, dass Zahnfleischentzündungen zahlreiche systemische chronische Erkrankungen auslösen, begünstigen oder verschlimmern.[368] Bei fortgeschrittener Parodontalerkrankung zeigen sich erhöhte Werte des C-reaktiven Proteins, die als ein Indikator für Entzündungen im Körper angesehen werden.[369]

So ist Parodontitis ein separater Risikofaktor für Herz-Kreislauf-Erkrankungen[370], rheumatoide Arthritis[371], die Alzheimer-Krankheit[372] sowie für Störungen des Atmungs-, Hormon-, Muskel-Skelett- und Reproduktionssystems[373] und sogar für Bandscheibenvorfälle[374].

Über den Blutweg können sich Immunmodulationen (Veränderungen des Immunsystems) durch Erreger im Mundraum im Körper auswirken.[375]

Was der Mundbarriere schadet

- Funktionsstörungen des Mikrobioms im Mundbereich, z. B. durch Rauchen, Alkohol, raffinierten Zucker, säurehaltige Getränke, Stress und insbesondere schlechte Mundhygiene sowie als Folge davon Zahnfleischentzündung und Parodontitis
- Mundatmung
- schlechte Zahnpflege
- Rauchen
- viel Getreide und Süßigkeiten
- möglicherweise Zahnmetalle

Gelangt beispielsweise das Bakterium Propionibacterium acnes (u. a. an der Entstehung von Akne beteiligt) von der Haut in großer Menge in den Mundbereich und von dort direkt oder indirekt in das Blutsystem, wird es beispielsweise in die Bandscheiben der Wirbelsäule gelangen und sie möglicherweise für biomechanische Kräfte empfindlich machen. Das wiederum würde das Risiko für einen Bandscheibenvorfall erhöhen.[376]

Gesunde Zähne und starke Barrieren im Mund – 12 Tipps

1. Zähne putzen: mindestens zweimal am Tag, möglichst nach jeder Mahlzeit. Nutzen Sie am besten eine elektrische Zahnbürste. Zahnbürsten sollten weiche Borsten haben. Die Bürsten bzw. Bürstenaufsätze sollten Sie alle drei Monate ersetzen.

2. Zähne grundreinigen: Alle zwei Tage, noch besser täglich, die Zahnzwischenräume mit Zahnseide/Bürstchen reinigen. Mindestens

Nebenwirkung: kranker Darm

Medikamente, die die Funktionen der Darmflora beeinträchtigen:

- Antibiotika
- Empfängnisverhütungsmittel
- NSAR (nichtsteroidale antientzündliche Medikamente) wie Aspirin, Ibuprofen und einige verschreibungspflichtige Mittel
- Medikamente mit Prednison (künstlich hergestelltes Nebennierenrindenhormon, verordnet z. B. bei Allergien)
- Säureblocker

zweimal im Jahr eine zahnärztliche professionelle Zahnreinigung vornehmen lassen.

3. Gut und abwechslungsreich essen: Empfehlenswert ist eine pflanzenreiche Nahrung mit mindestens 30 verschiedenen Pflanzen pro Woche, sowie gute Fette (Nüsse, Avocado, Olivenöl, Omega-3-Fettsäuren aus fettigem Fisch) und gute Eiweiße.

4. In Ruhe essen: in einer angenehmen Umgebung und bei entspannter Stimmung. Vermeiden Sie gehetztes Essen unterwegs, anstrengende Geschäftsessen und Fernsehen beim Essen. Bei Stress wird der Sympathikus (Anspannung) aktiviert und der Parasympathikus (Ruhe) gesenkt. Dies führt zu einem Rückgang der Speichelproduktion. Folgen sind unter anderem ein verminderter Zahnschutz, eine schlechte chemische Verdauung im Mundraum und eine eingeschränkte Verdauung im Magen-Darm-Trakt.

5. Ausreichend kauen: »Festes sollst du trinken, Flüssiges sollst du kauen«: Der Tipp des berühmten Arztes der Antike, Hippokrates, Speisen wie Getränke vor dem Herunterschlucken im Mund gut »durchzuarbeiten« gilt unverändert!

6. Nicht zu oft essen: 2–3-mal pro Tag, mit mindestens 2 Stunden Abstand zwischen den Mahlzeiten. So können sich die Zähne durch den schützenden Speichel regenerieren.

7. Vorsicht mit Zucker: Süßigkeiten und süße Nahrungsmittel, wenn überhaupt, zu den Mahlzeiten und nicht zwischendurch essen. Möglichst nichts Süßes vor dem Schlafen zu sich nehmen, denn in dieser Zeit ist der Speichelfluss am geringsten.

8. Klug trinken: Softdrinks, Fruchtsäfte, aromatisiertes Wasser oder Sportgetränke möglichst reduzieren und das Trinken auf eine kurze Zeit beschränken, z. B. während des Essens. Das gilt auch für Wein! So können Sie das Risiko der Zahnerosion verringern, das auch gegeben ist, wenn ein Getränk Zuckeraustauschstoffe statt Zucker enthält.

9. Vorsicht mit klebrigen, süßen Nahrungsmitteln und Getreide: Bakterienreste verbinden sich mit Amylase und Getreideresten, bleiben am Zahn kleben und üben so über eine lange Zeit ihren schädigenden Einfluss auf die Zähne aus. Reinigen der Zähne und Zahnzwischenräume nach dem Essen verringert das Risiko.

10. Rauchen Sie nicht!

11. Achten Sie auf eine gute Nasenatmung, damit der Mundraum nicht austrocknet. Feuchtigkeit im Mundraum ist unter anderem wichtig, damit die Schleimhaut schützende Immunglobuline abgeben kann.

12. Störungen gleich abklären lassen: Wenn es beim Reinigen der Zahnzwischenräume blutet, könnte das ein Hinweis auf eine gestörte Barriere- und Mundraumfunktion sein. Das sollte frühzeitig abgeklärt und falls nötig behandelt werden. Wenden Sie sich an Ihren Zahnarzt bzw. Ihre Zahnärztin.

Die Darmbarriere

Das Mikrobiom des Darms (Seite 138) verhindert, dass Bakterien und bakterielle Rückstände in die Blutbahn eindringen. Ist dieser Schutzmechanismus gestört, kann eine »stille Entzündung« entstehen, eine weit verbreitete Störung und die Grundlage fast aller chronischen Krankheiten. Wenn Sie Ihren Darm stärken, können Sie damit unter Umständen mehrere Gesundheitsprobleme auf einmal lösen.

Gesundheitsrisiko Leaky Gut

Leaky Gut ist die englische Bezeichnung für »durchlässiger Darm«. In diesem Zustand kann der Darm seine Barrierefunktion nicht erfüllen; Krankheitserreger können sich über die Blutbahn im Organismus ausbreiten. Bei der Entstehung dieser Störung spielen vor allem Nahrungsmittel eine Rolle, die für die Gesundheit problematisch und/oder unter Umständen unverträglich sind, wie zum Beispiel:

- Alkohol
- gentechnisch veränderte Organismen
- Lektine (in Hülsenfrüchten, Getreide, Kartoffeln)
- Saponine (in Hülsenfrüchten, Nachtschattengewächsen z. B. Kartoffeln, Tomaten, Auberginen, Paprika)
- Gluten (in vielen Getreiden, insbesondere Weizen)
- Milch und Milchprodukte

Braucht Ihr Darm Hilfe?

Wenn Sie unter mehreren der folgenden Störungen und Krankheiten leiden, könnte das ein Hinweis auf eine durchlässige Darmbarriere sein:

- Übergewicht, Fettleibigkeit, Diabetes
- Blähungen, Verstopfung, Durchfall
- Gewichtsverlust, Fettresorptionsstörung
- Infektionen im Darm: Parasiten, bakterielle Dünndarmfehlbesiedelung (SIBO) oder Überwucherung mit Hefen (Candida)
- Eisenmangel/Anämie, Omega-3-Fettsäure-Mangel, Vitaminmangel
- häufige Erkältungen, grippale Infekte und Infektionen
- unregelmäßiger Monatszyklus, Störungen rund um die Menstruation
- Gelenkschmerzen, Muskelschmerzen, Autoimmunstörungen
- Osteopenie, Osteoporose
- Hautstörungen: Akne, Dermatitis, Rosacea
- Angstzustände, Depressionen, Hirnnebel (Seite 229)

Ein Test des Zonulinwerts im Stuhl gibt Aufschluss, ob ein »durchlässiger Darm« vorliegt. Auch erhöhte Entzündungswerte (Alpha-1-Antitrypsin im Stuhl) sind meist ein Hinweis für eine belastete Barriere. Für eine Behandlung können Sie sich an ärztliche oder osteopathische Spezialist/-innen oder an eine/-n Ernährungsberater/-in wenden.

- rotes Fleisch
- Zucker

Gluten, Kasein und der tierische Stoff Neu5Gc aus rotem Fleisch begünstigen, besonders wenn die Darmbarriere bereits geschädigt ist, unter Umständen eine molekulare Mimikry. Damit ist gemeint, dass die Oberflächenstruktur auf Krankheitserregern körpereigenen Molekülen des Organismus ähneln können. Wenn die Immunzellen dann Antikörper entwickeln, greifen diese auch die körpereigenen Moleküle an, von denen die Eindringlinge ihre Oberflächenstruktur kopiert haben. Gluten, Kasein und Neu5Gc können außerdem – einfach ausgedrückt – in körpereigene Zellen eingebaut werden, sodass Immunzellen diese Zellen in der Folge möglicherweise nicht mehr als körpereigene Zellen identifizieren und diese dann angreifen. Dies könnte ein Risikofaktor in der Entstehung von sogenannten Autoimmunkrankheiten sein.

Molekulare Mimikry veranlasst das Immunsystem, körpereigene Zellen anzugreifen.

Weitere mögliche Ursachen einer durchlässigen Darmbarriere sind:
- Chemotherapie
- Operationen
- Mykotoxine (toxischer Schimmel)
- Strahlenstress
- physischer Stress (Krankheit, Schlafmangel)
- psychischer Stress (Familie, persönlicher und berufsbedingter Druck)
- zu viel bzw. zu häufiger Ausdauersport
- Darminfektionen und Störungen des Gleichgewichts der Darmflora durch Parasiten

Molekulare Mimikry

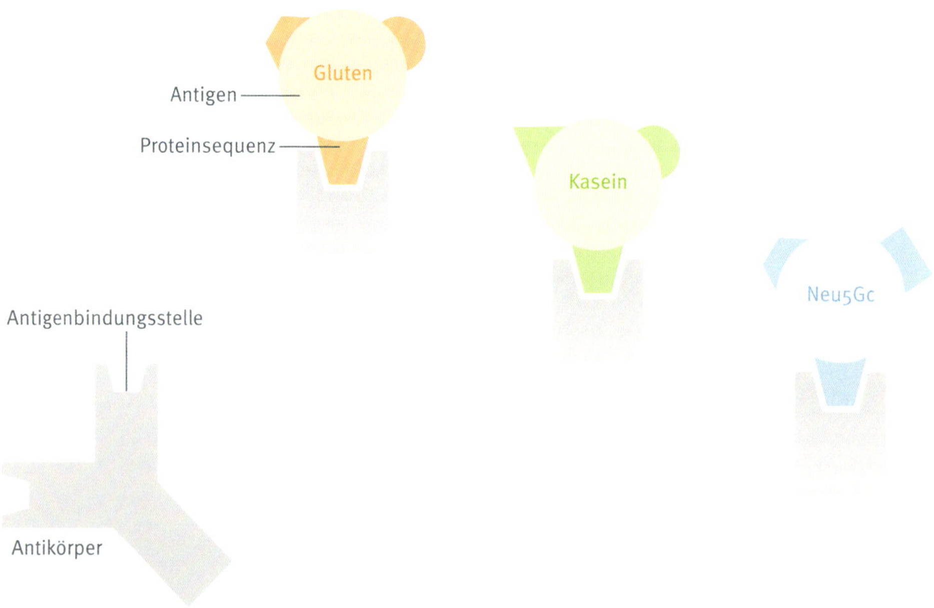

- bakterielle Überwucherung und Fehlbesiedlung des Dünndarms (SIBO)
- Überwucherungen mit Hefen
- Medikamente

Folgen durchlässiger Barrieren

Ist der Darm durchlässig, dringen Bakterien und bakterielle Rückstände relativ ungehindert in die Blutbahn ein (Endotoxämie). Eine »stille Entzündung« (low-grade inflammation, LGI) entsteht. Sie bildet die Grundlage fast aller chronischer Krankheiten. Der Wiederaufbau der Körperbarrieren ist daher ein wesentlicher Schritt der Gesundung.

Die wichtigsten Tipps für eine starke Darmbarriere

1. Regelmäßig essen: faserreiche Nahrung, vor allem Gemüse und Obst[377] – mindestens 30 verschiedene pro Woche.
2. Einschränken: Getreide (insbesondere glutenhaltiges Getreide), Linsen und zuckerreiche Nahrungsstoffe sowie rotes Fleisch.
3. Soweit möglich reduzieren: Medikamente aus der Gruppe der nichtsteroidalen Antirheumatika (NSAR), z. B. Aspirin und Ibuprofen[378]; auch die meisten oral (über den Mund) eingenommenen Medikamente erhöhen die Durchlässigkeit des Darmes.
4. Stresslevel regulieren.[379]
5. Alkohol nur in Maßen trinken.[380]
6. Das Rauchen aufgeben oder stark reduzieren.[381]

Risikofaktoren für Leaky Gut

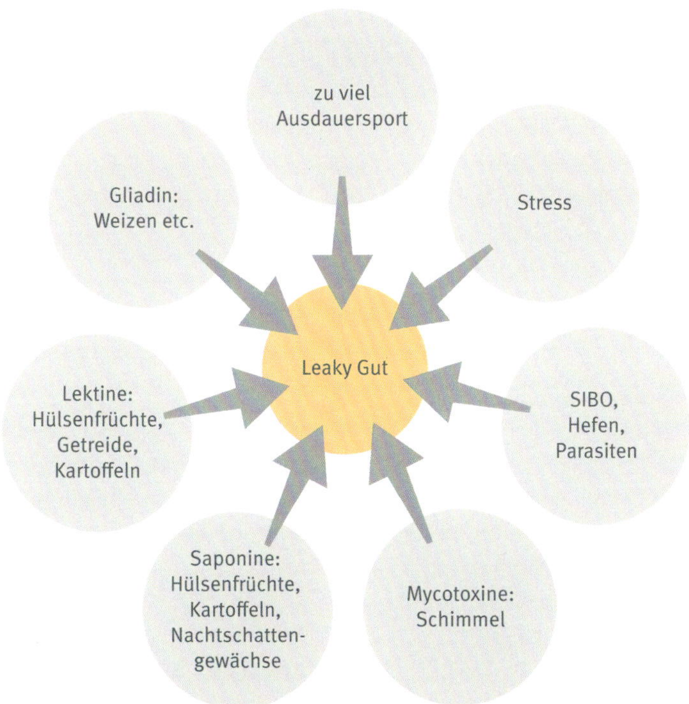

Die Hautbarriere

Die Haut ist das entwicklungsgeschichtlich älteste und – was die sichtbare Oberfläche angeht – auch das größte Organ des Körpers. Neben ihrer Funktion als Barriere erfüllt sie eine Vielzahl weiterer Aufgaben. Eine Multitaskerin also. Wie der Darm hat auch die Haut Mikrobiome, die – für uns unsichtbar – unseren Organismus schützen.

Für Osteopath/-innen ist die Palpation, das Berühren der Haut, eine der Grundlagen ihrer Kunst. Reflexzonen der Haut, die mit Nerven, Organen und Muskeln in Verbindung stehen, sind wesentlich in der osteopathischen Diagnose und Befundung. In der von mir entwickelten psychosomatischen Osteopathie könnten möglicherweise zudem unterschiedliche Emotionen durch Palpation bestimmter Hautregionen aktiviert werden.

Die Haut und ihre Funktionen

Barrierenschutz und Immunität: Da sie sich an der Schnittstelle zur äußeren Umgebung befindet, ist die wichtigste Rolle der Haut die der ersten Verteidigungslinie zwischen Körper und Außenwelt. So kann die Haut Stressoren wie Bakterien, Viren, Verschmutzung und chemische Substanzen erkennen, integrieren und darauf reagieren.[382]

Wahrnehmungsorgan: Sie nimmt Berührungen oder Schmerzen wahr.

Durchblutung und Reparatur, Temperaturregulation und Flüssigkeitshaushalt: Sie sind an der Regulation der Körpertemperatur und des Flüssigkeitshaushalts beteiligt und kontrollieren den Feuchtigkeitsverlust.

Hormonproduktion und -speicherung: Die Haut fungiert sogar als ein peripheres (neuro-)hormonelles Organ, das eng mit zentralen Stressachsen im Körper (den Hirnregionen Hypothalamus und Hypophyse sowie der Nebennierenrinde, von denen in Stress-Situationen hormonelle Kettenreaktionen ausgehen) vernetzt und so mitverantwortlich für die Homöostase (Erhalten des Gleichgewichts aller Funktionen) des Körpers ist.[383] In der Haut werden zudem Hormone gebildet, verstoffwechselt, aktiviert und inaktiviert, z. B. das Glückshormon Serotonin oder das Schlafhormon Melatonin.

Wenig bekannt ist auch, dass nicht nur in der Nebenniere, sondern auch in der Haut das Stresshormon Kortison gebildet wird. So werden die Immunreaktionen in der Haut reguliert. Stress wirkt sich auch auf die Haut aus. Alpha-Melatonin-stimulierendes Hormon hat eine starke schützende und entzündungshemmende Wirkung.

Auch die Bildung von aktivem Vitamin D findet in der Haut statt, und zwar von viel unterschiedlicheren Arten, als man jemals durch Nahrungsergänzung einnehmen kann, vorausgesetzt, die Sonnenstrahlung zeigt das richtige Lichtspektrum. Über 1000 Gene werden durch Vitamin D reguliert.[384] Zu viel Sonnenlicht kann zu Hautkrebs führen. Ein Mangel an Sonnenlicht kann jedoch auch zu schwerwiegenden Störungen, z. B. des Bewegungsapparates, und möglicherweise zu einem erhöhten Risiko für verschiedene Autoimmunerkrankungen und lebensbedrohliche Krebserkrankungen führen.[385]

Gesunde Haut, gesunder Mensch

Die Haut mit ihren zahlreichen Wechselbeziehungen in den gesamten Organismus hat großen Einfluss auf unsere Gesundheit. Störungen in diesem Geflecht wirken sich unmittelbar aus.

Der pH-Wert der Haut ist leicht sauer (etwa 5,5), sodass krank machende Bakterien, Pilze und Erreger sich dort unwohl fühlen. Wenn der pH-Wert basisch und die Haut durchlässig wird, gelangen Giftstoffe aus der Umwelt in den Körper und führen zu vielerlei Belastungen und Störungen.

Wenn aufgrund genetischer Vorbelastung[386] beispielsweise die Bildung von Filaggrin (Struktureiweiß in der Haut) beeinträchtigt ist, ist die Hautbarriere gegen Allergene, Umweltsubstanzen, gegen Feuchtigkeitsverlust oder Sonnenlicht weniger dicht, der Schutz ist lückenhaft[387] (das betrifft immerhin bis zu 10% der Bevölkerung[388]).

Kommen weitere Risikofaktoren hinzu – etwa ungesunde Ernährung, Schädigungen durch Reinigungs- und Waschmittel, Seifen, Hautcremes sowie Infektionen, Krankheitserreger, Toxine von Hausstaubmilben und Umweltverschmutzungen – können in der Kindheit Hautkrankheiten wie atopische Dermatitis entstehen. Durch die erhöhte Hautdurchlässigkeit, eine krankhafte Entzündung in der Haut und Sensibilisierung auf Allergene, können später Folgeerkrankungen wie z.B. allergische Rhinitis, Asthma und Lebensmittelallergien auftreten.[389]

Die allgemeine Sensibilisierung auf Allergene kann wiederum im Darm zu Reaktionen auf Nahrungsmittel führen, die z.B. einer Pollenallergie in der Nase ähneln. So kann aus einem Hautproblem eine Störung entstehen, die weite Teile des Organismus erfasst.

Die Haut und ihre Barrierefunktion ist also von vielen Faktoren abhängig – innere (z.B. genetische Voraussetzungen, Hormonhaushalt, Krankheiten, Alterung) und äußere (z.B. Ernährung, Stress, Schlaf, Bewegung, Schädigungen durch zu viel Sonneneinstrahlung, Dehydrierung, bestimmte Medikamente, Schadstoffe wie Nikotin oder potenziell schädliche Substanzen in Wasch- und Körperpflegemitteln). Auf einen Teil dieser Faktoren haben Sie Einfluss.

Was Sie für Ihre Haut tun können – 8 Top-Tipps

1. Bewegen Sie sich viel: Die Haut hat einen sehr niedrigen Energieverbrauch. Der Stoffwechsel und die Durchblutung der Haut werden vor allem durch Bewegung angeregt. Das zeigt sich an einer gesunden Gesichtsfarbe und einer glatten Hautoberfläche – die Haut sieht einfach schöner aus. Daher stammt auch die Erkenntnis, dass am Zustand der Haut der Gesundheitszustand zu erkennen ist.

2. Essen Sie fettreichen Fisch und viel unterschiedliches Gemüse und Obst.[390] Der Effekt: Linolsäure in der Haut wird dann durch Omega-3-Fettsäuren (DHA) aus dem Fisch und durch konjugierte Linolsäure aus dem Darm ersetzt, vorausgesetzt, Sie essen viele verschiedene Pflanzen und begünstigen so ein entsprechend gesundes Mikrobiom im Darm (Seite 138). Beides wirkt als natürlicher Sonnenschutz und fördert die Gesundheit.[391] Außerdem versorgen Omega-3-Fettsäuren die Haut mit Feuchtigkeit und halten sie dick und geschmeidig. Fisch liefert Zink für die Zellerneuerung der Haut und für den Entzündungsschutz[392], Vitamin E als Antioxidans und Entzündungsschutz sowie

Haut-Booster-Lebensmittel

- Avocado begünstigen eine geschmeidigere, elastischere Haut[404], sie wirken als Sonnenschutz[405] und unterstützen die Haut mit den Vitaminen E und C.[406] Die Avocado kann auch äußerlich auf die Haut aufgetragen werden, z. B. bei Neurodermitis.
- Betakarotinreiche Nahrungsmittel wie Orangen, Karotten, Süßkartoffeln und Spinat wirken gegen Sonnenschäden.[407]
- Sulforaphanreiche Nahrungsmittel wie Kohlsorten, insbesondere Brokkoli, wirken u. a. auch gegen Sonnenschäden.[408] Außerdem tragen sie dazu bei, dass der Kollagengehalt der Haut erhalten bleibt.[409]
- Tomaten schützen vor Sonnenschäden und vermindern die Faltenbildung. Diese Wirkung geht auf Carotinoide, vor allem Lycopin, zurück.[410]
- Dunkle Schokolade mit mindestens 70 % Kakaogehalt wirkt antioxidativ als Sonnenschutz und führt zu dickerer und glatterer Haut sowie besserer Durchblutung und mehr Feuchtigkeit.[411]
- Grüner Tee schützt die Haut vor Sonnenschäden und durchfeuchtet sie und erhöht zudem Dicke und Elastizität. Diese Wirkung geht auf Katechine (sekundäre Pflanzenstoffe mit starker antioxidativer Wirkung) zurück.[412]

hochwertiges Eiweiß für die Hautgesundheit.[393]

3. Rauchen Sie nicht! Rauchen lässt die Haut schneller altern.[394]

4. Achten Sie auf guten Schlaf: Schlafmangel vermindert die Hautfeuchtigkeit[395], lässt die Haut altern[396], beeinträchtigt das gesamte Hautbild[397] und vermindert die Fähigkeit der Haut, mit exogenen Stressoren wie Sonnenstrahlung umzugehen.[398]

5. Achten Sie auf Stressausgleich – auch durch Berührungen: Sanfter Körperkontakt fördert die Oxytocin- und Serotoninproduktion und dämpft Stressreaktionen.[399]

6. Setzen Sie sich kurzen Kältereizen aus. Das führt zu einer gesunden Haut.[400]

7. Nutzen Sie Infrarotlicht (IR-A): Eine angemessene IR-A-Bestrahlungsstärke/-dosis hat positive Auswirkungen auf den Kollagenstoffwechsel und auf kommende UVR-Schäden. Noch besser: Gehen Sie bei Sonne am frühen Morgen und am späten Nachmittag ins Freie. So nutzen Sie die gesundheitsfördernden Wirkungen des Sonnenlichts, vermeiden aber die Spitzenzeiten der potenziell schädlichen UVR-Strahlung[401]. Die Low-Level-Lasertherapie kann die Heilung von Entzündungen anregen und Schmerzen reduzieren, z. B. bei Psoriasis.[402]

8. Chlorwasser meiden: Chlor belastet die Barrieren der Haut und der Lunge.[403]

Die Lungenbarriere

Informationen zur Lungenbarriere finden Sie im Kapitel 2 (Seite 105).

Her mit dem Oxytocin

Oxytocin, auch das Kuschel- oder Liebeshormon genannt, hat vielfältige, überlebenswichtige Funktionen und Wirkungen im gesamten Organismus

Kommen wir jetzt zum Hormonsystem. Es dient – gemeinsam mit dem Nervensystem – der Abstimmung der Zusammenarbeit zwischen Zellen, Organen und Organsystemen und zur Regulation von Stoffwechselvorgängen. Oxytocin ist sowohl Neurotransmitter als auch Hormon. Es wird im Hypothalamus im Zwischenhirn gebildet, der Schaltstelle zwischen Hormon- und Nervensystem, die u. a. auch den Blutdruck, den Schlaf und das Sexualverhalten steuert. Ab unserer Geburt ist es von Bedeutung für uns, denn es spielt eine wesentliche Rolle beim Geburtsvorgang. Oxytocin wird gemeinhin in Verbindung gebracht mit der emotionalen Bindung in liebenden Beziehungen, z. B. der Mutter-Kind-Beziehung, speziell beim Stillen des Kindes, oder der emotionalen Verbindung zwischen Liebenden. Doch seine Bedeutung geht weit darüber hinaus:

- Oxytocin hat positiven Einfluss auf soziale Beziehungsgefüge aller Art.
- Es lindert Stress durch Dämpfen der Hypothalamus-Hypophysen-Nebennierenrinden-Achse« (abgekürzt HPA, von der englischen Bezeichnung).[413] Dieser Regelkreis zwischen Hypothalamus, Hypophyse und Nebennierenrinde wird auch »Stressachse« genannt, weil er die Körperreaktionen auf Stress, wie z. B. den Anstieg des Blutdrucks, in Gang setzt.
- Es hat Einfluss auf die Ausschüttung der körpereigenen Opiate und damit auf das Schmerzverhalten.

Einfach gesagt: Oxytocin sorgt auf vielfältige Art dafür, dass es uns seelisch wie körperlich gut geht. Es verstärkt Gefühle der Zuneigung und Liebe, es gibt uns Kraft in belastenden Situationen.

Die Liebe braucht Oxytocin

Ohne das Oxytocin und verwandte Neurotransmitter wäre Liebe zwischen Mutter und Kind und auch zwischen Verliebten nicht möglich. Die Natur schreibt uns sozusagen die Liebe vor, denn diese ist mit dem

Fortbestand der Spezies verbunden. Liebe basiert auf Vertrauen, Vergnügen und Belohnungsaktivitäten im Gehirn, d. h. limbischen Prozessen (der Verarbeitung und Äußerung von Emotionen bis hin zum Triebverhalten) mit Signalisierung durch Oxytocin, Vasopressin, Dopamin und Serotonin.[414]

Oxytocin und Vasopressin – ein Neuromodulator mit ähnlicher Struktur – sind funktional miteinander verbunden. (Neuromodulatoren wirken auf die Aktivitäten des Nervensystems.) Beide werden vom Hypothalamus produziert und sind an der Bildung sozialer Bindungen, z. B. zwischen Eltern und Kindern, Partnern, Sportmannschaften und an sexuellen Beziehungen beteiligt. Oxytocin und Vasopressin spielen zudem eine Rolle bei Belohnungsprozessen.[415]

Oxytocin braucht Berührung

Die Entwicklung des Oxytocin-Systems beginnt bereits vor der Geburt und vollzieht sich weiter in der Kindheit und Jugend. Es reagiert sensibel auf Umwelteinflüsse – womit hier gemeint ist: Zuwendung, Berührung, Streicheln – und erfordert wichtige neuronale Veränderungen, die über die Geburt hinaus andauern[416]. Oxytocin wird auch von der Qualität der mütterlichen Fürsorge beeinflusst, wie Tierversuche gezeigt haben.[417]

Stress in der frühen Lebensphase beeinträchtigt das Oxytocin-System, und damit indirekt viele Funktionen, die Oxytocin reguliert, einschließlich der Emotions- und Stressregulierung[418] und des Suchtverhaltens.[419]

Stress im frühen Leben beeinträchtigt auch andere Systeme, die mit Oxytocin in Verbindung stehen, z. B. das neuroendokrine System (Hormone und Nervenzellen), das dopaminerge System (»Belohnungssystem« im Gehirn) und das Immunsystem.[420] Tiere, die im frühen Leben Stress ausgesetzt sind, zeigen im Erwachsenenalter Verhaltensstörungen, die mit Symptomen von Depressionen und Angstzuständen sowie einer stärkeren Neigung zu Suchtverhalten in Verbindung stehen.[421]

Soziale Bindungen tun gut

Positive soziale Bindungen erhöhen die Oxytocinkonzentration beim Menschen. Das wiederum kann in Stress-Situationen erhöhten Blutdruck und die Herzfrequenz senken. Studien haben gezeigt, dass sozial unterstützte Personen bestimmte akute Stressoren als weniger bedrohlich und kontrollierbarer einschätzen als nicht unterstützte Personen. Ebenso konnte gezeigt werden, dass Babys von sozial unterstützten Frauen mehr wiegen als die von nicht unterstützten Frauen.

Laboruntersuchungen an Menschen ergaben, dass sich soziale Unterstützung erheblich auf die Cortisolsekretion sowie auf die Herz-Kreislauf- und Blutdruckreaktionen auswirkt. Ebenso konnte das Risiko von Herz-Kreislauf-Erkrankungen, von Depressionen, Selbstmord, Schizophrenie und sogar Schlaganfall durch soziale Unterstützung gesenkt werden.[422] Wunden von sozial unterstützten Patienten heilten schneller; Krankheiten wie Krebs, Asthma und Infektionen, die auf periphere Cortisolspiegel reagieren, nahmen einen besseren Verlauf.[423]

Weitere Wirkungen von Oxytocin auf einen Blick

Schmerzlinderung: Oxytocin unterdrückt die Schmerzwahrnehmung bei direkter Verabreichung in verschiedenen zentralnervösen Strukturen, wobei dieser Effekt mehrere Strukturen erfasst, darunter das Rückenmark.[424]

Soziales Miteinander: In Prozessen der Koordination und Zusammenarbeit kann Oxytocin eine Schlüsselrolle bei der Verbesserung des sozialen Miteinanders und der Koordinierung von Verhaltensweisen spielen, die für eine gute Zusammenarbeit erforderlich sind.[425]

Unterstützung von Teamfähigkeiten: Oxytocin kann über biopsychologische Prozesse, die auf die gegenseitige Annäherung und Stimmungen zwischen den Menschen abzielen, wichtige Teamprozesse unterstützen, z. B. im Sport.

Beitrag zur Reduktion von Körpergewicht: In einer Reihe von Studien an Mäusen konnte gezeigt werden, dass die Verabreichung von Oxytocin eine deutliche Gewichtsabnahme zur Folge hatte. Jedoch sind diese Effekte beim Menschen weiterhin unklar.[426]

Appetitzügler: In verschiedene Studien an Mäusen zeigte sich, dass nach dem Füttern von zucker- bzw. fetthaltigen Nährmitteln der Oxytocinspiegel stieg. Im Anschluss fraßen die Tiere weniger.[427]

Den Oxytocinspiegel erhöhen, das Wohlbefinden steigern

Forscher/-innen haben untersucht, wie sich die Ausschüttung von Oxytocin im Organismus anregen lässt. Das ist möglich – mit therapeutischer Unterstützung, aber auch durch das eigene Verhalten. Und: Bei Zuwendung, Berührung und Liebe steigt der Oxytocinspiegel ganz von allein.

Therapeutische und Selbsthilfemöglichkeiten zur Steigerung der Oxytocinausschüttung

Maßnahmen	Beschreibung
therapeutisch	
Yoga	Stimulation der Vagus-Nerven im Gehirn durch Yoga-Übungen
schwedische Massage	Eine 15-minütige schwedische Massage erhöht den Oxytocinspiegel deutlich.[428]
Lebensstil	
Unterstützung und Kontakt	Bei älteren Kindern steigt der Oxytocinspiegel in einer Stress-Situation (z. B. öffentliches Sprechen), wenn ihre Bezugsperson dabei ist und sie mit Worten, Kontakt und Berührungen unterstützt.[429]
positive Interaktion/ Augenkontakt mit Hunden	Nach positiver sozialer Interaktion sowie intensivem Augenkontakt zwischen Mensch und Hund kann sich bei beiden der Oxytocinspiegel erhöhen.[430]
Hören von langsamer, entspannender Musik	Das Hören von entspannender, langsamer Musik erhöht den Oxytocinspiegel.

Maßnahmen	Beschreibung
30 Minuten Singen	Nach 30 Minuten Singen wird bei professionellen wie bei Amateur-Sängern Oxytocin freigesetzt.[431]
akute Kältezufuhr	Zur Regulation der Körpertemperatur unter Kälteeinwirkung wird vermehrt Oxytocin freigesetzt.[432]
inspirierende Geschichten oder Filme	Wenn ein Film, ein Roman oder etwas, das Ihnen jemand erzählt, Sie anrührt, kann das zu einer vermehrten Ausschüttung von Oxytocin beitragen.[433]
Umarmung durch Partner	Es versteht sich fast von selbst, dass häufige Umarmungen des Partners einen Anstieg des Oxytocinspiegels bewirken können.
sexuelle Aktivität	Während sexueller Erregung erhöht sich der Plasmaoxytocinspiegel. Am höchsten ist er während der Ejakulation/des weiblichen Orgasmus.[434]
Ernährung	
intermittierendes Trinken, auf Schluckinhibition achten	Intermittierendes Trinken (nur zu bestimmten Zeiten) bis zur Durstlöschung könnte den Oxytocinspiegel im Blut erhöhen, wobei die Flüssigkeitszufuhr bei Auftreten von Schluckinhibition (»nicht runterschlucken können«) beendet werden sollte.[435]
Nahrungsaufnahme	Nahrungsaufnahme führte zu einem erhöhten Plasma-Oxytocinspiegel bei Ratten und Milchkühen.[436]
Vitamin C	Vitamin C konnte die Produktion von Oxytocin in Rinderzellen stimulieren.[437]
Magnesium	Magnesium erhöhte die Funktion von Oxytocin am Oxytocinrezeptor in Uteruszellen von Ratten.[438]
Koffein	Bei übergewichtigen Mäusen wurde gezeigt, dass Kaffein nicht nur zur Gewichtsreduzierung beitrug, sondern auch oxytocinproduzierende Nerven stimulierte.[439]
Lactobacillus reuteri	An Mäusen wurde gezeigt, dass bei Gabe von Lactobazillen die Wundheilung durch Ausschüttung von Oxytocin begünstigt wird.[440]
Melatonin	Geringe Dosen von Melatonin (0,5 mg) konnten die Oxytocinproduktion bei gesunden männlichen Probanden stimulieren.[441]

Schlafen Sie gut!

Die Stunden, die wir schlafend verbringen, sind für den Organismus ebenso wichtig wie die wach verbrachte Zeit.

Grundlegende Prozesse für die Gesundheit von Körper und Seele geschehen, während wir schlafen, zum Beispiel:

- Das Gehirn verarbeitet die Erlebnisse und Eindrücke des Tages.
- Die Zirbeldrüse im Gehirn setzt das Hormon Melatonin frei, das den Schlaf-wach-Rhythmus maßgeblich beeinflusst.
- Die Hypophyse (Hormondrüse an der Basis des Gehirns) setzt Wachstumshormon frei. Es ist bei Kindern und Jugendlichen für das Längenwachstum verantwortlich. Es ist zudem beteiligt an wichtigen Prozessen wie dem Muskelwachstum, der Versorgung der Knochen mit Mineralstoffen, dem Fettabbau zur Energiegewinnung und der Regulierung des Blutzuckerspiegels.
- Körperzellen bilden sich neu und reparieren sich selbst.

Wir brauchen ausreichend guten Schlaf nicht nur zur Erholung, sondern auch, um gesund zu bleiben. So entzündet sich das Gehirn durch die am Tag geforderten Aktivitäten; diese Entzündungen heilen nachts wieder ab und das Gehirn wird drainiert, vorausgesetzt, wir haben genug Schlaf. Ansonsten leidet das Gehirn und es werden Demenz und andere Hirnkrankheiten begünstigt. Der Organismus holt sich diesen Schlaf (oder versucht es zumindest) durch die Schlafhomöostase. Gemeint ist damit ein selbstregulierender Prozess des Organismus, das Ermitteln des Schlafbedarfs. Wenn wir bereits lange wach waren, produziert der Körper Adenosin, eine körpereigene Substanz, die das Schlafbedürfnis erhöht.

Die Schlafhomöostase ist zudem abhängig vom zirkadianen Rhythmus (dem individuellen Zeitzyklus von etwa 24 Stunden). Die Signale für das Ein- und Durchschlafen und für das Wachverhalten kommen aus jeweils unterschiedlichen Bereichen des Hypothalamus im Gehirn.[442]

Blöd ist nur, wenn man lange weniger schläft, passt sich der Körper an, d. h. wir merken es nicht mehr, obwohl es trotzdem unsere Gesundheit und unser Gehirn belastet. Tatsächlich schlafen wir seit 10 Jahren im Durchschnitt 38 Minuten weniger und seit den 1960er-Jahren etwa eine ganze Stunde.

Wie viel Schlaf der Mensch braucht, ist individuell unterschiedlich und verändert sich im Lauf des Lebens. Neugeborene müssen den größten Teil des Tages verschlafen, während des Heranwachsens geht das Schlafbedürfnis schrittweise zurück. Als normal für Erwachsene gelten 7–9 Stunden, wobei es auch einige wenige Menschen gibt, denen 5–6 Stunden genügen. Viele erreichen auch dieses Minimum an ungestörter Schlafzeit offenbar nicht. Schlafstörungen werden zu den häufigsten psychosomatischen Beschwerden gezählt.

Gestörter Schlaf, gestörte Gesundheit

»Endlich ausschlafen!« wünschen sich viele, wenn freie Tage oder Urlaub vor ihnen liegen. Falls auch Sie zu diesen Menschen gehören, falls ausreichend Schlaf für Sie schlicht eine Zeitfrage ist, und im Alltag ein unerreichbarer Luxus, bitte ich Sie, jetzt darüber nachzudenken, wie Sie das ändern können. Schlaf ist keine Zeitverschwendung, sondern eine Investition in die Gesundheit.

Was eine Nacht ohne Schlaf kostet

- Sie lernen schlechter,
- der Glukosestoffwechsel wird gestört,
- Leaky-Gut-Symptome (Seite 179) verschlimmern sich,
- Sie essen zu viel,
- Kraft und Schnelligkeit beim Sport lassen nach und
- Sie verlieren an Ausdauer.

All das können Sie mit gutem Schlaf in den folgenden Nächten ausgleichen. Wenn sich aber die schlaflosen Nächte wiederholen, also der Rhythmus dauerhaft gestört ist, kann sich das auf Leistungsfähigkeit, Gesundheit und Wohlbefinden auswirken. Studien haben gezeigt, dass bei chronisch kranken Menschen Verschiebungen im Schlafrhythmus häufig sind.[443] Beispielsweise beeinträchtigen Veränderungen von Schlafzyklen das Immunsystem.[444]

Achtung, Blaulicht!

Möglicherweise gehören Sie zu den Menschen, die abends einfach nicht zur Ruhe kommen. Manche begründen das damit, dass sie eben »eine Eule« seien und meinen, das sei Schicksal. Nach neuen Erkenntnissen ist das ein Mythos. Die »Eulen« (spät ins Bett, am frühen Morgen nicht zu gebrauchen) und die »Lerchen« (früh ins Bett, früh wieder raus) gibt es gar nicht. Was es gibt, sind Menschen mit unterschiedlicher Empfindlichkeit für blaues Licht. In der Natur wird es von der Sonne abgegeben – und wir alle schützen unsere Augen vor direkter Bestrahlung mit diesem Licht. Relativ wenigen ist bewusst, dass auch Smartphones, Tablets, sowie Computer- und Fernsehbildschirme blaues Licht abgeben, wenn auch in deutlich schwächerer Konzentration. Menschen, die empfindlicher auf blaues Licht reagieren, kommen, wenn sie abends blauem Licht ausgesetzt sind, schwerer in den Schlaf.[445]

Wenn Sie bisher also geglaubt haben, Sie seien sozusagen durch Ihre Gene verurteilt zu kurzen Nächten, wissen Sie jetzt, dass Sie daran etwas ändern können: Rechtzeitig den Rechner aus, kein spätes Fernsehen mehr, das Smartphone und Tablet am Abend entweder nicht mehr nutzen oder

Schlafgestört?

Akute Schlafstörungen:
Dauer von 4 Wochen oder weniger.
Subakute Schlafstörungen:
Dauer von mehr als 4 Wochen, aber weniger als 6 Monaten.
Chronische Schlafstörungen:
Dauer von 6 Monaten oder länger.

Internationale Klassifikation der Schlafstörungen

- Der Patient klagt über Einschlafstörungen oder eine schlechte Schlafqualität.
- Die Schlafprobleme treten mindestens dreimal pro Woche und einen Monat lang auf.
- Nachts ist der Patient überwiegend mit der Schlafstörung beschäftigt. Tagsüber sorgt er sich in übertriebener Weise wegen möglicher Konsequenzen der Schlafstörung.
- Die unbefriedigende Schlafdauer und/oder Schlafqualität verursacht einen deutlichen Leidensdruck oder wirkt sich störend auf die soziale und berufliche Leistungsfähigkeit aus.

Kriterien der Weltgesundheitsorganisation (WHO)

in den Nacht-Modus (ohne Blaulicht) umschalten. Das empfiehlt sich grundsätzlich, denn eine Stunde Tablet-Nutzung mit Blaulicht am Abend verringert die Melatoninausschüttung um etwa die Hälfte.[446] Noch besser: zwei Tage Schlafen in der Natur bzw. bei natürlichem Licht. So können vermeintliche »Eulen« sich selbst auf eine frühere Schlafenszeit umprogrammieren.[447]

Was sonst noch den Schlaf beeinflusst

Zu viel Alkohol am Abend trägt zwar zum Einschlafen bei, aber das ist kein erholsamer Schlaf. Der Alkohol blockiert Rezeptoren im Gehirn, sodass das Gehirn keine Energie mehr zur Verfügung hat. Man fällt dann in eine Art komatösen Schlaf. Wird regelmäßig viel Alkohol konsumiert, besteht die Möglichkeit, dass die Epiphyse sich verkleinert, was zu einem chronischen Melatoninmangel führt. Das beeinträchtigt dann den Schlaf und auch den Abbau des Alkohols, weil das Schlafhormon Melatonin auch als Alkoholentgifter wirkt.

Die Temperatur Wenn es draußen warm ist oder das Schlafzimmer zu stark geheizt ist, können wir nicht einschlafen.

Körperliche Aktivität und Schlaf beeinflussen sich gegenseitig: Wer müde ist, ist am Tag weniger körperlich aktiv. Aber umgekehrt gilt: Wer sich weniger bewegt, schläft schlechter. Eine aktuelle Studie belegt, dass regelmäßige körperliche Aktivität gezielt jene Tiefschlafphasen fördert, die dafür sorgen, dass man sich am nächsten Morgen ausgeschlafen fühlt.[448]

Starke soziale Aktivitäten (Feste, Ausgehen, lebhafte Gespräche) bewirken, dass wir danach erst mal zur Ruhe kommen müssen, bevor wir schlafen gehen können.

Bewusst deutlich früher als gewohnt schlafen zu gehen, etwa vor einem wichtigen Termin oder einer Fernreise, hat selten den gewünschten Erfolg. Man liegt dann im Bett und kann nicht einschlafen. Störungen des Biorhythmus (vor allem durch Zeitverschiebung) erhöhen übrigens die Wahrscheinlichkeit von Verletzungen und Infektionen und auch von Gefäßschäden. Tatsächlich erhöht eine Zeitverschiebung von mehr als 5 Stunden die Krankheitsempfindlichkeit um das 2–3-Fache.[449]

Dem Schlaf nachhelfen

Vorweg: Licht hat mit Abstand den größten Einfluss auf den Schlaf. Infolgedessen stellen intensive Lichtreize morgens und Blaulichtfilter abends neben der Einnahme von Melatoninpräparaten auch die wesentlichen Ansätze zur Schlafregulation dar.

1. Lichttherapie (Sonnenlicht oder Tageslichtlampen mit mindestens 10.000 Lux): 20–30 Minuten am Morgen. Das empfiehlt sich insbesondere in den Wintermonaten, wenn Sie morgens müde sind oder unter Winterdepressionen leiden. Besser noch ist es, morgens und tagsüber so oft wie möglich ins Freie zu gehen und das Tageslicht zu genießen. Das hemmt tagsüber das Melatonin und unterstützt die abendliche Ausschüttung.

2. Abends blaues Licht vermeiden: Sie können z. B. Blaulichtfilter im Computer und Handy verwenden (zu finden in den Systemeinstellungen, z. B. unter »Anzeige >Nachtmodus«). Außerdem sollten Blaulicht ausstrahlende Lampen abends möglichst nicht genutzt werden. Die Helligkeit spielt keine Rolle, sondern es geht tatsächlich um den Anteil an blauem Licht.

3. Heiß duschen vor dem Schlafengehen.

4. Sport treiben, damit Sie abends müde sind. Der Zeitpunkt ist dabei nicht wesentlich, es sollte nur nicht direkt vor dem Zubettgehen sein.

5. Das Raumklima im Schlafzimmer ist wichtig: Die Temperatur sollte möglichst 16–18 °C betragen. Ist es zu kalt, begünstigt dies Muskelanspannung. Ist es zu warm, schwitzt man. Sorgen Sie auch für gute Belüftung, denn Frischluft fördert den Schlaf. Optimal ist eine Raumluftfeuchtigkeit von 50–60 %. Zu Beginn sollte sie sogar etwas niedriger sein, da sie während des Schlafes zunimmt.

6. Nur eine kleine Mahlzeit am Abend.

7. Rechtzeitig zur Ruhe kommen. Zwei Stunden vor dem Schlafen nur noch beruhigende Aktivitäten wie ruhige Musik und entspannende Bücher. Keine aktivierenden sozialen Aktivitäten mehr.

8. Schlafroutine entwickeln, also möglichst immer zur gleichen Zeit ins Bett gehen. Wenn es mal später geworden ist, trotzdem zur gewohnten Zeit aufstehen.

9. Den Kopf leer machen: Alles Wichtige, was Ihnen im Kopf herumgeht – unerledigte Aufgaben, Termine, zu tätigende Anrufe – auf ein Blatt Papier schreiben. Dadurch kann der Kopf zur Ruhe kommen. Bei mir hat dieser Tipp in Verbindung mit der Zwei-Minuten-Einschlafübung und der 4-7-8-Methode am besten funktioniert

10. Häufiger mal im Freien schlafen, z. B. im Garten oder im Wald! Da Licht den stärksten Einfluss auf den Schlaf ausübt, ist es nicht verwunderlich, dass Schlafen in der Natur den Schlafrhythmus normalisiert. Erstaunlich ist allerdings, dass der Effekt über Wochen anhalten kann.

11. Abends tryptophanhaltig essen: Kürbiskerne, Spirulina, Cashewkerne, Wal-, Haselnüsse, Amaranth, Ei, Buchweizen. Tryptophan gehört zu den essenziellen Aminosäuren, die vom Körper nicht gebildet werden können. Es wirkt u. a. beruhigend und stimmungsaufhellend.

12. B-Vitamine einnehmen: B_{12} (vermindert lichtbedingte Störung von Melatonin), B_3, B_6 (unterstützen die Serotoninsekretion) und B_9 (Folsäure).

13. Melatonin (3–5 mg) einnehmen, etwa 30 Minuten vor dem Schlafengehen. Möglicher Wirkungsmechanismus: Melatonin kann die Blut-Hirn-Schranke zwar nicht überwinden, aber wenn es den Darm erreicht, senkt sich dort die Melatoninproduktion, sodass dadurch Tryptophan als Baustoff für Melatonin stärker im Gehirn verwendet werden kann.

Achtung: Eine langfristige Einnahme von Melatonin ist zumindest in Deutschland umstritten, da die möglichen Auswirkungen noch nicht geklärt sind.

14. Pflanzliche Präparate einnehmen mit den Inhaltsstoffen Melissa officinalis (Melisse), Lavandula angustifolia (Lavendel), Passiflora incarnata (Passionsblume), Hypericum perforatum (Johanniskraut), z. B. Phytoberidin oder Neurapas.

15. Alkohol nur in Maßen!

Notfall-Tipp für Eltern

Sie kommen mit Ihren Kindern am letzten Ferientag von einer langen Reise zurück und möchten sie vor dem ersten Schultag früh genug ins Bett bekommen. Was dann helfen kann: eine heiße Dusche und (einmalig!) Melatonin.

16. Ab nachmittags nichts Anregendes mehr: Kaffee, schwarzen und grünen Tee, Schokolade, Tabak vermeiden.

17. Elektromagnetische Störfelder im Schlaf meiden: Smartphones und Tablets raus aus dem Schlafzimmer, WLAN aus.

18. Jetlag vorbeugen

- Bei Flugrichtung von West nach Ost: Möglichst einen Abendflug buchen und 2–3 mg Melatonin nach dem Einsteigen einnehmen. Nach einer Mahlzeit mit Schlafmaske versuchen zu schlafen, möglicherweise mit einem Schlafmittel, wie z. B. Zolpidem 10 mg.
- Bei Flugrichtung von Ost nach West: Möglichst einen Morgenflug buchen, nur eine kleine Mahlzeit einnehmen, um nicht müde zu werden, viel trinken, aber keinen Alkohol. Wach bleiben und sich beschäftigen (z. B. Filme schauen). Nach der Ankunft ohne Sonnenbrille in die Sonne gehen. Eine Mahlzeit etwa um 20 Uhr und für die nächsten 1–3 Nächte vor dem Schlafengehen je 2–3 mg Melatonin einnehmen.

Die Zwei-Minuten-Einschlafübung

Die Übung soll helfen, quasi in jeder Körperhaltung, auch sitzend, innerhalb von 2 Minuten in den Schlaf zu kommen.

1. Sie strecken sich aus und finden eine Haltung, die Ihnen angenehm ist. Dann mit der Entspannung des Körpers von oben nach unten beginnen.
2. Gesicht: Das Gesicht zu entspannen ist besonders wesentlich, da die Gesichtsmimik eng mit Emotionen verknüpft ist. Augen schließen und dann nacheinander Kiefermuskulatur, Zunge und Mund entspannen.
3. Oberkörper und Arme: Nacheinander die Schultern, den Nacken, dann die Arme und Hände entspannen.
4. Beine: Entspannen Sie zunächst Ihren rechten Oberschenkel, dann Wade und Fuß. Anschließend ebenso das linke Bein entspannen.
5. Gedanken stoppen: Stellen Sie sich vor, auf einem bequemen Sofa in einem absolut dunklen Raum zu liegen. Halten Sie an diesem Bild für zehn Sekunden gedanklich fest. Funktioniert das nicht, sagen Sie sich die Worte »Gedanken – Stopp«.[450]

Die 4–7–8-Methode

Die Methode wurde vom amerikanischen Arzt und Autor Andrew Weil beschrieben. Bereits nach 4–6 Wochen zweimaliger täglicher Übung soll sie spürbar das Einschlafen verbessern:

1. Zungenposition: Berühren Sie mit der Zungenspitze den Gaumen direkt hinter den vorderen Schneidezähnen. Während der gesamten Übung sollte die Zunge dort positioniert bleiben.
2. Ausatmung durch den Mund: Atmen Sie vollständig und hörbar durch den Mund aus.
3. Durch die Nase einatmen: Atmen Sie mit geschlossenem Mund langsam durch die Nase ein und zählen Sie dabei im Kopf bis vier.
4. Atemstopp: Halten Sie dann den Atem an und zählen Sie im Kopf bis sieben.
5. Durch den Mund ausatmen: Atmen Sie vollständig und hörbar durch den Mund aus und zählen Sie dabei bis acht.
6. Die Schritte 1 bis 5 insgesamt viermal hintereinander ausführen.

Es wird durch diese Methode einerseits vermehrt Sauerstoff aufgenommen (4 Zähler einatmen), zweitens kann sich der Sauerstoff besser verteilen (7 Zähler Atemstopp) und durch die verlängerte Ausatmung (8 Zähler) verlangsamt sich das Herz und Kohlendioxid wird verstärkt aus der Lunge ausgeatmet. Zudem kommen durch die Konzentration auf die Atmung die Gedanken zur Ruhe.

Anuloma viloma (Wechselatmung)

Eine Übung zur Harmonisierung und Beruhigung:

1. Das rechte Nasenloch mit dem Daumen der rechten Hand zuhalten.
2. Durch das linke Nasenloch einatmen, für 5–10 Zähler.
3. Mit Ringfinger und kleinem Finger der rechten Hand das linke Nasenloch zuhalten.
4. Durch das rechte Nasenloch für 5–10 Zähler ausatmen.

5. Durch das rechte Nasenloch einatmen (Ringfinger und kleiner Finger halten weiterhin das linke Nasenloch zu).
6. Das rechte Nasenloch mit dem Daumen der rechten Hand zuhalten.
7. Durch das linke Nasenloch ausatmen.
8. Diesen Zyklus für 5–10 Minuten wiederholen.

Wichtig: Die Ein- und Ausatmung sollte als sehr angenehm empfunden werden. Es sollte nie zu einem Gefühl von Atemnot kommen. Die Ein- und Ausatmungszeit sollte gleich lang sein und kann entsprechend der eigenen Kapazität verkürzt oder verlängert werden.

Nach etwas Übung kann auch versucht werden die Ausatmung zu verlängern, d. h. z. B. 5 Zähler einatmen und 10 Zähler ausatmen. Besonders auf eine entspannte Mund-, Kiefer-, Augen- und Bauchregion achten.

Atem- und Visualisierungsübung

Die Übung soll durch Konzentration auf das innere Bild den Geist beruhigen.

1. Sie stehen aufrecht und entspannt.
2. Jetzt am Beckenboden bzw. am unteren Ende der Wirbelsäule ein helles Licht visualisieren. Während der Einatmung ziehen Sie das Licht die Wirbelsäule entlang bis in die Zirbeldrüse hinauf. Sie können den Bereich der Zirbeldrüse lokalisieren, indem Sie sich eine Linie von der Stirn bis etwa zur Mitte des Hinterkopfs vorstellen und eine zweite Linie vom oberen Ende einer Ohrmuschel zum oberen Ende der anderen Ohrmuschel. Der Kreuzungspunkt beider Linien markiert in etwa die Region der Zirbeldrüse.
3. Während der Ausatmung wird das Licht in der Vorstellung oben in der Zirbeldrüse gehalten.
4. Bei der folgenden Einatmung ein neues Licht wieder bis nach oben ziehen.
5. Im Laufe der Übung werden Sie den Eindruck haben, dass das Licht im Bereich der Zirbeldrüse immer heller wird.
6. Die Übung für 5–10 Minuten wiederholen.

Sie können auch während des Hochziehens des Lichts zusätzlich den Beckenboden sanft anspannen. Die Zunge locker an den Gaumen bringen.

Trataka

Die Meditation soll den Geist beruhigen und auf das Schlafen einstimmen

1. Sie zünden eine Kerze an und setzen sich so auf den Boden oder einen Stuhl, dass Sie sie in etwa 35 cm Entfernung vor sich haben.
2. Sie sitzen aufrecht und entspannt und schauen auf die Flamme. Eine ruhige Atmung ist wichtig. Die Zunge kann locker an den Gaumen gebracht werden.
3. Nach 5–10 Minuten die Kerze ausblasen.
4. So lange mit geschlossenen Augen sitzen, bis der Lichteindruck der Flamme nachlässt.

Cortisolwerte runter!

Das »Stresshormon« Cortisol ist einerseits lebenswichtig, doch zu viel davon bewirkt auf Dauer schwere Gesundheitsschäden. Wie können wir den Cortisolspiegel im Griff behalten?

Cortisol ist an der Regulierung des menschlichen Stoffwechsels, des Immun- und des Hormonsystems und vielen Aktivitäten des Nervensystems beteiligt. Beispielsweise stimuliert – im Tierversuch an Ratten – Kortikosteron, ein Glukokortikoid-Hormon, indirekt die Bildung neuer Nervenzellen aus neuralen Stammzellen.[451] Physiologischer Stress (z. B. Veränderung von Körpertemperatur und Blutdruck) und Cortisol fördern im Gehirn einer erwachsenen Ratte die Zellbildung in der Hirnregion Hippokampus.[452]

Das körpereigene Cortisol reguliert nach Verletzungen die Entzündungsreaktion. Die Art der Wirkung ist von der Konzentration abhängig: In einem sorgfältig regulierten Bereich physiologischer Cortisolkonzentrationen kann das Hormon Entzündungen dämpfen. Eine mittlere Cortisolkonzentration verstärkt die Entzündung, während eine hohe Cortisolkonzentration die Stärke der Entzündung nicht beeinflusst.[453]

Zum Risikofaktor wird Cortisol, wenn sein Spiegel im Organismus ständig erhöht ist.

Cortisol wird frühmorgens regulär verstärkt und abends weniger ausgeschüttet; das ist Teil unseres Biorhythmus. Als Reaktion auf akuten und chronischen Stress gelangt Cortisol »außer der Reihe« in die Blutbahn, um diesen meistern zu helfen. Bei chronischem Stress kommen erhöhte Aktivität der Amygdala (»Furchtzentrum« im Gehirn) und verminderte Aktivität der Hirnregion Hippokampus (zuständig für die Regulation der Stressachse und für die Erinnerung) hinzu. Daraus können einander verstärkende Reaktionen entstehen, die die Selbstregulation des Körpers stören und zur übermäßigen Cortisolausschüttung führen und gleichzeitig die Rezeptoren für dieses Hormon im Gehirn weniger sensibel werden lassen und sogar abbauen. Dadurch reagiert das Gehirn weniger auf das Cortisol im Blut und schüttet immer mehr ACTH aus, ein Hormon, das die Cortisolausschüttung in der Nebenniere auslöst, anstatt, wie bei akutem Stress, die

Produktion – im Sinne einer negativen Rückkopplung – anschließend zu stoppen.

Resultat ist ein chronisch erhöhter Cortisolspiegel im Blut. Während die Cortisolmessfühler im Gehirn unsensibler und abgebaut werden, wird das Neurovegetativum, genauer der Sympathikus, immer sensibler. Diese Desynchronisation der Stressachsen führt in vielen Körperorganen zu zahlreichen negativen Folgen, z. B. macht es die Darmbarriere durchlässiger (siehe Leaky Gut, Seite 179).

Ursache für eine anhaltende erhöhte Cortisolausschüttung sind belastende äußere Einflüsse, die mit Gefühlen von Kontrollverlust einhergehen, wie beispielsweise Arbeitsüberlastung[454], soziale Ungleichheit[455]. Heilung ist auf Dauer nur möglich, wenn die stressverursachenden Faktoren identifiziert und so verändert werden, dass die Spirale der Stressreaktionen gestoppt wird. Unterstützend sind auch Strategien zum Herunterregulieren chronischer Stressreaktionen und erhöhter Cortisolproduktion nötig. Weitere Ziele sind die Umkehr von Hirnschädigungen und die Steigerung von Wohlbefinden.

Häufig werden erhöhte Cortisolwerte im Blut oder Speichel falsch interpretiert. Beispielsweise werden Depressionen nicht durch einen erhöhten Cortisolspiegel ausgelöst. Der erhöhte Cortisolspiegel ist in diesem Zusammenhang ein Versuch des Organismus, die Depression zu lösen. Daher sind Interventionen, die darauf abzielen, den Cortisolspiegel zu verringern, kontraproduktiv. So könnte sich durch Regulation des Cortisolspiegels im Falle einer Depression vielleicht ein niedriger Blutdruck einstellen, dafür könnten andere Symptome sich verstärken. Behandler/-innen müssen neben den Laborwerten weitere Faktoren im Blick haben, wie den sozialen und emotionalen Stress der Person, weitere Gesundheitsstörungen wie niedriggradige Entzündungen, Lebensstil-Faktoren wie Bewegungsmangel und Ernährung und die Lebensumstände.

Cortisol-Alarm

Ständig erhöhte Cortisolspiegel spielen bei vielen Gesundheitsstörungen eine Rolle. Beispiele:

- Osteoporose und Muskelschwund
- Bluthochdruck
- Bindegewebsschwäche
- verzögerte Wundheilung
- Insulinresistenz/Entwicklung von Diabetes
- Abtötung von Gehirnzellen z. B. im Hippokampus
- Gedächtnisverlust, Konzentrationsschwäche
- Entzündung im Gehirn, z. B. im Hypothalamus
- depressive Stimmung

Die Ursachen von krank machendem Stress zu erkennen und zu beseitigen oder zu verändern, braucht Zeit. Sie können aber viel dafür tun, dass es Ihnen besser geht. Hier einige Studienergebnisse, die Ihnen den Weg zeigen, und – natürlich – konkrete Tipps.

Test: Cortisolausschüttung in den Nebennieren

Dieser Test ist nicht wissenschaftlich validiert und sollte deshalb nicht als alleinige Diagnose genutzt werden. Nichtsdestotrotz gibt er Ihnen einen Hinweis, ob Ihre Cortisolausschüttung gestört sein könnte. Sie brauchen eine Taschenlampe, einen Spiegel und eine Uhr mit Sekundenzeiger bzw. die Stoppuhr auf Ihrem Smartphone. Dunkeln Sie den Raum ganz ab. Platzieren Sie sich so vor den Spiegel, dass Sie Ihre Augen im Licht der Taschenlampe gut sehen.

Leuchten Sie mit der Taschenlampe über ein Auge (nicht hineinleuchten!). Mit dem anderen Auge beobachten Sie im Spiegel die Pupille. Im Normalfall zieht sich die Pupille zusammen und bleibt so. Liegt eine Störung der Cortisolausschüttung vor (»Nebennierenschwäche«), wird sie sich trotz des Lichteinfalls innerhalb von etwa zwei Minuten wieder erweitern. Wenn sich bei Ihnen die Pupille erweitert, stoppen Sie die Zeit. Nach 30–45 Sekunden zieht die Pupille sich wieder zusammen.

Der Test kann angewendet werden, um den Erfolg einer medizinischen Behandlung zu beobachten. Er sollte dann monatlich wiederholt werden. Die Zeit der Pupillenerweiterung sollte im Idealfall kürzer werden.

Die wichtigsten Gesundmacher bei Stress

1. Ausreichend guter Tiefschlaf: Schlafmangel und Schlafunterbrechungen bewirken einen Anstieg von Cortisol am nächsten Nachmittag und Abend und möglicherweise in der Folge auch kognitive Störungen.[456] Dies kann einen Teufelskreis in Gang setzen, da ein hoher Cortisolspiegel wiederum Schlafprobleme verursacht.[457] Achten Sie auf regelmäßige Schlafzeiten – am besten vor Mitternacht – und ausreichend Schlaf. Schlaf-Apps können helfen, Schlafquantität und -qualität zu messen und Sie im Schlaf zu unterstützen.

2. Massage, Berührung und Umarmungen: Massage senkt Cortisol und Angstzustände.[458] Auch angenehme Berührungen und Umarmungen senken den Cortisolspiegel signifikant.[459] Großen Einfluss hat Berührung insbesondere auf die Oxytocinwerte.

3. Lachen und Humor: Fröhliches Lachen senkt offenbar die Serumspiegel von Cortisol, Dopac (ein Abbauprodukt von Dopamin) und Adrenalin und erhöht die Aktivität der natürlichen Killerzellen im Zusammenhang mit Tumorimmunität. Diese biochemischen Veränderungen haben Auswirkungen auf die Umkehrung der neuroendokrinen und klassischen Stresshormonreaktion.[460] Auch der Speichelcortisolspiegel wird durch Lachen reduziert.[461] Ein positiver Einfluss auf die Beweglichkeit der Arterien und die Strömungsmechanik des Blutes wurde ebenfalls festgestellt.[462]

Tägliches häufiges Lachen verringert das Risiko für stressbedingte Krankheiten und geht z. B. mit seltenerem Auftreten von Herz-Kreislauf-Erkrankungen einher.[463] Zudem führt Humor zu einer erhöhten Aktivität in einem Netzwerk von Regionen unterhalb der Großhirnrinde, einschließlich des Nucleus accumbens, einer Schlüsselkomponente des Belohnungssystems im Gehirn.[464]

Positive Emotionen, Glücksgefühle und positive psychologische Zustände gehen nicht nur mit erniedrigten Cortisolwerten einher, sondern auch mit verbesserten Werten bei Herzfrequenz, Blutdruck und Entzündungsmarkern wie Interleukin-6.[465]

4. Musik hören und Tanzen: Musik entspannt vor allem, wenn sie mit nicht anstrengendem Tanzen kombiniert wird. Musik initiiert zahlreiche Körperveränderungen, z. B. Reaktionen im ANS, im Hormonsystem und im Hirnstamm. Letztere führen zu Regulationen des Blutdrucks, der Herzfrequenz, der Körpertemperatur, der Hautleitung und der Muskelspannung, teilweise über neurochemische Reaktionen.[466]

Cortisol und β-Endorphin – zwei Marker der Hypothalamus-Hypophysen-Nebennieren(HPA)-Achse – verminderten sich laut Studien, wenn die Probanden Musik (keine stimulierende Musik) hörten. Musik kann stressbedingte Zunahmen von Herzfrequenz und systolischem Blutdruck (oberer Wert) im Vergleich zur Stille verhindern.[467] Intensive Freude beim Musikhören kann zudem zu einer Dopaminfreisetzung im Gehirn führen.[468] Regelmäßiges Tanzen senkt nachweislich den Cortisolspiegel.

5. Meditation: Achtsamkeitsbasierte Meditation und andere traditionelle Techniken vermindern die Auswirkungen von chronischem Stress und führen zu einer Verringerung der Plasmacortisol- oder Speichelcortisolwerte sowohl bei gesunden Probanden[469] als auch bei Krebspatienten[470]. Bei posttraumatischer Belastungsstörung[471] konnten mittels Meditation Speichelcortisolwerte verringert werden. Bei Meditierenden wurden auch ansteigende Testosteronwerte und Veränderungen weiterer Biomarker festgestellt.[472]

Das achtsame Bewusstmachen von Gedanken, Atmung, Pulsschlag und anderen Symptomen wie einem angespannten Bauch gibt Ihnen die Möglichkeit zu erkennen, wann und in welchen Situationen in Ihnen Anspannung ausgelöst wird. Dazu zählt auch, eigene stressbezogene Gedankenmuster zu erkennen.[473]

Tipp: Folgen Sie für einige Minuten pro Tag der Bauchbewegung während Ihrer Ein- und Ausatmung. Trainieren Sie die Wahrnehmung von Körperanzeichen für Ent- und Anspannung.

6. Atemübungen: Kontrollierte Atmungen[474] wie langsame tiefe Zwerchfellatmung, d. h. Atmen in den Bauch, beispielsweise mit 4 Atemzügen pro Minute, bewirken eine Verminderung des Cortisolwertes sowie eine Verbesserung der anhaltenden Aufmerksamkeit und der Reaktion bei Gemütserregung.[475]

7. Leichte körperliche Aktivitäten: Je nach Intensität von körperlichen Aktivitäten kann es zu einem Anstieg oder Abfall von Cortisolwerten kommen. Leichte oder mäßig intensive Bewegungen bei 40–60 % der maximalen Anstrengung führen zu nächtlichen Verringerungen von Cortisolwerten, ohne dass dabei kurzfristige Erhöhungen auftreten.[476] Yoga oder Tai Chi können helfen.[477] Auch Gartenarbeit senkt Cortisol- und Stressreaktionen, möglicherweise nicht nur wegen der Bewegung.

Kurzfristige Erhöhungen der Cortisolwerte nach intensiver körperlicher Aktivität können auch gute Trainingsreize darstellen, die in der Regel nachts zu einer Verminderung von Cortisol führen.[478] Regelmäßiges Training führt zu Anpassungen bzw. verringerten Ausschlägen der Cortisolreaktionen.[479] Übertraining hingegen ist zu vermeiden. So kann lang andauerndes aerobes Training, auch Marathonlaufen, den Cortisolspiegel erhöhen.[480]

Tipp

Eine einfache Atemübung, die ich über viele Jahre ausgeübt habe, ist folgende:
- Für 4 Zähler durch die Nase einatmen,
- für 7 Zähler die Luft anhalten
- und für 8 Zähler langsam die Luft durch den geöffneten Mund ausatmen.

Nach einigen Monaten Übung kann auch ausschließlich durch die Nase ein- und ausgeatmet werden, mit kombinierter Wechselatmung. Das heißt, Sie atmen durch das linke Nasenloch ein, indem Sie das rechte Nasenloch mit dem Daumen der rechten Hand verschließen, halten dann die Luft an, indem Sie beide Nasenlöcher mit den Fingern zudrücken und atmen anschließend durch das rechte Nasenloch aus, indem Sie das linke Nasenloch mit Ringfinger und kleinem Finger zudrücken. Im nächsten Zyklus wechseln Sie und atmen durch das rechte Nasenloch ein, halten den Atem an und atmen durch das linke Nasenloch aus. Diese Wechselatmung für 5 Minuten fortsetzen.

Beginnen Sie mit leichten oder mäßig intensiven Aktivitäten, etwa kurzem Intervalltraining, das Sie später intensivieren können. Vermeiden Sie, insbesondere wenn Sie längere Zeit wenig körperlich aktiv waren, ein starkes, häufiges Ausdauertraining.

8. Waldbaden: Eine Wald-Umgebung bewirkt im Vergleich zur städtischen Umgebung niedrigere Cortisolkonzentrationen, eine niedrigere Pulsfrequenz und einen niedrigeren Blutdruck. Sie stimuliert außerdem den Parasympathikus (Beruhigung) und dämpft den Sympathikus (Erregung, Flucht).[481]

Tipp: Kombinieren Sie Wald und Bewegung, indem Sie zügig im Wald spazieren gehen.

9. Gesunde Beziehungen: Gesunde Paarbeziehungen, in denen die Partner achtsam und empathisch miteinander umgehen[482] sowie im Fall von Konflikten Unterstützung bei deren Lösung und der Versöhnung erfahren,[483] wie auch stabile und warme Eltern-Kind-Beziehungen[484] fördern niedrige Cortisolspiegel und verbesserte Stressresilienz.

Tipp: Nehmen Sie sich Zeit, um mit Ihren Liebsten etwas zu unternehmen. Zeigen Sie ihnen, wie viel sie Ihnen bedeuten.

10. Nutzen von Programmen für emotionales Selbstmanagement. Techniken, die negative Gedankenschleifen auflösen und positive emotionale Zustände fördern, können seelische Kraft geben. Zugleich können negative Gefühle wie Schuld, Feindseligkeit, Angst und andere Stresswirkungen gedämpft werden.[485]

11. Haustiere, vor allem Hunde, tragen dazu bei, dass Cortisol vermindert und Oxytocin (Seite 185) erhöht wird.[486] Auch bei Kindern führte die Anwesenheit ihres Haustiers zu einer geringeren Cortisolreaktion auf Stress.[487]

12. Spiritualität, Religiosität, Glauben: Religiosität, Glauben[488], Beten[489], das Nutzen von Mantren[490] (wie auch spirituelle Texte zum Begleiten einer Meditation) fördern die Verringerung von Cortisol.

Tipp: Lassen Sie sich von Ihrer inneren Stimme leiten und richten Sie den Blick auf etwas Größeres als Sie selbst, wenn Sie Spiritualität ausdrücken möchten. Oder schließen Sie sich einer Glaubensgemeinschaft oder Gruppe an, die Spiritualität praktiziert.

13. Ernährung: Dunkle Schokolade[491], Grüntee und sein Inhaltsstoff Epigallocatechin-3-Gallat (ECG)[492], Kamillentee[493], kalt gepresstes Olivenöl[494], Prebiotika[495], z. B. Sauerkraut und Kimchi, Omega-3-Fettsäuren-reicher fetter Fisch[496] helfen, den Cortisolspiegel zu senken. Vermeiden Sie regelmäßigen Zuckerkonsum.[497] Bei hohem Cortisolspiegel und chronischem Stress sollte kein oder nur wenig Kaffee getrunken werden.[498] Eine Mangelversorgung mit Proteinen und insbesondere mit der Aminosäure Leucin, die auch für den Muskelaufbau wichtig ist (z. B. in Hirse, Cashewkernen, Mandeln, Bohnen, Linsen, Kalbfleisch, Zander, Scholle, Seezunge), ist zu vermeiden.[499]

14. Nahrungsergänzungsmittel (NEM): Hinweise auf positive Wirkungen gibt es zu diesen Substanzen:

- Epigallocatechin-3-Gallat (ECG) im Grüntee
- Omega-3-Fettsäuren (wenn sie nicht durch Fisch zugeführt werden können)
- Ashwagandha: Die Heilpflanze reduziert Cortisol bis zu etwa 30 % und wirkt angstlösend[500].
- Curcuma[501]
- Phosphatidylserin (PS): Es ist in der Lage, durch Stress ausgelöste gesteigerte Cortisolwerte zu senken[502] und schützt die Nervenzellen, was zu einer Verbesserung der Aufmerksamkeit und des Gedächtnisses führt – besonders für ältere Menschen von Interesse.[503] Bei Mangel an essenziellen Fettsäuren wie auch an Folsäure, Vitamin B_{12} und Methionin ist die Bildung von PS im Gehirn beeinträchtigt. Im Labor sind Mängel nicht messbar. Es kommt besonders reichhaltig in Makrelen, Hering, Geflügel und weißen Bohnen vor. Als NEM kann es kurzfristig 600 mg/Tag und längerfristig etwa 200 mg/Tag eingenommen werden.

Mögliche Anwendungsgebiete:

- chronischer Stress und Hypercortisolismus[504] (»Cushing-Syndrom«, Stammfettsucht, Vollmondgesicht, Stierhornnacken und dünne Extremitäten als Folge eines dauerhaft erhöhten Cortisolspiegels)
- Gedächtnis- und Aufmerksamkeitsdefizite und Demenz bei Älteren, Verbesserung der geistigen Leistungsfähigkeit[505]
- Verbesserung der Stimmung bei Stress[506]
- Demenz und Alzheimer[507]
- ADHS[508]
- Senken von stressinduzierten Cortisolspiegeln bei (Kraft-)Sportlern und dadurch Verminderung von z. B. Blutzuckeranstieg, Gewichtszunahme[509]
- Verbesserung der sportlichen Leistungsfähigkeit (VO2max)[510]
- Rhodiola rosea (Rosenwurz), z. B. in Verbindung mit stressbedingter Erschöpfung und Müdigkeit[511]
- Magnesium, Zink und Selen[512]

Hinweise auf mögliche Wirklungen auf den Cortisolspiegel und weitere Stressmarker gibt es für N-Acetyl-Cystein[513]; Bacopa[514]; Ginkgo biloba und Ginseng[515], Johanniskraut.[516]

Frauengesundheit ist weiblich

Menstruation, Schwangerschaft, Wechseljahre: Was Frauen in diesen Lebensphasen und -zyklen stärkt und was sie selbst für sich tun können.

Frauen und Männer unterscheiden sich deutlich, was Gesundheit und Krankheit angeht. Frauen zeigen ein erhöhtes Risiko für Autoimmunerkrankungen[517], sind aber (wenn sie nicht die Pille einnehmen) im Vergleich zu Männern im Allgemeinen weniger anfällig für Infektionen mit Bezug zu Viren, Bakterien, Pilzen und Parasiten. Auch verlaufen diese Krankheiten bei Frauen in der Regel weniger schwer.[518] Bis zu den Wechseljahren haben Frauen ein deutlich vermindertes Risiko für Bluthochdruck.

Osteopath/-innen behandeln bei Kinderwunsch, Menstruations-, Wechseljahres-, Schwangerschafts- sowie bei Nachgeburtsbeschwerden, Organsenkungen, wiederkehrenden Blasenentzündungen, Inkontinenz, Endometriose und polyzystischem Ovarial-Syndrom. Sie bereiten auf die Entbindung vor, führen nach der Geburt des Kindes einen Check-up durch und unterstützen bei Rückbildung und Stillproblemen.

Studien belegen z. B., dass osteopathische manuelle Therapie (OMT) schwangerschaftsbedingte Rückenschmerzen[519] wie auch anhaltende Schmerzen im unteren Rücken nach der Entbindung[520] lindert.

Menstruation

Der Menstruationszyklus ist ein wesentlicher Lebensrhythmus, der durch ein Zusammenspiel verschiedener Hormone gesteuert wird und auch in Verbindung mit dem Stoffwechsel steht. So ergeben sich z. B. Wechselwirkungen zwischen zirkadianen Rhythmen (Seite 236), dem Schlaf und dem Menstruationszyklus.

Der Menstruationszyklus lässt sich in mehrere Phasen unterteilen:

1. Menstruationsphase
2. niedriger Östrogenspiegel
3. Follikelphase
4. Östrogenspiegel erreicht den Höhepunkt.
5. periovulatorische Phase

6. Anstieg und Höhepunkt des follikelstimulierenden Hormons (FSH) und der luteinisierenden Hormone (LH)
7. Lutealphase
8. Anstieg des Östrogenspiegels mit einem Progesteron-Höhepunkt
9. sinkende Aminosäurespiegel und erhöhte Stickstoffverwertung
10. prämenstruelle Phase
11. Abfall der Östrogen- und Progesteronspiegel[521]

Das prämenstruelle Syndrom

Es wurden mehr als 200 prämenstruelle Symptome beschrieben und die Beschwerden variieren dabei von Frau zu Frau. Die Symptome lassen sich in physische und emotionale Beschwerden unterteilen[522]:

Physische und emotionale Symptome bei PMS

physische Symptome	emotionale Symptome
Heißhunger oder Appetitlosigkeit Bauchkrämpfe Blähungen Spannungsgefühle in der Brust Müdigkeit Akne Flüssigkeitseinlagerungen Schwellungen	Stimmungsschwankungen Reizbarkeit innere Unruhe depressive Verstimmung Konzentrationsstörungen Ängste übermäßiges Reagieren auf Stress Aggressionen[523]

Diese Symptome treten nur in der Lutealphase (vor allem in den letzten Tagen vor der Menstruation) und zu Beginn (1. Tag) der Menstruation auf. Zudem kann es in der Lutealphase zu einer Verschlimmerung chronischer Erkrankungen, z. B. Diabetes oder entzündliche Darmerkrankungen, kommen.[524]

Die genauen Ursachen dieses Syndroms sind noch nicht bekannt, aber folgende Faktoren können daran beteiligt sein.

- Zyklische Veränderungen der Hormone: Symptome des PMS ändern sich mit den Hormonschwankungen und verschwinden während einer Schwangerschaft und Stillzeit sowie der Menopause.
- Oxidatives Ungleichgewicht: Störungen im Gleichgewicht zwischen freien Radikalen und Antioxidation scheinen an den pathophysiologischen Mechanismen von PMS beteiligt zu sein.[525]
- Schwankungen von Serotonin im Gehirn: Ein Mangel an Serotonin könnte an der Entstehung von PMS-Symptomen wie Depressionen, Heißhungerattacken, Schlafstörungen und Müdigkeit beteiligt sein.[526]
- Vitamin-D-Mangel: Er kann mit PMS in Verbindung stehen, was auf eine Rolle von Vitamin D in der weiblichen Fortpflanzungsphysiologie hinweist. Überhaupt ist ein angemessen hoher Vitamin-D-Spiegel essenziell für die Prävention vieler Gesundheitsstörungen.[527]
- Studien haben gezeigt, dass bei Frauen mit PMS der Serumspiegel von Vitamin D in der Lutealphase niedriger war.[528] Eine hochwertige Studie aus dem Jahr 2016 ergab, dass die Zufuhr von hochdosiertem Vitamin D bei Patientinnen mit schwerer Hypovitaminose und PMS die begleitenden Stimmungsstörungen deutlich verbessern kann. Diese Effekte gehen auf die Beeinflussung des Calciumspiegels, die periodischen Schwankungen der Sexualhormone und/oder die Modulation von Neurotransmittern zurück.[529]

- Weiterhin sind bei Frauen mit PMS die Entzündungswerte (IL-12 und IL-10) erhöht. Auch hier zeigt sich nach Vitamin-D-Zufuhr eine deutliche Verbesserung: Die Produktion entzündlicher Zytokine verringert sich, entzündungshemmende Marker steigen an. Dies beruht auf den antioxidativen Eigenschaften des Vitamins D.[530]

Bei Frauen mit prämenstruellem Syndrom (PMS) kommt es bei Stressbelastungen zu einer Dysregulation der Hypothalamus-Hypophysen-Nebennieren-Achse (HPA-Achse), wahrscheinlich indem es indirekt den Östrogenspiegel verringert.

Was hilft bei PMS?

- Zink[531], Vitamine B_1[532], B_2[533], B_6[534, 535]
- Johanniskraut[536]
- Omega-3-Fettsäuren: Sie können emotionale und physische Symptome von PMS reduzieren, z. B. Depressionen, Nervosität, Angstzustände und Konzentrationsschwäche, sowie Blähungen und Kopfschmerzen.[537]
- Gingko Biloba[538]
- Nachtkerzenöl[539]
- Bewegung, z. B. Yoga oder Aerobic[540]
- Stressmanagement und ausreichend Schlaf in der prämenstruellen Periode[541]
- Cannabinoide (CBD)[542]
- Komplex aus 400 mg Phosphatidylserin und 400 mg Phosphatidsäure von Lipogen[543]
- Kombination aus 100 mg Oxalacetat und 150 mg Ascorbinsäure[544]
- Vitamin-D-Mangel beheben zur Verbesserung der Entzündungsmarker, der antioxidativen Kapazität und der Stimmung.[545]

Menstruationszyklus und Mikrobiom

Gegenstand aktueller Forschung ist die Beziehung zwischen den Darmmikrobiota und dem Menstruationszyklus. Neue Erkenntnisse deuten auf eine Interaktion zwischen Östrogenen und dem Mikrobiom hin.

So ist das Darmmikrobiom in der Lage, östrogenähnliche Verbindungen, welche wir mit der Nahrung aufnehmen, in biologisch aktive Formen umzuwandeln und den Östrogen-Rezeptoren des Körpers verfügbar zu machen. Außerdem wurden Gene in der Mikrobiota-Gemeinschaft des Magen-Darm-Trakts gefunden, welche östrogenmetabolisierende Enzyme produzieren. Dieses sogenannte »Östrogen-Bolom« ist in der Lage, über die Sektretion des Enzyms β-Glucuronidase Östrogen zu »recyclen«. Zudem können östrogenähnliche Verbindungen das Wachstum gesundheitsförderlicher Mikrobiota im Darm fördern und somit eine gesunde Homöostase stützen.[546]

Vaginales Mikrobiom

Ein intaktes vaginales Mikrobiom hält die vaginale Homöostase aufrecht, dagegen kann jedes Ungleichgewicht zu Störungen von Fruchtbarkeit, Empfängnis und Schwangerschaft sowie der Frauengesundheit insgesamt beitragen.[547]

Ist Ihr prämenstruelles Syndrom nicht mit oben genannten Änderungen des Lebensstils behoben oder deutlich gebessert worden und werden Ihre Gesundheit und Ihre täglichen Aktivitäten dadurch beeinträchtigt, sollten Sie Ihren Arzt aufsuchen.

Wechseljahre

In den Wechseljahren kann aufgrund zurückgehender Östrogenproduktion eine Vielzahl von Beschwerden auftreten: Hitzewallungen und Schweißausbrüche, Schlafstörungen und Müdigkeit, Kopfschmerzen, Migräne, Gewebeschwund der Schleimhaut mit Scheidentrockenheit, Schmerzen beim Sex, Inkontinenz-Probleme und Zwischenblutungen sowie Gelenkschmerzen, die Hautelastizität, -dicke und -feuchtigkeit nehmen ab und die Faltenbildung und das Gewicht nehmen zu.

Was können Sie tun? Zuallererst machen Sie sich bitte klar: Wechseljahre sind keine Krankheit! Sie sind eine Lebensphase und Teil des Lebens. Und Sie können viel tun, um Symptome zu mindern:

1. Körperlich aktiv sein: Viel körperliche Aktivität kann Wechseljahresbeschwerden lindern[548], z. B. Stresswerte, Angst und Depression[549] und Vitalität und geistige Gesundheit verbessern[550]. Mit hochintensivem Intervalltraining lässt sich innerhalb kurzer Zeit erstaunlich viel erreichen.[551]

2. Sitzpausen: Im Vergleich zu Frauen nach den Wechseljahren mit langen Sitzzeiten hatten Personen mit kürzeren Sitzzeiten ein um 51 bzw. 48 % geringeres Risiko bezogen auf die Gesamt- und Krebssterblichkeit. Wurden die Sitzzeiten reduziert, verringerte sich das Risiko um 29 % bezogen auf die Gesamt- und um 27 % bezogen auf die Krebsmortalität.[552, 553]

3. Mediterrane Ernährung, also viel Gemüse, Olivenöl und Nahrung aus dem Meer, wirkt vorbeugend und verbessert zahlreiche mögliche Symptome.[554]

4. Weniger ist mehr: Ein Begrenzen der Kalorienaufnahme verringert nicht nur das Gewicht[555], sondern auch Hitzewallungen oder nächtliche Schweißausbrüche.[556]

5. Intervallfasten ist geeignet, die an der Fruchtbarkeit, Empfängnis und Schwangerschaft beteiligten Organe und Körperfunktionen zu stärken und die mentale Gesundheit von Frauen zu verbessern. Außerdem beugt es den bei Frauen mittleren Alters häufig vorkommenden Krebs- und Muskel-Skelett-Erkrankungen vor.[557] Es könnte geeignet sein, Stoffwechselerkrankungen in Zusammenhang mit der Menopause vorzubeugen. Auch ein Gedächtnisverlust kann durch Intervallfasten verhindert werden.[558] Wenn es schwerfällt, eine kalorienreduzierte Ernährung zu etablieren und beizubehalten, bietet Intervallfasten eine wirksame Strategie für den Gewichtsverlust (Seite 154).[559]

6. Probiotika lindern Wechseljahresbeschwerden[560]

7. Vaginale Probiotika: Störungen des vaginalen Mikrobioms können u. a. Trockenheit der Scheidenschleimhaut in den Wechseljahren begünstigen und auf diese Weise auch die Sexualität beeinträchtigen. Eine Hormonersatztherapie kann das Mikrobiom positiv beeinflussen. Studienergebnisse zu oralen und vaginalen Probiotika in der Menopause und zum vaginalen Mikrobiom sind vielversprechend.[561]

8. Vitamine und mehr: Polyphenole wie Resveratrol helfen, Vitamin-B-Komplex-Mängel (v. a. Vitamine B_6, B_{12}, B_2, Folsäure) zu beheben und Sie können ggf. die Vitamine C und D substituieren.[562]

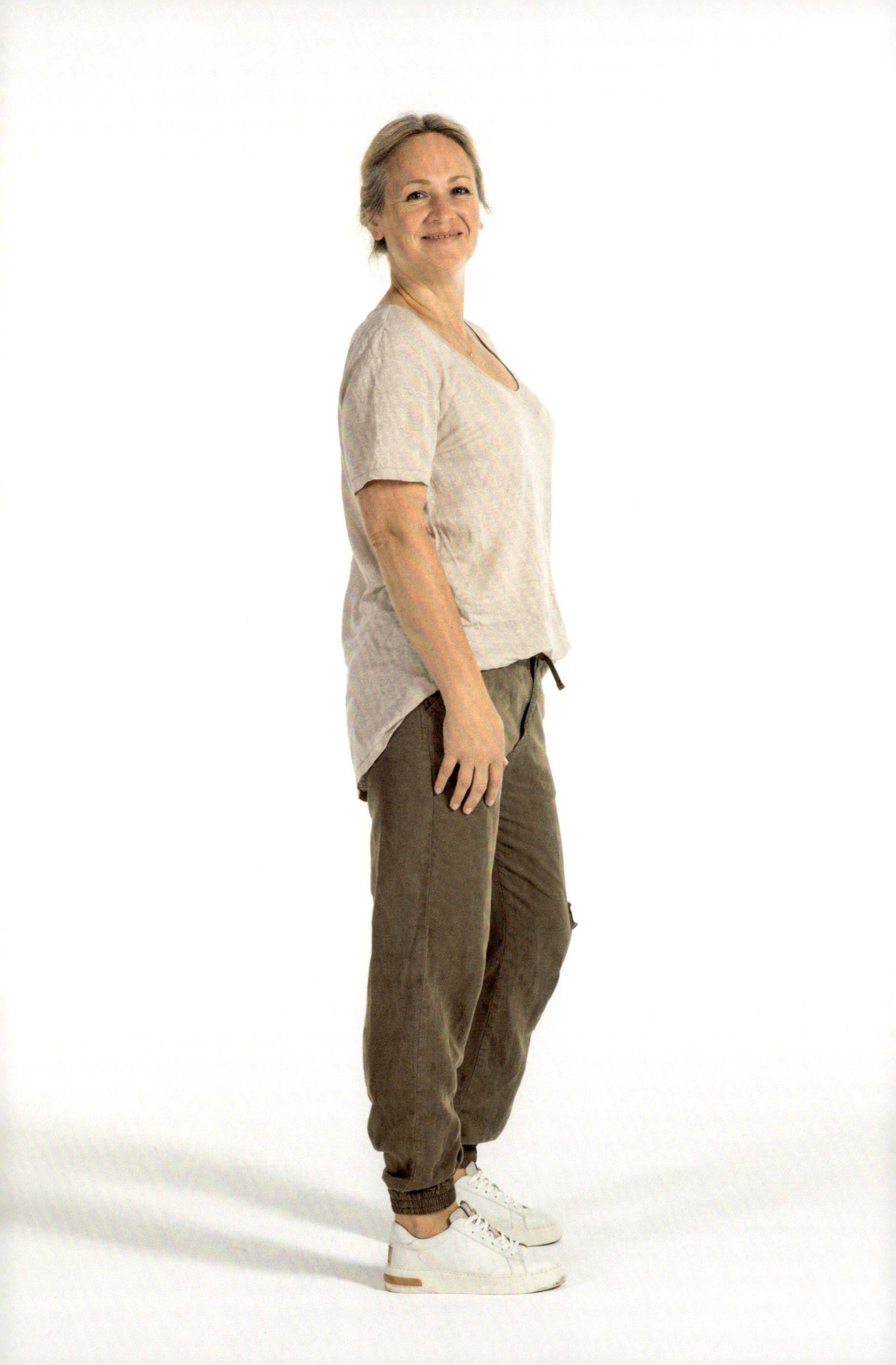

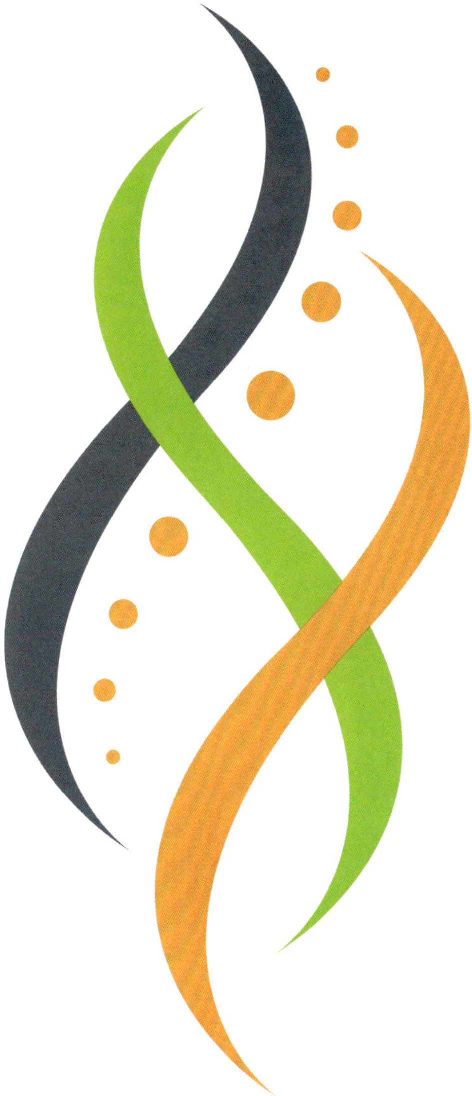

Grafik: © Taawon/stock.adobe.com

Nervensystem

Das Nervensystem besteht aus mehreren Milliarden Nervenzellen. Es dient der Verarbeitung und Weitergabe von Informationen.

Bewegung, Gefühle und Gedanken

Die wichtigsten Vorgänge in unserem Körper werden vom Nervensystem gesteuert. Es erstreckt sich über den ganzen Körper, nicht nur das Gehirn gehört dazu.

Von den Fußsohlen bis in die Kopfhaut erstreckt sich das Nervensystem, es besteht aus Milliarden Zellen. Sie sind zuständig für die Steuerung und Koordination aller Abläufe im Organismus, von der Atmung bis zur Hormonausschüttung. Auch die Bewegungsabläufe und das Sprechen werden vom Nervensystem kontrolliert. Es nimmt außerdem Informationen aus der Umgebung und aus dem Organismus auf, bewertet sie, leitet sie weiter und sorgt dafür, dass sie beantwortet werden.

Aus Nervenzellen bilden sich Fasern, die wiederum zu Bahnen gebündelt sind. Unterschieden werden das zentrale und das periphere (am Rand gelegene) Nervensystem, wobei beide funktionell eng miteinander zusammenarbeiten.

Die Entwicklung des Nervensystems von Lebewesen begann vor Millionen von Jahren. Immer wieder sind Arten in neue Lebensräume vorgedrungen, gleichzeitig haben sich die Lebensräume schnell gewandelt, z. B. durch Klimaänderungen. Dies ging mit zahlreichen Herausforderungen einher, wie z. B. neuen Nahrungsquellen und Fressfeinden. Flexibilität, Lernfähigkeit und stetige Anpassung waren gefordert, es galt, zunehmend komplexe Lösungen zu finden. All das waren Anreize für die Entwicklung eines immer komplexeren Nervensystems.

Ein wichtiger Teil des menschlichen Nervensystems ist das Gehirn. Es ist ebenfalls Ergebnis einer Evolution über Millionen von Jahren und entwickelt sich stetig weiter. Es steuert Körperfunktionen wie z. B. den Herzschlag und passt sie laufend den jeweiligen Anforderungen an, es nutzt Gefühle zur Regulation von Empfindungen und Reaktionen. Nicht zuletzt ist es Sitz der Gedanken und ermöglicht uns, Informationen aufzunehmen, zu verstehen und daraus zu lernen.

Das zentrale Nervensystem (ZNS) setzt sich aus dem Gehirn und dem Rückenmark zusammen – umhüllt und geschützt vom Schädel und der Wirbelsäule. Neben der Integration und Verschaltung aller Nervenbahnen und deren Informationen sowie der Bewegungskoordination, ist das ZNS beim Menschen auch für Denken, Fühlen, Erinnern, das Bewusstsein und Verhalten verantwortlich. Krankheitssymptome haben immer auch mit dem Gehirn zu tun.

Die Entwicklung des Gehirns verläuft nach einem stark vereinfachten Modell des amerikanischen Hirnforschers Paul McLean (veröffentlicht u. a. 1990) auf drei evolutionären Ebenen. Die älteste Ebene ist die Hirnstammregion, zu der auch das Mittelhirn gehört. Diese ist im hinteren Teil des Gehirns gelegen (etwa seit 500 Mio. Jahren). Hier werden vor allem essenzielle Lebensfunktionen wie Herzschlag und Atmung reguliert, im Mittelhirn wird auch die Bewegung gesteuert.

Das Zwischenhirn und das limbische System (sie existieren etwa seit 165 Mio. Jahren) sind für die emotionale Interaktion zuständig. Im Vorderhirn, insbesondere der präfrontalen Region (etwa seit 6 Mio. Jahren) werden die kognitiven Funktionen organisiert.

Es gibt viele weitere bedeutende Hirnregionen. Beispielsweise wurde erst vor etwa 20 Jahren die Bedeutung der Inselrinde (kleiner Teil des Großhirns) für die Interozeption, d. h. die Aufnahme und Erstverarbeitung von aus dem Körperinneren ausgehenden Reizen und ihre Verknüpfung mit Emotionen und Bedeutungsinhalten bekannt.

Die Nervenbahnen im Rückenmark sind unter anderem zuständig für das Auslösen und Steuern von Bewegungen, Reflexen und Reaktionen und die Koordination der Verdauung. Auch an der Wahrnehmung von Sinneseindrücken sind sie beteiligt. Das Rückenmark ist zugleich die Verbindung zwischen dem Gehirn und dem übrigen Körper.

Zum peripheren Nervensystem (PNS) gehören alle anderen Nervenbahnen, die sich außerhalb des Gehirns und des Rückenmarks befinden. Dazu zählen das das somatische (willkürliche) Nervensystem und das autonome (unwillkürliche) Nervensystem (auch vegetatives Nervensystem oder Neurovegetativum genannt).

Das somatische Nervensystem steuert insbesondere das Muskelsystem und damit beispielsweise bewusste Körperbewegungen.

Das autonome Nervensystem reguliert lebenswichtige Vitalfunktionen wie z. B. Herzschlag, Atmung, Verdauung, Stoffwechsel und den Gefäßtonus und ist beteiligt an Muskel- und Hautreflexen sowie Reizreaktionen der Organe (z. B. Entleeren der Blase). Es gliedert sich in das sympathische, parasympathische und das enterische Nervensystem. Das enterische Nervensystem (Darmnervensystem) ist ein komplexes Geflecht von Nervenzellen, das praktisch im gesamten Magen-Darm-Trakt zu finden ist. Mit 100 Millionen Nervenzellen hat es fast fünfmal mehr Nervenzellen als das Rückenmark.

Das sympathische Nervensystem (Sympathikus) und das parasympathische Nervensystem (Parasympathikus) sind z. T. Gegenspieler, z. T. wirken sie synergistisch. Der Sympathikus sorgt dafür, dass Körper und Geist leistungsbereit sind und in Stress- und Gefahrensituationen unmittelbar und schnell reagieren können. Der Parasympathikus ist beteiligt am Stoffwechsel, am Aufbau von Energiereserven und an der Erholung. Wichtig für die Gesundheit ist, dass die beiden gleichberechtigt zusammenarbeiten und einander ergänzen, ohne dass einer die Oberhand gewinnt.

Osteopathische Behandlung

Die osteopathischen Behandlungszugänge mittels des Nervensystems sind so zahlreich, dass sie nicht annähernd in diesem Rahmen dargestellt werden können. Sie umfassen die Befundung und Behandlung zahlreicher Elemente und Wechselwirkungen des somatischen und neurovegetativen Nervensystems sowie des oben dargestellten zentralen Nervensystems.

Betrachtet werden (u.a.)

- das Zusammenspiel und die Vernetzungen von Strukturen des Nervensystems;
- das Funktionieren der einzelnen Elemente des Gehirns;
- die nervale Versorgung des Bewegungsapparates, der Haut, der Organe, der Sinnesorgane, Hormondrüsen und ihrer wechselseitigen Einflüsse;
- das Gleichgewicht des neurovegetativen Nervensystems; hierbei werden Empfindungen von Entspannung, Anspannung, erhöhter Wachsamkeit, Dissoziation oder Erstarrung mit einbezogen;
- die wechselseitigen Einflüsse mit dem Immunsystem;
- die Funktionsweise der Sinnesorgane und die Verarbeitung der aufgenommenen Signale;
- zahlreiche unterschiedliche Schmerzphänomene, Schmerzarten und das Schmerzgedächtnis;
- die nervale Versorgung der Nervenfasern selbst; Osteopathen versuchen, diese insbesondere bei bestimmten Arten von Schmerzen zu verbessern;
- wie durch sanfte Berührung, rhythmisches Bewegen und Impulstechniken von Wirbelsäulensegmenten Störungen im somatischen und neurovegativen Nervensystem beeinflusst werden können;
- wichtige Nervenzentren im Körper, wie das Sonnengeflecht, die durch sanftes Drücken und durch Folgen von Mikrobewegungen im Gewebe entspannt werden;
- die Gleitfähigkeit der peripheren Nerven und Hirnnerven und möglicher Eng- und Kompressionsstellen im Verlauf der Nerven; dies ist unterschiedlich, je nachdem, welche Gewebe durch welche Nerven innerviert, d.h. mit Nervenreizen versorgt werden, und über welche Beschwerdebilder der Patient berichtet;
- Stressreaktionen und ihre Regulation durch Einbeziehung neurovegetativer Techniken;
- Top-down- und Bottom-up-Ketten (von den Gedanken über die Gefühle und den Stoffwechsel zu Körperhaltung und -empfinden und umgekehrt) in Gesundheit und Krankheit; im ersteren Fall z.B., wie das Verständnis des Patienten für Wirkprozesse die Heilung und Schmerzbefreiung unterstützen können; im letzteren z.B., wie ein Schmerz in Muskel, Gelenk oder Organ aufsteigend das Nervensystem – über das Rückenmark bis zu den beteiligten Hirnregionen – beeinträchtigen kann und wie eine kompetente osteopathische Berührung in der Lage ist, diese Sensibilisierung wieder zu beruhigen und aufzulösen;
- die Einbeziehung anderer osteopathischer Modelle in ihrer Wechselwirkung mit dem Nervensystem, z.B. durch Normalisierung der Körperhaltung, Entspannung bestimmter Muskelgruppen, Regulation der Atmung und die Behandlung mimischer Muskeln.

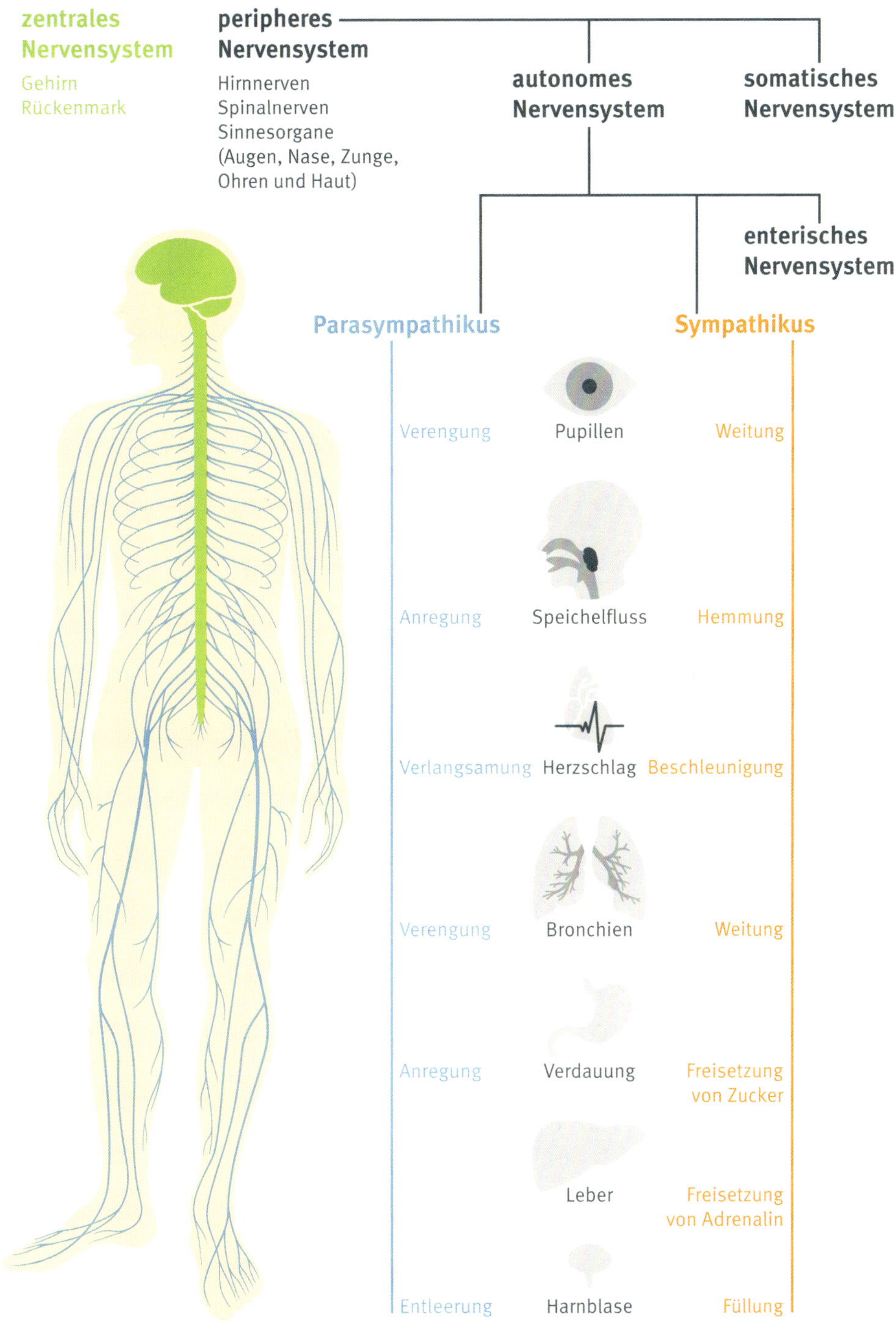

Der gesamte Körper ist von Nervenbahnen durchzogen.

Das neurologische Modell hilft Osteopath/-innen außerdem, bei der Diagnose zu den tieferliegenden Ursachen vorzudringen und mit ihrer Behandlung die Stabilisierung des Nervensystems und seines Zusammenwirkens mit den anderen Systemen im Organismus zu fördern mit dem Ziel einer dauerhaften Heilung.

In einer Studie konnte gezeigt werden, dass schon eine osteopathische manuelle Behandlung in der Lage ist, die Reaktion des Neurovegetativums nach einem akuten mentalen Stressor zu verbessern.[563] Auch kann eine osteopathische Behandlung die Sauerstoffversorgung im Gehirn bei Frühgeborenen verbessern.[564]

Im Folgenden sollen Sie nicht nur lernen, Schmerzgeschehen zu verstehen, sondern Sie werden die nötige Kompetenz erwerben, um sich selbst von jahrelangen Schmerzzuständen zu befreien. Außerdem zeige ich Ihnen wissenschaftlich fundierte Ansätze, um Ihren Vagusnerv zu aktivieren und so Entspannung zu fördern und Stress zu regulieren. Eine zunehmende Anzahl von Personen ist mit einem Phänomen konfrontiert, das am besten mit dem Begriff »Hirnnebel« bezeichnet werden kann. Dies tritt zeitweise auf, z. B. nach dem Essen oder sogar über längere Perioden des Tages, und reduziert unsere Leistungsfähigkeit. Hier erfahren Sie die Zusammenhänge und bewährte Lösungsstrategien, die Sie sofort umsetzen können.

Von Schmerzen frei werden

Wer ständig Schmerzen hat, steckt wie in einer Spirale fest. Doch es gibt Auswege.

Schmerz gehört zum Leben und ist Teil der menschlichen Erfahrung. Er kann aus sehr unterschiedlichen Gründen auftreten. Prinzipiell hat Schmerz die Funktion, unser Überleben zu sichern: Er warnt uns vor Gefahr für unseren Körper. Insofern ist Schmerz normal. Nicht normal ist, über Jahre oder sogar lebenslang ständig Schmerzen zu haben. Und doch trifft das auf mehrere Millionen Menschen allein in Deutschland zu.

Vielleicht haben auch Sie oder Ihnen nahestehende Menschen oft oder ständig Schmerzen und suchen nach Wegen, den Schmerz auf Dauer zu besiegen oder zumindest zu mildern. Ich bin davon überzeugt, dass es diese Wege gibt, Erfahrungen aus meiner Praxis und auch Studien belegen das.

Die traditionelle Diagnostik und Behandlung von Schmerzen konzentriert sich auf Anatomie, Pathophysiologie und Biomechanik: Welcher Körperteil ist betroffen? Welche Schädigungen und/oder Einschränkungen liegen vor? Wie wirkt das auf die Funktionen des betroffenen Körperteils und wo entstehen die Schmerzen? Fachleute bezeichnen dieses Vorgehen als »Bottom-up-Schmerzmodell«: von unten nach oben. Dieses Modell erfasst aber lediglich einen Teil unserer Schmerzerfahrungen.

Daneben gibt es »Top-down«-Wirkmechanismen. Damit ist in diesem Zusammenhang gemeint, dass unsere Erfahrungen, Erwartungen, Gefühle und Gedanken unter Umständen Einfluss darauf haben, wie stark wir Schmerz empfinden. Forschungen zeigen die große Bedeutung dieser Mechanismen. Einige Ergebnisse:

Wer zum »Katastrophisieren« neigt, leidet stärker unter Schmerzen.[565] Mit dem Kunstwort ist gemeint, dass jemand immer vom Schlimmsten ausgeht. Menschen, die unter chronischen Muskel- und Gelenkschmerzen (Fibromyalgie) leiden, können sich weniger gut von diesen Schmerzen ablenken, wenn sie die Tendenz zum Katastrophisieren haben.[566]

Das Katastrophisieren in Verbindung mit starken Angstgefühlen in Bezug auf Schmerzen kann einen negativen Rückkopplungszyklus in Gang setzen: Aus Angst vor Schmerzen wird die Aktivität, die mit ihnen in Zusammenhang gebracht wird, gemieden und schließlich ganz eingestellt. So wird der betroffene Körperteil mit der Zeit kaum noch benutzt, ein Handicap entwickelt sich, eine Depression kann entstehen oder sich verstärken, die Schmerzen werden chronisch.[567] Diese negative Feedbackschleife beginnt unter Umständen bereits in der Kindheit[568], denn ein großer Teil des Erfahrens und Empfindens von Schmerz ist verbunden mit einer ständigen Wachsamkeit (Fachausdruck: Vigilanz) des Nervensystems, die sich schon früh im Leben herausbilden kann.

Glücklicherweise können wir das Kreisen der Gedanken um den Schmerz auch wieder »verlernen«. Einige Tricks (Seite 215) helfen dabei.

Wie die Osteopathie bei Schmerzen helfen kann

Nicht nur das Nervensystem, alle Modelle finden sich in der osteopathischen Behandlung von Schmerzen. Neben der Schmerzlokalisation werden auch die damit verbundenen – relativ unauffälligen – Rückenmarksregionen und andere Körperregionen behandelt, die für die Sensibilisierung der Rückenmarksegmente verantwortlich sind, sowie Reflexe zwischen Organen und muskuloskeletalen Bereichen und Hautsegmenten. Außerdem die Blutversorgung, die Drainage assoziierter Gewebe, das Hormonsystem und unauffälligere entfernte Regionen, die beispielsweise über die faszialen Muskelketten und die Körperhaltung die Schmerzregion beeinflussen. Osteopathisch wird außerdem versucht, die Wahrnehmung von Schmerz zu verbessern.[569]

Dabei werden der untere Rücken- und Nackenbereich am häufigsten mit osteopathischer manueller Therapie (OMT) behandelt.[570] Belegt sind Erfolge bei akuten[571] und chronischen[572] Schmerzen des unteren Rückens. OMT hilft zudem bei fibromyalgischen Schmerzen[573], hospitalisierten geriatrischen Onkologie-Patienten[574] sowie unterstützend bei Rückenmarksverletzungen[575] und beeinflusst Schmerzbiomarker[576].

Weitere Maßnahmen für ein schmerzfreies Leben ...

... gehören in die Hände von Profis! Falls Sie unter starken chronischen Schmerzen leiden, sind Sie hoffentlich bereits bei einem oder mehreren Profis (Schmerztherapeut/-in, Osteopath/-in, Physiotherapeut/-in) in Behandlung. Falls nicht, suchen Sie sich unbedingt fachlichen Beistand! Eine chronische Schmerzerkrankung bekommen Sie allein kaum in den Griff.

Der/die Behandler/-in Ihres Vertrauens wird Ihnen möglicherweise je nach Art und Symptomen Ihrer Erkrankung weitere Maßnahmen empfehlen, zum Beispiel individuell angepasste Nahrungsergänzungsmittel (NEM) (wobei deren Nutzen in der Behandlung chronischer Schmerzen des Muskel-Skelett-Systems noch nicht ausreichend erforscht ist, um Richtlinien daraus abzuleiten) und Medikamente; diese können zeitweise nötig sein, etwa bei Neuralgien.

12 belegte Tricks für ein Leben ohne Schmerzen

Hier die 12 Tricks auf einen Blick. Weiter unten sind sie genauer erklärt.

1. Schmerzen verstehen durch Informationen über neurobiologische Prozesse
2. In Bewegung kommen (passiv) mit Massage und passiver schmerzloser Mobilisierung von Gelenken
3. In Bewegung kommen (aktiv) – zum Beispiel mit den Übungen in diesem Buch!
4. Die Luft anhalten mit Hypoxieübungen
5. Das Nervensystem anregen mit transkutaner elektrischer Nervenstimulation (TENS)
6. Berührung spüren lernen mit Übungen zum Lokalisieren von Tast-Reizen
7. Körperfunktionen steuern lernen mit Biofeedback
8. Raus ins Grüne, am besten in den Wald!
9. Unterstützung suchen bei vertrauten Menschen (Angehörige, Freund/-innen, Kolleg/-innen)
10. Genug und gut schlafen lernen im Einklang mit der Chronobiologie des Körpers
11. Den Schmerz vergessen mit Musik
12. Den Körper gut nähren mit gesundheitsfördernden Lebensmitteln

Die Behandlung weiterer Gesundheitsstörungen wie z. B. von Stoffwechselstörungen, Leaky Gut (Seite 179) oder Erkrankungen, die auf Schädigungen der Zellmembranen zurückgehen, kann indirekt auch Schmerzen lindern. Wenn Sie bei mehreren Ärzt/-innen in Behandlung sind, stellen Sie sicher, dass alle die jeweils aktuellen Informationen über Ihre chronischen Erkrankungen und deren Behandlung haben.

Die 12 Schmerz-Tricks im Detail

Ein Trick vorweg: Benutzen Sie das Wort »Schmerz« künftig sparsam und bitten Sie die Vertrauenspersonen in Ihrer Umgebung, das ebenfalls zu tun. Der Trick wird Ihnen helfen, nicht ständig mit der Aufmerksamkeit bei den schmerzenden Regionen in Ihrem Körper zu sein.

Trick 1: Schmerzen verstehen durch Informationen über neurobiologische Prozesse

Dieses Verstehen führt tatsächlich dazu, dass der Schmerz beginnt, sich aufzulösen. Insbesondere bei »unerklärlichen« chronischen Schmerzen des Bewegungsapparates (Schmerzen im unteren Rücken, chronisches Schleudertrauma, Fibromyalgie und chronisches Erschöpfungssyndrom, kraniomandibuläre Dysfunktion [KMD]), wenn das Nervensystem zunehmend extrem sensibel reagiert, zeigen Studien, dass das Verstehen der Prozesse direkt mit dem Wiedererlangen von Schmerzfreiheit verbunden ist.[577]

Es ist auch Aufgabe der jeweiligen Behandler/-innen, Ihnen solche Kenntnisse nahezubringen und/oder seriöse Informationsquellen zugänglich zu machen. Fordern Sie dies ein.

Wenn Sie und Ihre Angehörigen die wesentlichen Informationen über die Biologie und Physiologie Ihrer Schmerzerfahrung begreifen und nachvollziehen, ist die Grundvoraussetzung geschaffen für den selbstverantwortlichen Umgang mit der Schmerzerfahrung. Sie werden in die Lage versetzt, eine neue Perspektive in Bezug auf Ihre Schmerzen zu entwickeln, die es Ihnen möglich macht, die Symptome zu bewältigen und im besten Fall ganz von der Krankheit geheilt zu werden.

Für Schmerzkranke ist es wesentlich zu verstehen, dass bei chronischen Schmerzen das Gehirn für die Wahrnehmung von Schmerzen und anderen »Warnzeichen« verantwortlich ist.[578] Ein weiterer Hauptakteur ist das Nervensystem. Die Schäden im Gewebe sind in der Regel nach 3–6 Monaten ausgeheilt.[579] Chronisches Schmerzgeschehen hat vor allem damit zu tun, wie das sensitive Nervensystem und das Gehirn Informationen aus der Peripherie des Körpers und der Umwelt aufnehmen und verarbeiten. Wissenschaftliche Studien zeigen: Je mehr Kenntnisse Sie über diese Wirkmechanismen des Schmerzes erwerben, desto wahrscheinlicher ist es, dass Sie schmerzfrei leben und Ihren Blick auf gesunde Aktivitäten und Bewegungen richten können.[580]

Trick 2: In Bewegung kommen (passiv) mit Massage und passiver schmerzloser Mobilisierung von Gelenken

Lassen Sie sich massieren! Das mindert den Schmerz. Zudem werden Muskelverspannungen sowie Ängste und Stress gelöst. Möglicherweise können außerdem durch konkurrierende angenehme Körperempfindungen Schmerzsignale im Körper gedämpft werden. Die Massage erhöht die Ausschüttung des Hormons Oxytocin, das unter anderem beruhigend und schmerzstillend wirkt, und reduziert die Ausschüttung des Adrenocorticotropin-Hormons, das u. a. bei Kälte und unter Stress frei wird. Im Anschluss kann die schmerzhafte Region für etwa 10 Minuten passiv mobilisiert werden.[581] Wichtig ist, dass dieses sanfte Durchbewegen keine Schmerzen auslöst.[582] Nicht nur die professionelle Massage (durch Masseur/-innen oder Osteopath/-innen) wirkt sich bei Schmerzen günstig aus. Auch, wenn Ihr/-e Partner/-in oder ein anderer nahestehender Mensch Sie massieren, wird Ihnen das guttun. Nach einer Massage ist es sinnvoll, dass Sie auch aktiv in Bewegung kommen (siehe Trick 3).

Trick 3: In Bewegung kommen (aktiv)

Bewegung und körperliches Training dämpfen Schmerzen und verbessern die Funktionen der vom Schmerz betroffenen Körperteile – unerwünschte Nebenwirkungen sind dabei selten.[583]

Durch Massage und passive Mobilisierung lässt sich ein Zeitfenster der Schmerzfreiheit von etwa 45 Minuten erreichen. Diese Zeit sollten Sie nutzen, um die betreffende Region aktiv zu bewegen, sodass Sie länger schmerzfrei bleiben. Tatsächlich spielt die körperliche Aktivität eine entscheidende Rolle beim Unterbrechen des Teufelskreises von Schmerzen und eingeschränkter Mobilität, der bei bestimmten chronischen Erkrankungen wie Fibromyalgie oder Arthritis entsteht. Durch Bewegung werden Endorphine freigesetzt, Gehirnchemikalien, die Ihre Stimmung verbessern und gleichzeitig Schmerzsignale hemmen.[584] Studienergebnisse deuten auf weitere positive Effekte der körperlichen Bewegung hin:

Akuter und chronischer Schmerz

Kennen Sie das? Jemand tritt Ihnen auf den Fuß und der Schmerz schießt wie ein Blitz durch den Körper. Das kommt daher, dass der ganze Körper bis in seine kleinsten Teile von Nervenfasern durchzogen ist. Würde man alle hintereinander aufreihen, ergäbe das eine Strecke von 780.000 Kilometern. Das entspricht ungefähr der Strecke von der Erde zum Mond und wieder zurück. Jede Stelle im Körper ist mit Nerven versorgt und von Nerven umgeben und durch sie mit dem Rückenmark verbunden, sodass Informationen zum Gehirn weitergeleitet werden. Damit dies funktioniert, fließt in den Nerven eine kleine Menge Elektrizität. Die Nerven überwachen den Körper und informieren das Gehirn über wichtige Vorgänge im Körper. Einige davon werden in Ihr Bewusstsein dringen.

Einige Nerven arbeiten wie ein Feueralarmsystem. Wenn Sie zum Beispiel Ihre Hand auf einer heißen Herdplatte ablegen, signalisieren die Nerven in Ihrer Hand dem Gehirn, dass die Hand von der Hitze schmerzt, und transportieren innerhalb von Millisekunden das Signal zurück: Hand weg von der Herdplatte! In solchen Gefahrenmomenten wird der Fluss der Elektrizität in den Nerven erhöht, sodass Rückenmark und Gehirn über die Gefahren informiert werden und Schmerz produzieren können, der Sie darauf hinweist, dass Sie jetzt handeln müssen. Wenn Sie das Richtige getan haben – in diesem Fall, die Hand schnell von der Herdplatte wegziehen – und die Gefahr nicht mehr besteht, wird der akute Schmerz wieder herunterreguliert (sofern Sie sich nicht heftig verbrannt haben, dann wird die Hand natürlich weiterschmerzen). Bei einem Sturz, einer Operation oder sogar bei starkem emotionalem Stress passiert das Gleiche, wie wenn Sie die Hand auf die heiße Herdplatte legen. Die Nerven geben wiederum ein Signal zu handeln, z. B. auch, Hilfe zu suchen.

Unter Umständen kann es dazu kommen, dass das Herunterregulieren der Nerven nach einer Schmerzerfahrung beeinträchtigt ist und die Nerven in Alarmbereitschaft bleiben. In diesem Zustand reichen schon kleine Aktivitäten wie Autofahren, Abwaschen oder Büroarbeit, um die Nerven wieder zum starken Feuern zu bringen und Schmerzen auszulösen – die Nerven sind auf Dauer sensibilisiert. Das passiert, weil unser körpereigenes Alarmsystem in der Vergangenheit von vielen Millionen Jahren als Strategie gelernt hat: Lieber einen Alarm zu viel als einen zu wenig geben. Wird auch nur einmal kein Alarm ausgelöst, kann das möglicherweise das Leben kosten, aber Fehlalarme kosten nicht das Leben, sondern sind »nur« schmerzhaft und unangenehm. Die Empfindlichkeit dieses Alarmsystems kann sich vor und nach dem Einsetzen der Schmerzen und durch Umstände wie Unfälle, Verletzungen, Jobverlust, emotionale Belastungen etc. verändern. So entsteht chronischer Schmerz, der anhält, lange nachdem die ursprüngliche Ursache ausgeheilt ist.

So konnte im Tierversuch Bewegung vor der Auslösung entweder chronischer Muskelschmerzen oder neuropathischer Schmerzen die Entwicklung einer Hyperalgesie (Schmerzüberempfindlichkeit) verhindern.[585] Durch Bewegung werden Muskeln gedehnt und gestärkt, sodass einerseits Schmerzen gelindert werden und andererseits das Risiko für weitere Verletzungen vermindert wird. Darüber hinaus reduzieren regelmäßige körperliche Aktivität und Bewegung die Erregbarkeit zentraler Nervenzellen.[586] Achten Sie dabei auf die richtige Dosis und die richtige Art der Bewegung. Als grober Hinweis gilt, dass nach der Bewegungseinheit nicht mehr Schmerz als vorher auftreten sollte.

Neben jeder Art von Alltagsbewegungen können Sie insbesondere sanfte aerobe Aktivitäten wie Gehen, Radfahren oder Schwimmen ausüben. Auch die Übungen in diesem Buch eignen sich für Ihr Bewegungsprogramm. Aerobe und muskelstärkende Übungen sind beispielsweise die wirksamste Methode zur Schmerzlinderung und zur Verbesserung des allgemeinen Wohlbefindens bei Menschen mit Fibromyalgie. Ebenso erhöhen Dehnungs- und Aerobic-Übungen die gesundheitsbezogene Lebensqualität dieser Patient/-innen.[587] Suchen Sie sich eine Art der Bewegung, die Ihnen Freude bereitet. Dann sind die Chancen gut, dass sie dabeibleiben. Das ist wichtig, denn Bewegung ist ein wesentlicher Teil der Heilung.

Ist ein aktives schmerzfreie Bewegen der betroffenen Körperteile nicht möglich, kann zunächst die gegenüberliegende Region (also z. B. bei Schmerzen im rechten Arm der linke Arm) für etwa 10 Minuten aktiv bewegt werden, um zusätzliche absteigende schmerzdämpfende Bahnen zu aktivieren. Anschließend die betroffene Region aktiv bewegen.

Studien haben auch gezeigt, dass meditative Bewegungen, wie Yoga und Tai Chi, bei vielen chronischen Schmerzerkrankungen helfen können, wie z. B. bei chronischen Rückenschmerzen[588], rheumatoider Arthritis[589], Spannungskopfschmerzen[590] oder nicht ausheilenden Verletzungen. Yoga und Tai Chi wirken durch die Kombination von sanften Muskelbewegungen, -stärkungen und -dehnungen mit Atemkontrolle und Meditation. Optimal ist ein individuelles Bewegungsprogramm; lassen Sie sich dazu von einem/einer Physiotherapeut/-in oder Osteopath/-in beraten.[591]

Trick 4: Die Luft anhalten mit Hypoxieübungen

Hypoxie heißt so viel wie Sauerstoffmangel. Das klingt eher nach Lebensgefahr als nach Gesundheit. Doch gezielt eingesetzter kurzzeitiger Sauerstoffentzug kann eine Schmerztherapie unterstützen, das zeigen Untersuchungen.

Hypoxieübungen können aktiven Bewegungen vorangehen oder gemeinsam mit diesen ausgeübt werden. Vor dem Training kann beispielsweise 30-mal tief ein- und ausgeatmet werden, mit anschließendem Luftanhalten in Ausatemstellung. Diesen Zyklus insgesamt 3-mal wiederholen und die gesamte Atemübung idealerweise 5–8-mal pro Tag ausführen.

In Verbindung mit aktiven Bewegungen kann z. B. 10-mal tief ein- und ausgeatmet werden mit anschließendem Luftanhalten in Ausatemstellung. Diesen Ablauf bis zum Ende von bestimmten kurzen 2–4-minütigen Bewegungsübungseinheiten (z. B. Planke, Stuhl, tiefer Stand) durchführen. Idealerweise Hypoxieatmungen und Massage alle zwei bis sieben Tage durchführen, bzw. so oft, dass aktive Bewegungen im Alltag schmerzfrei möglich sind. Kurze Hypoxieatmungen reduzieren beispielsweise die Ausschüttung von Schmerzmediatoren (das sind körpereigene Substanzen, die Schmerzen auslösen oder verstärken)[592] und können auch nach Rückenmarkverletzungen die körperliche Funktion verbessern.[593]

Trick 5: Das Nervensystem anregen mit Transkutaner elektrischer Nervenstimulation (TENS)

Transkutane elektrische Nervenstimulation wird mittels Wechselstrom von Elektroden durchgeführt. Die Frequenz wird mithilfe eines kleinen batteriebetriebenen Gerätes eingestellt. Es werden dabei Nerven im Schmerzbereich elektrisch stimuliert und so die Weiterleitung der Schmerzen ins Gehirn vermindert. Die Elektroden werden nahe der schmerzenden Zone positioniert. Die Intensität sollte hoch eingestellt werden, jedoch ohne schmerzhaft zu sein. TENS eignet sich gut zur Nutzung während der Bewegung, da es ein Zeitfenster der Schmerzfreiheit schaffen kann und so die aktive Bewegung ermöglicht.[594] Nach Abklärung mit Ihrem Therapeuten kann TENS gut zu Hause angewendet werden. Der behandelnde Therapeut kann Sie dabei anweisen.

Trick 6: Berührung spüren lernen mit Übungen zum Lokalisieren von Tast-Reizen

Für die drei folgenden Übungen brauchen Sie eine/-n Partner/-in.

Berührungspunkte finden (sensorische Diskrimination)

- Ihr/-e Partner/-in malt ein Raster auf den schmerzhaften Körperteil mit einer Größe von etwa 25 cm^2 (z. B. mit einem Kugelschreiber – nach der Übung die Haut mit milder Seife reinigen).
- Die Felder des Rasters werden nacheinander berührt und mit einer Nummer versehen, damit Sie sich mit jedem Bereich bekannt machen.
- Dann werden 5 Minuten lang die Felder in zufälliger Reihenfolge von Ihrem/Ihrer Partner/-in berührt, während Sie Rückmeldung geben, in welchem Feld Sie die Berührung wahrnehmen.
- Wenn Sie eine falsche Angabe machen, berührt Ihr/-e Partner/-in diesen Bereich erneut und nennt die richtige Antwort.[595]

Zwei-Punkte-Übung (sensorische Diskrimination) Sie brauchen einen mechanischen Zirkel, wie er im Schulunterricht benutzt wird. Er sollte an beiden Enden Spitzen besitzen und auf einen Millimeter (mm) genau sein.

- Sie sitzen, stehen oder liegen so, dass Sie den schmerzenden Bereich nicht sehen können.
- Ihr/-e Partner/-in drückt die Spitzen des Zirkels auf die Haut, sodass eine leichte Verfärbung entsteht.
- Zunächst werden die Spitzen mit einem Abstand von 0 mm aufgelegt. Daraufhin wird der Abstand graduell erhöht.
- Sie geben währenddessen an, ob Sie eine oder zwei Spitzen wahrnehmen.

Blindes Lesen Die Übung trainiert die Fähigkeit, durch Druck auf die Haut geschriebene Buchstaben oder Ziffern zu erkennen ohne hinzusehen, und schult so die Wahrnehmung.

- Sie sitzen, stehen oder liegen so, dass Sie den Bereich, der weh tut und in dem Ihr/-e Partner/-in malt, nicht sehen können.
- Ihr/-e Partner/-in malt mit dem Zeigefinger Zahlen oder Buchstaben, immer in etwa derselben Größe.
- Sie geben an, welche Zahl/welchen Buchstaben Sie erkennen.[596]

Trick 7: Körperfunktionen steuern lernen mit Biofeedback

Biofeedback wird zum Beispiel von Osteopath/-innen, in ärztlichen Schmerz-Praxen und von Psycholog/-innen praktiziert. Mithilfe von Biofeedbackgeräten lernen Sie, verschiedene Körperfunktionen – wie Herzfrequenz, Herzratenvariabilität, Blutdruck oder Muskelspannung – bewusst zu steuern. Diese Funktionen werden mittels Sensoren, beispielsweise in Armbanduhren, Gurten, Ringen, hör- oder sichtbar gemacht. Auch in Animationen können die Messwerte umgewandelt werden. Dadurch können Sie in Kombination mit Entspannungs- und Atemübungen lernen, Einfluss auf diese ansonsten eher unbewussten Körperreaktionen zu nehmen. Belegt ist die schmerzmindernde Wirkung z. B. bei chronischen Rückenschmerzen[597], Spannungskopfschmerz oder Migräne[598].

Trick 8: Raus ins Grüne, am besten in den Wald!

Untersuchungen zeigen, dass der Aufenthalt im Grünen, vor allem im Wald, neben anderen Wirkungen auch Schmerzen lindert.[599]

Trick 9: Unterstützung suchen bei vertrauten Menschen

Angehörige, Freundeskreis, Arbeitsumfeld: Ein breites Spektrum psychosozialer Variablen hat Einfluss darauf, ob Schmerzen chronisch werden und ob eine Schmerzerkrankung überwunden werden kann.[600]

So haben Studien ergeben, dass sich bei Menschen, die im Zusammenhang mit Rückenmarksverletzungen, Multipler Sklerose und erworbenen Amputationen unter Schmerzen und körperlichen Einschränkungen litten, der Zustand und die Körperfunktionen verbesserten, wenn sie sich von ihrer Umgebung unterstützt fühlten.[601] Wesentlich ist, dass das gesamte Umfeld mit eingebunden wird und zum Beispiel den Betroffenen darin bestärkt, soweit möglich an gemeinsamen Aktivitäten teilzunehmen, statt sich aus Angst vor Schmerzattacken gar nichts mehr vorzunehmen. Es sollte allerdings möglichst vermieden werden, die Betroffenen zu ihrem Schmerzgeschehen zu befragen. Gedankliche Beschäftigung mit dem Schmerz könnte weitere Sensibilisierungen im Nervensystem zur Folge haben. Die Folgen wären unter Umständen weitere Angst vor Bewegung, Ignorieren von Körperempfindungen in der Schmerzregion und Gefäßverengung.

Trick 10: Schmerzen wegschlafen

Ausreichend Schlaf und ein ausgeruhter Organismus sind wichtige Voraussetzungen dafür, dass eine Schmerzkrankheit besiegt werden kann. Studien zeigen eine direkte Beziehung zwischen Schlafstörungen und der Schmerzintensität, beispielsweise bei chronischen Rückenschmerzen im Lendenbereich, sowie der Leistungsfähigkeit der betroffenen Körperregion und der Stimmung im Allgemeinen.[602] Eine beeinträchtigte Schlafqualität kann sich auf Schlüsselprozesse auswirken, die zur Entstehung und Aufrechterhaltung von chronischen Schmerzen beitragen.[603]

Trick 11: Den Schmerz vergessen mit Musik

Musik wirkt nicht nur auf die Stimmung, sie kann auch Schmerzen lindern. Das geschieht durch messbare Vorgänge im Gehirn, wie Forschungen zeigen. Es werden Hirnbereiche aktiviert, die für das Hemmen von Schmerzsignalen verantwortlich sind und an Veränderungen des Schmerzempfindens mitwirken.[604] Belegt ist zum Beispiel, dass beruhigende klassische Musik Schmerzen während und nach einer Operation lindern kann.[605]

Jede Art von Musik kann von Schmerzen ablenken.[606] Probieren Sie aus, welche Musik bei Ihnen am besten wirkt! Oder singen Sie etwas, auch das kann den Schmerz dämpfen.[607]

Trick 12: Den Körper gut nähren mit gesundheitsfördernden Lebensmitteln

Wenn Sie Ihre Ernährung umstellen und z. B. Zucker drastisch reduzieren, wird das auch auf chronische Schmerzen einen günstigen Einfluss haben.[608] Eine gesundheitsfördernde Ernährung kann durch Stärkung der Immunabwehr Entzündungsprozesse im Organismus dämpfen[609] und so indirekt auch Schmerzen lindern.

Eine pflanzliche Ernährung kann chronische Schmerzen des Bewegungsapparats abmildern. Bei Patienten mit chronischen Schmerzen bei rheumatoider Arthritis haben Forscher einen Mangel an Calcium, Folat, Zink, Magnesium und Vitamin B_6 nachgewiesen, während Patienten mit Fibromyalgie eine geringere Aufnahme von Kohlenhydraten, Proteinen, Lipiden, Vitaminen A, E, und K, Folat, Selen und Zink zeigten. Bei Osteoarthritis standen chronische Schmerzen in Zusammenhang mit der Fett- und Zuckeraufnahme und bei Fibromyalgie mit der Proteinaufnahme.[610]

Wie Sie den Entspannungsnerv richtig anPAGen

Wenn es überall »brennt«, die Arbeit nicht zu schaffen ist, wenn es von überall »Mama« ruft, Sorgen uns nicht zur Ruhe kommen lassen, dann kann einer helfen: der Vagusnerv im Gehirn.

Der Vagusnerv ist der längste der zwölf Hirnnerven. Vereinfacht ausgedrückt unterstützt er als Teil des Parasympathikus die Regeneration, Entspannung und Verdauung und ist an der Funktion fast jedes inneren Organs beteiligt. Er wird koordiniert durch das periaquäduktale Grau (PAG).

Alle »haben Stress«, doch was genau stresst uns? Die Stressoren (Auslöser von Stress) lassen sich grob in zwei Kategorien einteilen:

- Biologische Stressfaktoren wie zum Beispiel Kälte, Hitze oder Lärm üben eine eindeutige physikalische und physiologische Wirkung auf den Organismus aus.
- Psychosoziale Faktoren, wie Mobbing, Jobverlust, Trennung oder Armut haben starke negative Auswirkungen auf uns. Im gewissen Sinne werden sie auch durch die Bedeutung, die wir ihnen geben, zum Stress.

PAG, autonomes Nervensystem und Co.

Das PAG ist mit dem Hypothalamus, dem autonomen Nervensystem, dem für Emotionen zuständigen limbischen System (v. a. der Amygdala – ein wichtiges Angstzentrum) und dem u. a. für Kognition verantwortlichen präfrontalen Kortex im Vorderhirn sowie mit verschiedenen prämotorischen und autonomen Hirnstammkernen verbunden.

Das autonome Nervensystem koreguliert mittels Parasympathikus (mit seinem wichtigsten Vertreter, dem Vagusnerv) und Sympathikus Verdauung, Atmung und Stoffwechsel.

Evolutionär regelte und regelt das autonome Nervensystem die Aufrechterhaltung der wichtigsten Körperfunktionen. Reptilien reagieren z. B. auf Gefahr von Fressfeinden ausschließlich durch Erstarren und Herunterfahren des Stoffwechsels. Bei uns erledigt das der Parasympathikus (genauer der hintere Vaguskern), der dieses Verhalten notfalls über Stoffwechselregelung stellt. Das Überleben steht vor einzelnen Organfunktionen. Auch wir Menschen können in akuten lebensbedrohlichen Situationen mit einer Erstarrung/Freezing reagieren.

Der Sympathikus entwickelte sich in Zusammenhang mit Fluchtverhalten und Jagdinstinkt. Das äußert sich in Pupillenweitstellung (bessere Sicht in der Dämmerung und schärferes Sehen am Rand des Sehfeldes), Erweiterung der Extremitäten- und Lungenblutgefäße (nötig für Flucht- und Kampfverhalten) und Anstieg von Stresshormonen für schnellere Reaktionen und Glukosebereitstellung. Auch hier steht der Gesamtorganismus im Fokus und nicht das Funktionieren einzelner Organe.

Neben der oben genannten Erstarrungsreaktion und des fast kompletten Herunterfahrens des Stoffwechsels (hinterer Vaguskern) ist der Vagusnerv (vorderer Vaguskern) auch für Regeneration und Entspannung mit verantwortlich. Er hat außerdem starken Einfluss auf die Verdauung, das Immunsystem, die Herzratenvariabilität, die Blutzuckerkontrolle, das Entstehen und die Modulation von Kopfschmerzen, unsere Stimmlage, die Funktion unserer Bronchien, das Entstehen von Depressionen und erhält Informationen vom Darm und weiteren Organen. Von vielen missverstanden, wirkt er nicht zwangsläufig als Gegenspieler, sondern auch synergistisch mit dem Sympathikus, z. B. in der Sexualfunktion.

Stress wirkt sich auf vielen Ebenen des Gehirns aus. Dazu zählen das autonome Nervensystem (ANS) mit dem Parasympathikus (z. B. mittels Vagusnerv), Sympathikus und dem Hypothalamus; das emotional motorische System, der Nucleus ruber (von zentraler Bedeutung u. a. für die Bewegung und das motorische Lernen), das PAG (zuständig u. a. für die Koordinierung des Vagusnervs und die Schmerzkontrolle),[611] das retikuläre Alarmsystem (RAS, eng verbunden mit den Kiefermuskeln, die sich unter Stress unwillkürlich anspannen[612]), das limbische System (»Belohnungssystem«, zuständig für die Verarbeitung von Gefühlen)[613] sowie das kognitive System im Stirnhirn (zuständig für die Verarbeitung von Informationen). Diese Systeme interagieren stark durch ineinander verschachtelte mehrfache Verbindungen.[614]

Stressreaktionen

Die Unterscheidung von akutem und chronischem Stress ist wesentlich für das Verständnis von gesunden und krank machenden Stressreizen.

Physiologische akute Stressreaktionen

Vorneweg: Stress ist nicht gleich Stress! Akute Stressreize, wie kurz andauernde Kälte-, Hitze- oder Bewegungsreize (mal unter die kalte Dusche springen, Yoga bei 40 °C Wärme, eine Einheit hochintensives Intervalltraining) und selbst kurze Momente der Atemnot tun sogar richtig gut, sind wichtig für die Gesunderhaltung und machen uns resistenter für psychosozialen Stress und viele Krankheiten! Dies gilt natürlich nur bis zu einer gewissen Grenze.

Physiologisch befindet sich der Mensch auch tagsüber meist in einem parasympathischen Zustand, wobei besonders der vordere Vaguskern involviert ist und zum Beispiel mit einem angenehmen Empfinden von Ent-

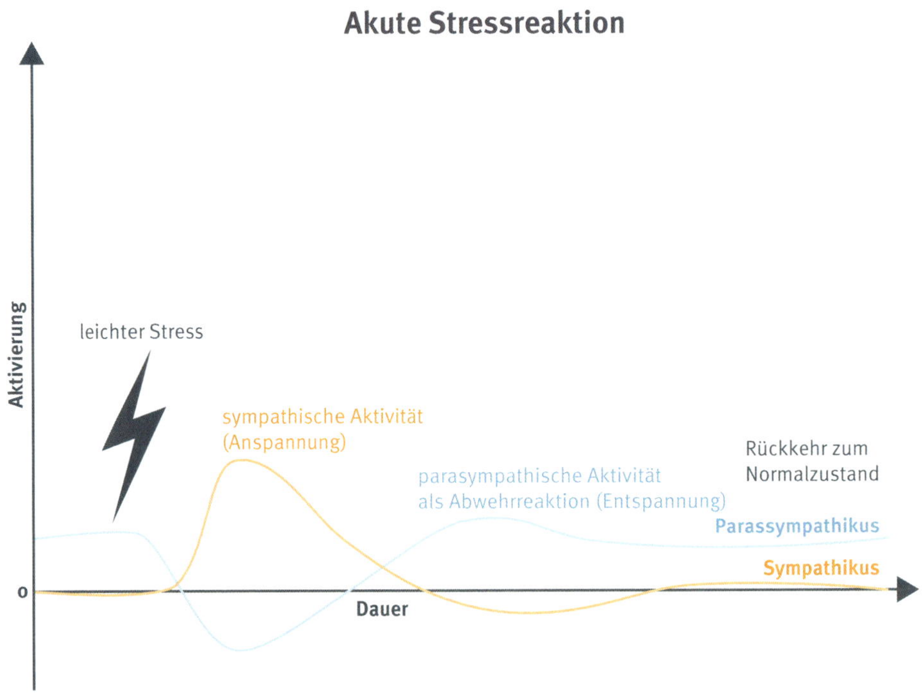

basiert auf Studie von Payne, P. et al (2105): Corrigendum: Somatic Experiencing: using interoception and proprioception as core elements of trauma therapy. Frontiers in Psychology 6(93).

spannung einhergeht. Bei Herausforderungen und Stress entsteht eine Sympathikusaktivität (»Anspannung«), die anschließend wieder in eine parasympathische Aktivität hinüberschwingt. Das ist eine gesunde Abwehrreaktion, die es ermöglicht, mit dem Stressor umzugehen und angemessene Lösungen zu finden.

Diese Reaktion wird von einem sogenannten »propriozeptiven Feedback« begleitet: Das Gehirn informiert sich mittels zahlreicher nach außen und innen gerichteter Sinne über den Zustand des Körpers und mögliche Gefahrensituationen und gibt auch Rückmeldung, wenn die Reaktion auf den Stressor erfolgreich abgeschlossen wurde. Die Sympathikusaktivierung klingt dann ab und der Parasympathikus kehrt in seinen Normalzustand zurück. Diese Reaktionen werden durch das periaquäduktale Grau (PAG) koordiniert.

Chronische Stressreaktionen

Chronische Stressreize, wie dauerhaftes Mobbing oder andauernde Situationen, die Unsicherheit und Ungewissheit in uns hervorrufen, wirken sich im Gegensatz zu gesunden akuten Reizen sehr schädigend auf uns aus – je früher im Leben auftretend, desto nachhaltiger.

Bei chronischem Stress kommt es zu einem Anstieg der Sympathikusaktivität und Verweilen auf höherem Niveau. Mit der Zeit treten erhöhte Wachsamkeit, Kampf- und Fluchtreaktionen stärker in den Vordergrund. Anstatt zweckmäßige Reaktionen zu fördern, schränkt dieser Zustand zunehmend das Vermögen angemessener

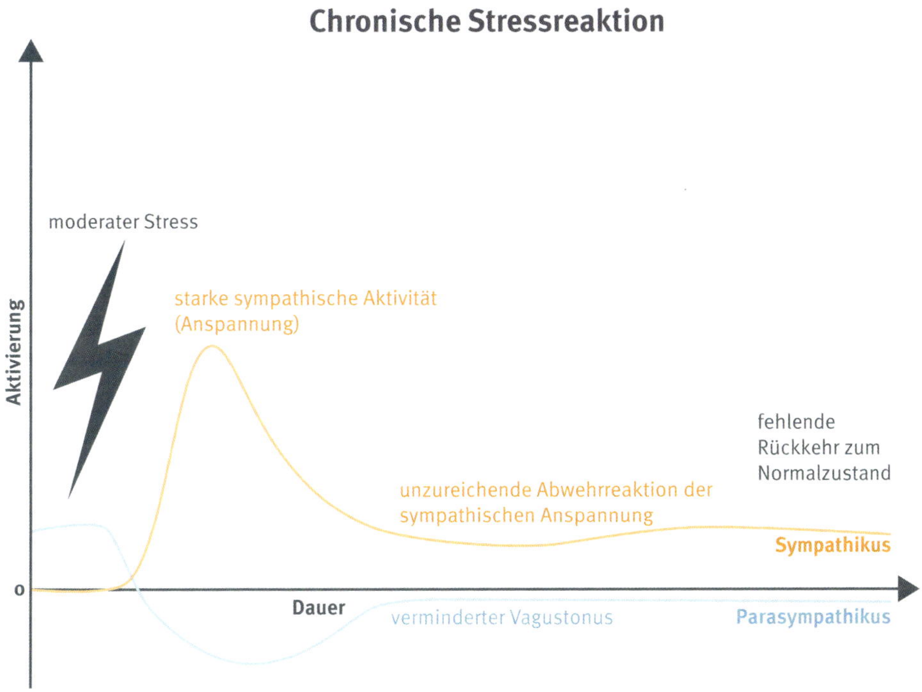

basiert auf Studie von Payne, P. et al (2105): Corrigendum: Somatic Experiencing: using interoception and proprioception as core elements of trauma therapy. Frontiers in Psychology 6(93).

Entscheidungs- und Lösungsfindung ein, vermindert beispielsweise die Fähigkeit, Lebensstilveränderungen einzuhalten, da es z. B. zu erhöhtem Verlangen nach Zucker führt. Zugleich wirkt es sich auch krank machend auf viele Organe aus.

Traumatische Stressreaktionen

Extremer akuter Stress, bei dem wir um unser Leben fürchten oder befürchten, stark verletzt zu werden, und wir Kontrollverlust, Hilf- und Hoffnungslosigkeit erleben, wirkt sehr schädigend auf den gesamten Organismus. Das können auch Lebensumstände sein, die viele von uns schon erlebt haben. So kann eine Trennung oder der Tod von einem geliebten Menschen ein Traumaerleben auslösen. Männer reagieren hier in der Regel stärker als Frauen.

Unser autonomes Nervensystem verliert unter solchen Umständen seine Flexibilität, angemessen auf die jeweilige Situation zu reagieren, und unsere Regulation ist nachhaltig beeinträchtigt. Entweder ist die Sympathikusaktivität stark und dauerhaft hochreguliert und wir erleben ständig Fluchtreaktionen, so als wären wir ständig mit durchgetretenem Gaspedal im ersten Gang unterwegs.

Oder der hintere Vaguskern ist hochreguliert und wir fühlen uns energielos, erstarrt und dissoziiert, so als würden wir ständig mit gleichzeitig gedrücktem Gas- und Bremspedal auf der Stelle verharren. Oder es kommt zu einem ständigen Hin- und Herschwingen zwischen beiden Extremen (Erstarren und Kampf-/Fluchtreflex). Auch das limbische System und der präfrontale Kortex sind hier ziemlich durcheinander und lö-

Traumatische Stressreaktion

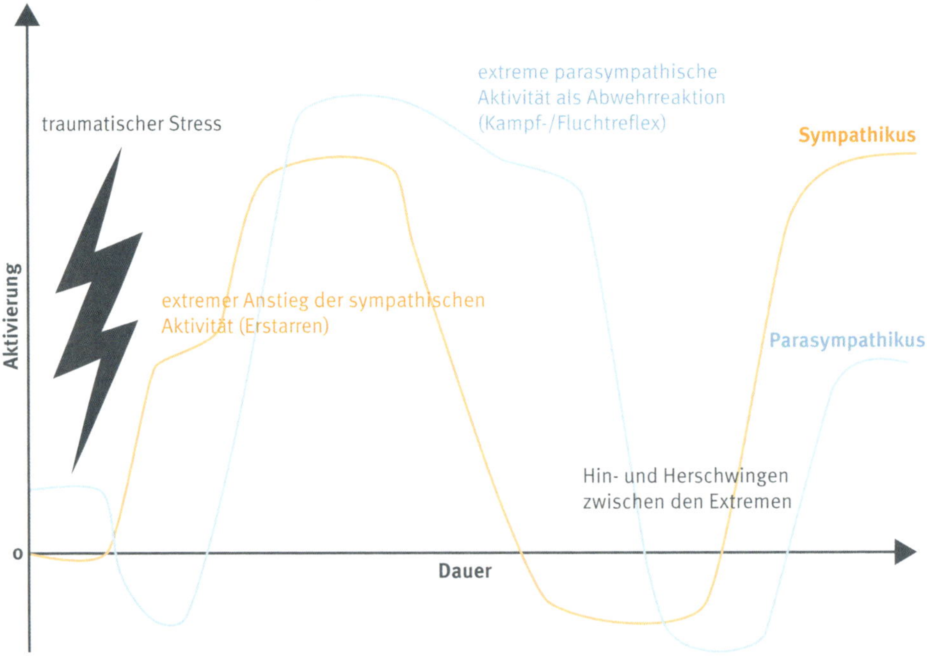

basiert auf Studie von Payne, P. et al (2105): Corrigendum: Somatic Experiencing: using interoception and proprioception as core elements of trauma therapy. Frontiers in Psychology 6(93).

sen z. B. starke Angstgefühle und unkontrollierte rasende negative Gedankenströme bei den Betroffenen aus, ohne dass diese die Möglichkeit haben, einen klaren Gedanken zu fassen.

Diese Zustände sind auf lange Sicht verständlicherweise alles andere als vorteilhaft. Hier ist in besonderem Maß Unterstützung nötig (auch therapeutische), damit der Normalzustand wiederhergestellt werden kann.

Wenn die Stress-Situation eine bestimmte Intensität oder Dauer überschreitet oder/ und die Abwehrreaktion nicht erfolgreich war, kann es zu einer nachhaltigen extremen Hochregulation von Sympathikus und Vagus (hinterer Vaguskern) kommen und ein Hin- und Herschwingen zwischen beiden Extremen auslösen.

Mit PAG und Vagusnerv zur Entspannung: 20 Top-Tipps

Hastige, flache Atmung, Verkrampfen der Muskeln, erhöhter Blutdruck: Solche typischen Stressreaktionen sind unwillkürlich, doch der Organismus kann lernen, sie zu regulieren. Dafür sprechen Studien; sie zeigen zudem, dass der Vagusnerv dabei eine wichtige Rolle spielt. Die hier genannten Techniken und Maßnahmen können helfen, den Vagusnerv zu aktivieren und Überreaktionen des Sympathikus zu dämpfen:

1. Tiefe und verlangsamte Atmung mit oder ohne HRV(Herzratenvariabilität)-Feedback (Seite 101).[615] Die HRV bezeichnet die Fähigkeit des Herzens, mit einer Veränderung der Schlagfrequenz auf unterschiedliche Belastungssituationen zu reagieren.[616] Handy-

Apps und Wearables (tragbare Körperfunktions-Messgeräte, z.B. in Sportuhren) können die HRV messen und mittels Biofeedback Hinweise zur Atemregulation geben.

2. Atem- und Reinigungstechniken aus dem Yoga.[617]

3. Autogenes Training[618], Yoga[619] und Tai Chi.[620]

4. Meditation[621]; ein Beispiel: Die traditionelle »Liebende-Güte-Meditation«, die positive Gefühle gegenüber sich selbst und anderen stärken soll, aktiviert offenbar den Vagusnerv und löst damit indirekt Entspannungsreaktionen aus, wie z. B. das Absinken des Blutdrucks. Diese Effekte waren messbar bei Versuchspersonen, die nach der Meditation tatsächlich mehr Lebensfreude und Verbundenheit mit anderen spürten.[622] Vermutet wird, dass die Aktivierung des Vagusnervs auch über eine tiefe Atmung während der Meditation geschieht.[623]

5. Alle Maßnahmen, die zu einem Anstieg von Oxytocin (und Vasopressin) führen, wie Massage und Berührungen.[624]

6. Singen, Summen, Mantrasingen: Singen erhöht die HRV bei gesunden 18-jährigen Frauen und Männern. Allerdings wurde dies bisher nur in einer einzigen Studie untersucht. Dabei sollen Summen, Hymnen- und energetischer Gesang sowie Mantrasingen die HRV jeweils auf leicht unterschiedliche Weise ansteigen lassen.[625] Auch das Chanten des Mantras »Om« aktiviert den Vagus. Die Autoren vermuten, dass dies möglicherweise durch Stimulation seiner Äste in den Ohren geschieht.[626] Sowohl Mantra als auch Gebetsrezitationen im Atemrhythmus bewirkten bei einer Untersuchung an 23 Erwachsenen eine Steigerung der bestehenden Herz-Kreislauf-Rhythmen und der HRV sowie eine Senkung des Blutdrucks.[627] Singen soll außerdem die Ausschüttung von Oxytocin auslösen (Seite 185).[628]

7. Lachen: In einer Pilotstudie zu Lachyoga zeigten die Teilnehmer unmittelbar bessere Stimmung und eine erhöhte HRV.[629]

8. Harmonisches Zusammensein, speziell von Eltern und Kindern, aktiviert messbar den Vagusnerv und fördert damit indirekt die Entspannung und Regeneration.[630]

9. Kalte Duschen und andere Kälte-Anwendungen bewirken offenbar, dass der Vagusnerv Neuronen aktiviert. Das wiederum hat eine erhöhte Aktivität des Parasympathikus zur Folge[631], besonders, wenn die Kälte-Reize über einen längeren Zeitraum angewendet werden. Dann erlernt der Organismus offenbar diese Reaktion und ruft sie bei Kältereizen automatisch ab.[632]

10. Probiotika, wie Lactobacillus rhamnosus, bewirkten eine Verminderung von Stresshormonen sowie Depressions- und Angstverhalten unter Einfluss des Vagusnervs.[633] Auch mit Bifidobacterium longum wurde mittels des Vagusnervs das Angstverhalten gedämpft.[634]

11. Omega-3-Fettsäuren (besonders reichlich in fettem Fisch).[635]

12. Cholin, z.B. in Ei oder Geflügel, kann mit Beteiligung des Vagusnervs Schäden am Herz-Kreislauf-System verbessern.[636]

13. Leichte bis moderate Körperübungen stimulieren mittels gesteigerter Aktivität des Vagusnervs die Magenentleerung.[637]

14. Massage, beispielsweise Fußmassage.[638] Bei Frühgeborenen kann Massage durch Stimulation des Vagusnervs die Gewichtszunahme unterstützen.[639]

15. Massage der Sinus-Karotiden an den Halsseiten kann sogar epileptische Anfälle unterdrücken.[640] Diese Art der Massage sollte nur von fachtherapeutischem Personal durchgeführt werden.

16. Stimulation des Ohres (durch Fachpersonal oder für den Laien hergestellte Geräte: elektrisch, möglicherweise auch mit dem Drücken der Finger oder kleiner Samen in der Cochlea) stimuliert ebenfalls den Vagusnerv.[641]

17. Fasten[642]: Im Tierversuch führte Intervallfasten wie auch kalorienreduzierte Nahrungsaufnahme zu Abnahme eines Markers für die Sympathikus-Aktivität und zu einem Anstieg eines Markers für die Aktivität des Parasympathikus[643].

18. Schlafen auf der rechten Seite: In einer Untersuchung der Auswirkung von Liegepositionen auf die autonome Nervenmodulation bei Patienten mit koronarer Herzkrankheit wurde festgestellt, dass in der rechten Seitenlage die vagale Aktivität am höchsten und die sympathische Erregung am niedrigsten war.[644]

19. Elektromagnetische Felder: Die Einwirkung gepulster elektromagnetischer Felder für 20 Minuten führte zu einer schnelleren Erholung der Herzfrequenzvariabilität, besonders im sehr niedrigen Frequenzbereich nach körperlicher Belastung. Nachdem die Magnetfeld-Exposition beendet wurde, ließen die beschriebenen Wirkungen schnell nach.[645]

20. Das Peptid GLP aktiviert indirekt ebenfalls den Vagusnerv, sodass Stressreaktionen gedämpft werden.[646] Wird die körpereigene GLP-1-Ausschüttung über die Ernährung angeregt, verstärkt sich dieser Effekt. Ballaststoffreiche Nahrung, Nüsse, Avocados und Eier erhöhen den GLP-Spiegel. Das könnte zugleich eine erfolgversprechende Strategie für die Behandlung von Adipositas und Typ-2-Diabetes sein.[647]

Nebel im Gehirn: Brain Fog

Der Begriff ist bisher wenig bekannt, doch »Gehirnnebel« (engl. Brain Fog) ist eine häufige Störung, die mit einer Beeinträchtigung von kognitiven Funktionen einhergeht.

Brain Fog ist keine Krankheit und keine Diagnose, sondern eine Bezeichnung für eine Reihe von Symptomen, die – wenn mehrere davon zusammentreffen – Menschen im Alltag extrem beeinträchtigen. Man kann keinen klaren Gedanken mehr fassen, man ist häufig oder sogar dauerhaft unkonzentriert, fühlt sich verwirrt und »wie benebelt« im Gehirn. Bereits seit einigen Jahren befassen sich Forscher/-innen mit dem Phänomen. Genannt werden vor allem diese Symptome[648]:

- Störungen der Fokussierung und Konzentration, leichte Ablenkbarkeit
- Müdigkeit, sich schläfrig fühlen
- Erschöpfung
- Verlangsamung und Benommenheit in den Denkprozessen
- Vergesslichkeit bzw. Beeinträchtigung des Kurz- und Langzeitgedächtnisses
- Stimmungsschwankungen, Reizbarkeit
- Wortfindungsstörungen
- Nebel- und Unwirklichkeitsgefühl, Orientierungslosigkeit

Umweltbedingungen und Stress unter Verdacht

Brain Fog ist nicht medizinisch definiert und stellt für sich allein keine Krankheit dar. Das Phänomen tritt aber oft in Zusammenhang mit Krankheiten auf. Deshalb sprechen einzelne Forscher/-innen von einer »multidimensionalen, psychosomatischen, neuropsychiatrischen Erkrankung«.[649] Studien weisen auf zugrunde liegende Entzündungsprozesse im Gehirn als mögliche Ursache hin.[650]

Bei der Mastozytose (Anreicherung von Mastzellen in der Haut) wird Brain Fog als Hauptsymptom[651] und Stress als der Hauptauslöser genannt.[652] In anderen Studien wird von weiteren Wechselbeziehungen und Wirkmechanismen ausgegangen, darunter sind das posturale Tachykardiesyndrom (POTS), erhöhter Puls und Benommenheit beim Aufstehen, Abnahme des Blutflusses im Gehirn sowie Einschränkungen des Arbeitsgedächtnisses, der Informationsverarbeitung im Gehirn, der Aufmerksamkeit und der Konzentration[653], sowie D-Milchsäureazidose (eine Störung des Stoffwechsels) und eine bakterielle Überbesiedlung des Dünndarms.[654]

Als mögliche Ursachen und Auslöser für Brain Fog werden überdies genannt:

- Schwerer Lebensstress: Lebenskrisen wie z. B. eine Scheidung verursachen oxidativen Stress im zentralen Nervensystem (ZNS) und können Brain-Fog-Symptome hervorrufen[655].
- Zuckerreiche Ernährung: Zucker senkt den Spiegel des wichtigen Coenzyms NAD+, das im Stoffwechsel eine wichtige Rolle spielt.[656] Erhöhte Blutzuckerspiegel sind mit einem schlechteren Gedächtnis und Rückgang der Zellmasse des Hippokampus im Gehirn verbunden[657], außerdem mit einem erhöhten Risiko für Alzheimer.[658]
- Allergien, z. B. allergische Rhinitis[659]
- Schlafmangel[660]: Bereits Verminderungen von 25–50 % einer normalen 8-Stunden-Schlafdauer führen zu einer Erhöhung von Entzündungsparametern.[661] Diese niedriggradige Entzündung beeinträchtigt die Blut-Hirn-Schranke[662] und führt zu Entzündungen zum Beispiel im Hippokampus, der u. a. bei Gedächtnisprozessen beteiligt ist.[663] Schlafdefizite und das obstruktive Schlafapnoe-Syndrom senken den Gluthationspiegel (Glutathion wirkt als Antioxidans) und erhöhen den oxidativen Stress[664]; das schädigt besonders den Hippokampus[665]. Außerdem kommt es zu einer dysregulierten (ungeregelten) Ausschüttung von Cortisol, die z. B. die Entstehung zahlreicher Krankheiten begünstigt, wie das chronische Müdigkeitssyndrom, posttraumatische Belastungsstörung, Alkoholismus, Alzheimer-Demenz und das metabolische Syndrom.[666]
- Hormonelle Veränderungen: Bei Hypothyreose (Schilddrüsen-Unterfunktion) können Verlangsamung des Denkens und Sprechens, verminderte Aufmerksamkeit sowie Störungen der Aufmerksamkeit/Konzentration, der Merkfähigkeit, Wahrnehmungsfunktion, Sprache, Psychomotorik und der Steuerung des Verhaltens auftreten.[667]
- Flüssigkeitsmangel[668]: Eine länger andauernde reduzierte Wasseraufnahme kann Funktionen wie Planung und visuell-räumliche Verarbeitung beeinträchtigen[669] und die Schmerzempfindlichkeit erhöhen[670].
- D-Milchsäureazidose, bakterielle Überbesiedelung des Dünndarms (SIBO) und erhöhte Durchlässigkeit des Darms: Die Stoffwechselstörung D-Milchsäureazidose ist eine seltene Erkrankung, vor allem assoziiert mit einem bestehenden Kurzdarmsyndrom oder einer Kohlenhydrat-Malabsorption oder bei diabetischer Azidose. Dickdarmbakterien nutzen die nicht absorbierten Kohlenhydrate zur Bildung von D-Milchsäure und anderer organischer Säuren. Der entstandene saure pH-Wert erhöht die Bildung von D-Milchsäure weiter. Durch zu viel D-Milchsäure im Blut können schließlich neurologische Symptome wie Delirium, Ataxie (Störung der Bewegungskoordination) und undeutliches Sprechen entstehen.[671] Bei SIBO können eine Über- und Fehlbesiedlung von Bakterien für die Bildung von D-Milchsäure verantwortlich sein.[672] Bei SIBO können zusätzlich Symptome wie Blähungen, Spannungsgefühle im Bauch und Bauchschmerzen entstehen. Der Einfluss von SIBO und D-Milchsäureazidose

auf Brain-Fog-Symptome wird kontrovers diskutiert[673].

- Zu viel Sitzen im Leben und Bewegungsmangel: Beides scheint sich negativ auf die kognitiven Funktionen auszuwirken[674], z. B. aufgrund schlechter Kontrolle des Blutzuckerspiegels.[675] Inwieweit ein sitzender Lebensstil die Kognition beeinflusst, ist jedoch nicht klar[676].
- Anticholinergika, also Medikamente, die auf das parasympathische Nervensystem wirken[677]: Sie blockieren Acetylcholin, das wichtig ist für die kognitive Funktion, insbesondere das Gedächtnis. Im Zusammenhang mit Brain Fog sind vor allem die Benzodiazepine, die als Schlaf- oder Beruhigungsmittel eingesetzt werden, in der Diskussion. Bei Patienten, die langfristig Benzodiazepine einnahmen, wurden kognitive Störungen – z. B. bei visuell-räumlichen Fähigkeiten, der Geschwindigkeit der Verarbeitung und dem verbalen Lernen – festgestellt.
- Alkoholismus und andere Abhängigkeiten[678]: Alkohol erhöht oxidativen Stress und Hirnentzündungen.[679] Insbesondere das Zuführen von Drogen vor der Geburt sowie in der Kindheit und Jugend führt zu lang anhaltenden Veränderungen der Kognition[680].
- Schwermetalle, Umweltgifte und Luftverschmutzung: Belastung (auch für kurze Zeit), z. B. durch verkehrsbedingte Schadstoffe, kann neurologische Erkrankungen begünstigen.[681] Ultrafeine Feinstaub-Partikel können das Gehirn über die Nase und das Riechhirn oder die Blut-Hirn-Schranke erreichen und schädigen.[682] Es kann dabei zu einer Vielzahl von mentalen Beeinträchtigungen kommen, wie z. B. in Lernleistung und Prüfungserfolgen von Kindern und Heranwachsenden[683].
- Entzugserscheinungen, z. B. bei Nikotinentwöhnung[684] oder Kaffeeentzug[685]
- Gehirnerschütterung[686]: Sie führt auch zu Anomalien des autonomen Nervensystems.[687] Das kann auch Kinder, Jugendliche und Erwachsene betreffen, die Sportarten mit hohem Risiko für immer wiederkehrende kleine Gehirnerschütterungen betreiben, z. B. Basketball, Fußball oder Hockey.[688] So können z. B. Kopfbälle zu rezidivierenden kleinen Hirnentzündungen führen und sogar paradoxe Symptome wie Übergewicht bei jungen Sportlern mitverursachen.
- Alter: Mit zunehmendem Alter sinkt der Spiegel des wichtigen Coenzyms NAD+[689].
- Übertraining, wie zu starkes Ausdauertraining etwa beim Marathonlaufen oder Triathlon[690]
- Grunderkrankungen: Brain Fog kann bei mehreren Erkrankungen begleitend auftreten, wie bei Autismus-Spektrum-Störungen, Mastozytose[691], beim chronischen Erschöpfungssyndrom[692] mit Symptomen wie Defizite in der Geschwindigkeit und Effizienz der Informationsverarbeitung, der Aufmerksamkeit, der Konzentration und des Arbeitsgedächtnisses, sowie übertriebene geistige Müdigkeit[693] bei Fibromyalgie[694], beim posturalen Tachykardie-Syndrom (erhöhter Puls und Benommenheit beim Aufstehen)[695], bei Autoimmunerkrankungen wie Lupus erythematodes[696], Sjogren-Syndrom (Entzündung vor allem der Speichel- und Tränendrüsen[697]), Morbus Crohn[698], Psoriasis[699], Zöliakie[700] sowie einer frühen klinischen Erscheinungsform der Alzheimer-Krankheit[701] und weiteren neurologischen Erkrankungen wie Parkinson, Demenz, ischämische Hirnerkrankung[702], Dehydrierung[703].

- Candida und andere Pilzinfektionen[704]: Hefeinfektionen nehmen zu, u. a. aufgrund des weit verbreiteten Einsatzes von Breitbandantibiotika und des erweiterten Einsatzes von Immunsuppressiva.[705] Unter Umständen kann die Blut-Hirn-Schranke von Pilzen überwunden werden.[706] Inwieweit Candida kognitive Funktionen, mit Ausnahme von Risikogruppen, beeinträchtigt, ist nicht belegt. Möglicherweise könnten Mykotoxine (Stoffwechselprodukte von Schimmelpilzen) zu Hirnsymptomen führen.[707]

Neben den genannten Faktoren sind laut Studien die häufigsten Auslöser für Brain Fog Müdigkeit (91 %), Schlafmangel (90 %), langes Stehen (87 %), Dehydrierung (86 %) und Benommenheit/Schwächegefühl (85 %).[708]

Diagnose: Brain Fog

Bei Symptomen, die auf Hirnnebel hindeuten und sich nicht verbessern oder sogar verschlimmern, suchen Sie bitte eine/-n Arzt/Ärztin auf. Zwar gibt es keinen Hirnnebel-Test; Mediziner/-innen können jedoch feststellen, welche der oben beschriebenen Grunderkrankungen und Einflussfaktoren möglicherweise gegeben sind. Zur Befunderhebung gehören neben der körperlichen Untersuchung die Abklärung von Lebensstilfaktoren (z. B. Ernährung, Bewegung, Schlaf, psychischer Stress) und Medikamenteneinnahme, außerdem Blutuntersuchungen (z. B. CRP und andere Entzündungswerte, Glukose-, Leber-, Nieren- und Hormonwerte, Erregernachweis bei Infektionen), Stuhluntersuchungen, eventuell weitere Tests.

Nebel im Gehirn – 10 Top-Tipps

1. Stressmanagement: Spazieren gehen, Sport, Lachen, Musik hören, Singen, Tanzen, Atemübungen, Beten, Mediation, Yoga, Tai Chi, Lesen, Natur erkunden … Finden Sie Ihre Technik gegen Stress!

2. Gut essen!
Halten Sie sich vor allem an diese Lebensmittel:

- Faser- bzw. ballaststoff- und polyphenolreiches Gemüse wie z. B. flavonoidreiche pflanzliche Nahrung[709] mit antioxidativer und entzündungshemmender Wirkung: Obst und Gemüse wie z. B. Brokkoli, Zwiebel, Apfel, Holunderblüten, schwarze Johannisbeere.
- Fettreiche Nahrungsmittel, vor allem solche, die reich an essenziellen Fettsäuren, insbesondere Omega-3-Fettsäuren, sind, tun auch dem Gehirn gut.[710] Dazu gehören fettiger Fisch, aber auch andere gesunde fettreiche Nahrungsmittel wie Avocado, Nüsse, Olivenöl.
- hochwertige Eiweiße (Eier, Geflügel, etc.)
- gute Kohlenhydrate wie Süßkartoffeln, Karotten und weitere Wurzelgemüse, Beeren, Mango, Papaya

Meiden Sie diese Lebensmittel:

- Raffinierte Pflanzenöle, die reich an Omega-6-Fettsäuren sind, wie z. B. Sonnenblumen-, Mais-, Raps- oder Sojaöl.
- Zucker, Süßigkeiten, kurzkettige Kohlenhydrate und glutenhaltige Getreide.[711] Dazu zählen auch Softdrinks, Fruchtsäfte

und Milchshakes mit hohem Fruktosegehalt oder Maissirup, Frühstücksmüsli, zu viel getrocknetes Obst sowie Fertiggerichte und raffinierte Nahrungsmittel.

3. Intervallfasten (IF): IF (Seite 154) verbessert die kognitive Funktion und das Gedächtnis[712], es reguliert den Entzündungsreaktionsweg und verbessert die Resilienz des Gehirns gegenüber negativen Stressbelastungen.[713]

4. Besserer Schlaf: Dabei helfen z. B. eine regelmäßige Schlafroutine, die Verwendung von Blaulichtfiltern in Computer und Handy am Abend, kurzzeitig auch Melatonin oder Magnesium.

5. Ausreichend Wasserzufuhr: Trinken Sie am besten zweimal am Tag so viel qualitativ hochwertiges Wasser, bis Sie ein natürliches Stoppsignal im Mund wahrnehmen.

6. Körperliche Aktivität: Es gibt mäßige bis starke Belege dafür, dass Bewegung die kognitive Funktion und das Gedächtnis fördert.[714] Körperliche Aktivität führt zu einem Anstieg der Hirndurchblutung, der Sauerstoffzufuhr zum Hirngewebe, des maximalen Sauerstoffverbrauchs von Neurotransmittern sowie der Endocannabinoid-Rezeptoren. Endocannabinoide sind körpereigene cannabisähnliche Substanzen.[715] Ein über mehrere Monate über jeweils 16–45 Minuten ausgeübtes aerobes Training mit mäßig bis hoher Intensität (entspricht einem VO2max-Wert von 40 bis ≥60, falls Sie eine Uhr zum Messen haben) hat zahlreiche positive Auswirkungen. Es verbessert die Neuroplastizität (Fähigkeit von Nervenzellen und Hirnarealen, sich je nach Nutzung in ihrer Form und Funktion zu verändern), die kognitive Funktion, v. a. Gedächtnis und exekutive Funktionen, und das allgemeine Wohlbefinden. Zugleich verhindert oder verzögert es die Neurodegeneration und vermindert Ängste und Depressionen.[716] Auch intermittierende körperliche Aktivität leichter Intensität schützt vor kognitivem Abbau und verbessert die Kontrolle des Blutzuckerspiegels.[717] Übertraining sollte jedoch vermieden werden, denn dies erhöht Entzündungen im Körper und im Gehirn.[718]

7. Alle 45–60 Minuten das Sitzen unterbrechen.

8. Vermeidung von Umwelttoxinen und Luftverschmutzung (Seite 253).

9. Professionelle Behandlung ist angezeigt, bei SIBO, D-Milchsäureazidose, Leaky-Gut- und gleichzeitigen Brain-Fog-Symptomen.

10. Zurückhaltender Umgang mit Nahrungsergänzungsmitteln: Aktuelle systematische Reviews (Auswertungen vorhandener Studien) konnten bisher keine Belege dafür liefern, dass eine zusätzliche Zufuhr von Vitaminen und Mineralstoffen (Supplementationsstrategie) bei kognitiv gesunden Erwachsenen in der Mitte oder im Spätstadium des Lebens einen positiven Effekt auf kognitiven Rückgang oder Demenz hat, außer möglicherweise eine langfristige Supplementation mit antioxidativen Vitaminen.[719] Dies trifft auch auf die Supplementierung von B-Vitaminen zu.[720] Mit Vorsicht zu behandeln sind Informationen auf Webseiten über positive Effekte bestimmter Präparate, die dort auch zum Kauf angeboten werden. Hier bestehen möglicherweise Interessenskonflikte. Unabhängig von dieser Problematik hier ein Überblick über aktuelle Erkenntnisse zu einzelnen Vitaminen und Mineralien:

- Thiamin Vitamin B_1: Vitamin B_1 hilft, Glukose in Energie umzuwandeln. Das ist wichtig für eine normale Hirnfunktion. Eine beeinträchtigte Hirnfunktion mit vielen typischen Brain-Fog-Symptomen kann ein frühes Zeichen für Vitamin-B_1-Mangel sein. Dieser kann beispielsweise durch Absorptionsstörungen oder Unterernährung entstehen.[721] Das Kleinhirn ist besonders empfindlich gegenüber Thiaminmangel.[722] In einer Studie von 2015 wird bei Vitamin-B_1-Mangel eine hohe Supplementierung empfohlen: 500 mg als Injektion über 1–2 Tage, danach 100 mg täglich zum Einnehmen oder als Injektion auf unbestimmte Zeit.[723]
- Einflüsse von Vitamin B_6 auf die Kognition konnte nicht gefunden werden.[724]
- Folsäure plus Vitamin B_{12} senkt Serum-Homocystein-Konzentrationen.[725] Langfristige Einnahme scheint die kognitive Funktion gesunder älterer Menschen mit hohen Homocysteinwerten (Anzeichen für Vitamin-B_{12}-Mangel) zu verbessern.[726]
- In der Regel wirken B-Vitamine am besten, wenn sie gemeinsam aufgenommen werden, da sie stark miteinander interagieren.
- Vitamin D: Studien beschreiben einen Einfluss von Vitamin D auf die Produktion und Sekretion von Dopamin und Serotonin[727], auf die Neurogenese und Neuroprotektion (Bildung und Schutz von Nervenzellen)[728] und Kognition[729]. Allerdings zeigt eine randomisierte Studie von 2017 keinen Zusammenhang zur kognitiven Funktion.[730]
- Ginkgo Biloba und Ginseng zeigten eine Verbesserung der Stimmung und Kognition, insbesondere bei der Geschwindigkeit beim Lösen von Gedächtnisaufgaben und der Genauigkeit beim Bearbeiten von Aufmerksamkeitsaufgaben und beim Subtrahieren.[731]
- Ein Carnitin-Glukose-Getränk verbessert kognitive Reaktionszeiten, wahrscheinlich mittels Einfluss auf den Stoffwechsel des wichtigen Neurotransmitters Acetylcholin. Es zeigte sich kein Einfluss auf das Gedächtnis.[732]
- Curcumin und Omega-3-Fettsäuren: Curcumin kann mittels seiner antioxidativen, antientzündlichen und neuroprotektiven Wirkung eingesetzt werden.[733] Im Tierversuch wurden Verbesserungen der Kognition – physiologisch und verhaltensmäßig – gefunden.[734] Curcumin kombiniert mit Omega-3-Fettsäuren kann eine bessere Wirkung erzielen.[735] So erhöht Curcumin die DHA-Synthese und den DHA-Spiegel im Gehirn.[736]
- Luteolin, ein Flavonoid, wirkt antioxidativ, entzündungshemmend, neuroprotektiv, mikrogliahemmend und gedächtnissteigernd. In Olivenfruchtextrakt verbesserte es die Aufmerksamkeit bei Kindern mit ADS und Gehirnnebel bei Mastozytose-Patienten.[737]
- Citicolin (CDP-Cholin), eine spezielle Form des wasserlöslichen Cholins, zeigt eine höhere Bioverfügbarkeit im Gehirn als Cholin. Es steigert die Bildung von Acetylcholin und Dopamin im Gehirn wie auch die Anzahl der Acetylcholin- und Dopaminrezeptoren.[738] Es verbessert die Aufmerksamkeit und psychomotorische Schnelligkeit und reduziert Impulsivität in Jugendlichen.[739] Ein natürliches Citicolin-Koffein-Getränk verbessert die Konzentration, Aufmerksamkeit und das Arbeitsgedächtnis.[740] Cholin ist insbesondere in Eiern enthalten. Auch Fleisch, Fisch oder Kohl enthalten Cholin.

- Rhodiola-rosea-L.-Extrakt: Es wurde von deutlicher Verringerung von Angst, Stress, Wut, Verwirrung und Depression nach Einnahme berichtet.[741]
- Acetyl-L-Carnitin (ALCAR): Acetyl-L-Carnitin (ALCAR) ist eine acetylierte Form der Aminosäure Carnitin. Durch die angefügte Acetylgruppe wird es L-Carnitin ermöglicht, die Blut-Hirn-Schranke zu überwinden; es erreicht dadurch eine sehr hohe Wirksamkeit und Bioverfügbarkeit. Es wirkt neuroprotektiv, kognitionsfördernd, verringert Heißhunger und verringert Alkohol- und Opiatabhängigkeit.[742]

Die inneren Uhren des Organismus

Appetit bekommen, schnell oder langsam begreifen, arbeiten oder laufen, müde werden, schlafen, aufwachen: Die inneren Uhren signalisieren uns, wann es Zeit dafür ist.

Die inneren Uhren geben in unserem Körper den Takt an und sie haben ein großes Aufgabengebiet. Sie regulieren die Körpertemperatur, den Blutdruck, die Hormonausschüttung, die Funktion der Organe. Sie bestimmen, wann wir besonders leistungsfähig sind und wann wir Ruhe brauchen.

Deshalb ist es so wichtig, die inneren Uhren, unseren Biorhythmus, zu berücksichtigen, wenn wir gesund und glücklich sein wollen. Tatsächlich sind bei mir in der osteopathischen Behandlung, insbesondere bei chronischen Beschwerden und chronischen Schmerzen, die Regulierung des Biorhythmus und des Schlafes unabdinglich.

Dieses Kapitel könnte auch anderswo in diesem Buch stehen, denn der Inhalt hat mit allen fünf Modellen der Osteopathie zu tun – ein Beleg dafür, wie diese Modelle ineinandergreifen, wie stark jedes auf das andere angewiesen ist. Ich habe mich für diesen Platz entschieden, weil der Hauptdarsteller, unser oberster Rhythmusgeber, in einem Kernbereich des Gehirns zu finden ist.

Stellen Sie sich vor, Ihre Wohnung wäre voller Uhren. An jeder Tür, an jedem Möbelstück, selbst am allerkleinsten Gegenstand wäre eine befestigt. Etwa so sieht es in unserem Organismus aus. Uhren überall, in fast jeder Zelle tickt eine, sogar in den Genen wurden sie nachgewiesen. Sie funktionieren auch im Dunkeln, werden aber dennoch von der Tageszeit, von der Abfolge von Tageslicht und Dunkelheit, beeinflusst. Die Haupt-Uhr, die alle anderen koordiniert, liegt im suprachiasmatischen Kern (englisch suprachiasmatic nucleus, SCN) in einem Kernbereich des Gehirns. Ihr »Uhrwerk« besteht aus Genen und Proteinen. Die Gene werden (einfach ausgedrückt) am Morgen von den Proteinen aktiviert, sodass Botenstoffe hergestellt werden. Über feste Zwischenschritte wird die Produktion dieser Botenstoffe zum Abend abgeschaltet, sodass in der Nacht die Konzentration abfällt. Justiert wird die Haupt-Uhr in der Nacht, wenn die Ausschüt-

Was beeinflusst eigentlich am stärksten unseren Biorhythmus?

Licht hat den größten Einfluss auf den Biorhythmus. Auch die Temperatur wirkt sich aus. Ist es sehr warm, kann man nicht schlafen und die innere Uhr kommt durcheinander.
Der Faktor Nahrung bzw. Zeit des abendlichen Essens ist weniger groß. Allerdings schlafen wir bei spätem Essen nicht so gut.
Auch starke soziale Aktivitäten mit vielen Stimuli am Abend können zur Verspätung beitragen. (Aber ehrlich, eine nette Party hat bestimmt andere gesundheitsfördernde Wirkungen.)

Insgesamt ist Verspäten viel einfacher als Verfrühen. Das kennen wir alle. Wir können abends gerne mal die Wachzeit länger werden lassen. Viel schwieriger ist es, in den Schlaf zu finden, wenn wir entscheiden, früher ins Bett zu gehen. Darum ist die Reise von Deutschland in die USA für uns viel leichter zu verkraften als umgekehrt. Dieser Einfluss ist so stark, dass er sogar die Ergebnisse von Sportwettkämpfen beeinflusst. Bei Spielen in der NFL, NHL und NBA ist die Erfolgsquote bis zu doppelt so hoch, wenn Reiserichtung und Uhrzeit des Spiels positiv zusammenwirken.[747]

tung des »Schlafhormons« Melatonin ihren Höhepunkt erreicht. Das nächtliche Melatoninsignal stellt die Uhrzeitinformation für alle Zellen und Organe bereit.

Die übrigen inneren Uhren stimmen sich aufeinander ab, gehen aber im Vergleich zur Haupt-Uhr ungenau. Durch den kontinuierlichen Abgleich zellinterner Zeitmessungen mit äußeren Zeitgebern, insbesondere Lichtinformationen mittels des SCN, aber auch durch den individuellen Tagesablauf, entsteht eine präzise rhythmische Abstimmung im Organismus.[743] Bei Reisen in andere Zeitzonen muss sich der Zyklus auf die neue Zeit umstellen, was den bekannten Jetlag auslöst.

Wissenschaftler/-innen überall auf der Welt finden immer mehr darüber heraus, wie die inneren Uhren funktionieren, welche Prozesse sie steuern, wie sie sich miteinander abstimmen, wie sie selbst gesteuert werden – und was sie aus dem Takt bringt. Die Forschung dazu ist noch lange nicht abgeschlossen, sicher ist aber: Die inneren Uhren haben enormen Einfluss auf unser Wohlbefinden. Würden wir alle uns nach ihnen richten, wären wir im Durchschnitt gesünder. Auch wenn unsere eigenen inneren Uhren vom Tagesablauf leicht abweichen, würde es helfen, sich konsequent nach der Tageszeit zu richten. Das heißt: Wenn es hell wird, aktiv werden. Den Tag über in Aktion und Bewegung sein. Wenn es wieder dunkel wird, langsam zur Ruhe kommen. Nachts schlafen. Unsere Vorfahren haben es so gehalten. Dann wurde das elektrische Licht erfunden und es war plötzlich möglich, die Nacht zum Tag zu machen. Die modernen Gesellschaften schlafen nie. Immer sind irgendwo Menschen wach, arbeiten in der Nachtschicht, gehen noch am späten Abend in den Supermarkt oder ins Fitnessstudio, verschicken E-Mails, surfen im Internet, sehen fern.

Wichtige innere Uhren

Sitz der inneren Uhren	gesteuerte Funktionen	mögliche Folgen, wenn der Rhythmus gestört wird
zentrale Uhren:		
Haupt-Uhr im Gehirn, zentrales Nervensystem	Schlaf-wach-Zyklus Stimmung Lernen Glücksgefühl und Motivation, wenn wir belohnt werden Bildung von Nervenzellen	Jetlag Schlafstörungen Depressionen
periphere Uhren:		
Leber	Aufbau von Depot-Fett Gewinnung von Glukose (Traubenzucker) aus Nichtkohlenhydraten zur Aufrechterhaltung eines konstanten Blutzuckerspiegels auch bei Nahrungsmangel Oxidation von Nährstoffen zu körpereigenen Stoffen Entgiftung des Organismus von körperfremden Stoffen	Fettstoffwechselstörungen Fettleber Risikofaktor für Herz-Kreislauf-Erkrankungen und Arteriosklerose
hämatopoetisches System (die Blutzellen sowie ihre Produktion und Erhaltung)	Zytokinproduktion (Produktion von Proteinen, die das Wachstum und die Differenzierung von Zellen regulieren) chemische Reaktionen innerhalb der Zellen	Autoimmunität (Abwehr von Stoffen des eigenen Organismus durch das Immunsystem)
Pankreas (Bauchspeicheldrüse)	Ausschüttung des Hormons Insulin, das für die Regulierung des Blutzuckerspiegels lebenswichtig ist	Insulinmangel Folge: Ansteigen des Blutzuckerspiegels
Muskel	Abbau von Glukose Zellatmung (Stoffwechselprozesse für die Versorgung der Zellen mit Energie)	Insulinresistenz (Störung der Aufnahme und des Abbaus von Glukose – Diabetes-Vorstufe!) Abbau von Masse und Kraft der Skelettmuskulatur
Nebennieren	Stress Response (Körperreaktionen bei Stress, z. B. schnellere Atmung, Adrenalinausschüttung)	chronischer Stress

Sitz der inneren Uhren	gesteuerte Funktionen	mögliche Folgen, wenn der Rhythmus gestört wird
Gefäßsystem	Spannung der glatten Gefäßmuskulatur (entscheidend für die Durchblutung der Organe), Arteriogenese (Bildung natürlicher Bypässe bei Gefäßverengungen) Hämostase (Stillen von Blutungen)	thromboembolische Ereignisse (Blutgerinnsel in Organen, Schlaganfall, Herzinfarkt)
Fettgewebe	Lipogenese (Anlage und Aufbau von Depotfett) Thermogenese (Erzeugen von Wärme im Organismus)	Übergewicht, Adipositas (Fettsucht)
Dünndarm	Fettaufnahme Produktion von Inkretinen (eiweißartige Moleküle, die u.a das Hungergefühl unterdrücken und zur Regulierung des Stoffwechsels beitragen)	Fettstuhl, chronisch entzündliche Darmerkrankungen
Fibroblasten (Bindegewebszellen)	Reparatur von DNA-Schädigungen Entwicklung von Stammzellen	Entstehen von Tumoren

Nach Bass et al. Circadian time signatures of fitness and disease. Science. 2016 Nov 25; 354 (6315): 994–999.
Zirkadiane Synchronizität sowie mögliche Störungen bei Desynchronisation. Desynchronisation kann durch den Altersprozess, bei Schichtarbeit, Interkontinentalflügen, Fettleibigkeit oder Krebs etc. entstehen.

Der Organismus ist flexibel, er arbeitet 24 Stunden an 7 Tagen pro Woche und kann vieles ausgleichen. Wenn wir ihm aber dauerhaft zu viel zumuten, zeigen sich Störungen.

Forschungen zeigen, dass es komplexe Beziehungsnetzwerke gibt

- der inneren Uhren untereinander,
- der inneren Uhren zu äußeren Faktoren,
- zwischen den inneren Uhren und der Produktion körpereigener Substanzen sowie
- zwischen der Haupt-Uhr im Gehirn und den übrigen Uhren.

Die Haupt-Uhr im Gehirn reagiert vor allem auf die äußere Zeitstruktur, sie stellt sich im Fall einer Zeitverschiebung vergleichsweise schnell um.[744] Die peripheren Uhren der inneren Organe jedoch passen sich jeweils mit unterschiedlicher Geschwindigkeit und in unterschiedlichem Ausmaß dem neuen zeitlichen Rahmen an, deshalb ticken die Uhren nach einer Zeitverschiebung zunächst nicht synchron.[745] Hinzu kommt, dass die zentralen und peripheren Uhren auf jeweils unterschiedliche Reize reagieren. Bei der Zentral-Uhr im Gehirn ist es das Licht, dagegen reagiert die innere Uhr der Leber vor allem auf Nahrungsaufnahme.[746]

Funktionen des Organismus im Tagesverlauf

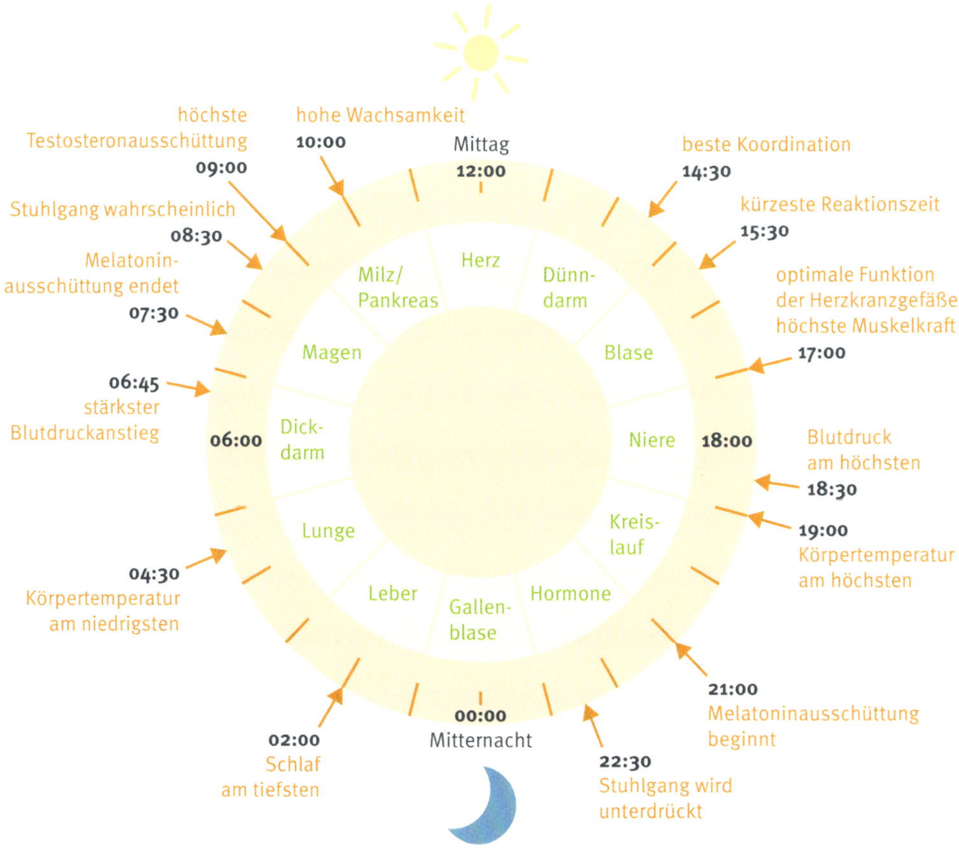

So unterschiedlich die biologischen Uhren ticken, sie sind alle direkt oder indirekt auch abhängig von der geophysikalischen Zeit, der Abfolge von Tageslicht und Dunkelheit. Auch die Temperatur hat großen Einfluss. Die geophysikalische Zeit steuert zugleich die Aufrechterhaltung der Homöostase (Erhaltung eines dynamischen Gleichgewichts zwischen den Funktionen des Organismus durch laufende, selbstregulierende Prozesse).

Wir Menschen sind eine von Natur aus tagaktive Art, die Nacht ist für uns Ruhezeit. Zwar laufen viele physiologische Prozesse im Organismus rund um die Uhr und das notwendige Gleichgewicht wird gehalten. Einige Abläufe sind aber unmittelbar von der Tageszeit abhängig wie z. B. Schwankungen der Körpertemperatur, die Aktivität des sympathischen Nervensystems (zuständig vor allem für die Reaktionen des Organismus auf Stress) und das Steigen und Sinken der Konzentrationen von Glukokortikoiden.[748]

Die Synchronisation der Uhren untereinander wird unter Umständen durch äußere Faktoren gestört, infrage kommen z. B. anormale Beleuchtung (elektrisches Licht statt Tageslicht), Schichtarbeit, Interkontinentalflüge, aber auch Alterungsprozesse oder Fettleibigkeit. Unmittelbare Folge ist eine Beeinträchtigung des Schlafs, die wiederum zu einer Verminderung der körperlichen Fitness beitragen kann und zur Entwicklung von Störungen und Erkrankungen wie dem metabolischen Syndrom, Fettleibigkeit, Diabetes und anderen Stoffwechselstörungen, Autoimmunität, Krebserkrankungen, Herzerkrankungen.[749]

Mehrere Forschungsarbeiten zeigen, dass auch wichtige Prozesse des Immunsystems, wie z. B. die Produktion von Cortisol, von der Tageszeit beeinflusst werden. Auch die Ausschüttung von Entzündungsmediatoren (körpereigene Stoffe, die eine Entzündungsreaktion des Körpers einleiten oder aufrechterhalten) ist indirekt vom Tageslicht abhängig. Chronischer Stress verändert die tageszeitabhängigen natürlichen Schwankungen der Cortisolausschüttung und stört die Synchronisation innerer Uhren.[750]

Wichtige Prozesse der Bildung und Funktion von Zellen werden tageszeitabhängig gesteuert. »Phasenverschobenes Schlafen« (tagsüber statt nachts) bringt sie auf Dauer aus ihrem natürlichen Rhythmus.[751]

Wenn Sie das Gefühl und/oder Anzeichen dafür haben, dass Ihre biologischen Uhren aus dem Takt geraten sind, haben Sie jetzt vor allem eins zu tun: Kümmern Sie sich um Ihren Schlaf. Wann Sie zu Bett gehen und aufstehen und auch, wie gut Sie schlafen, beeinflusst den gesamten Tagesablauf und auch das fein aufeinander abgestimmte Schlagen der inneren Uhren.

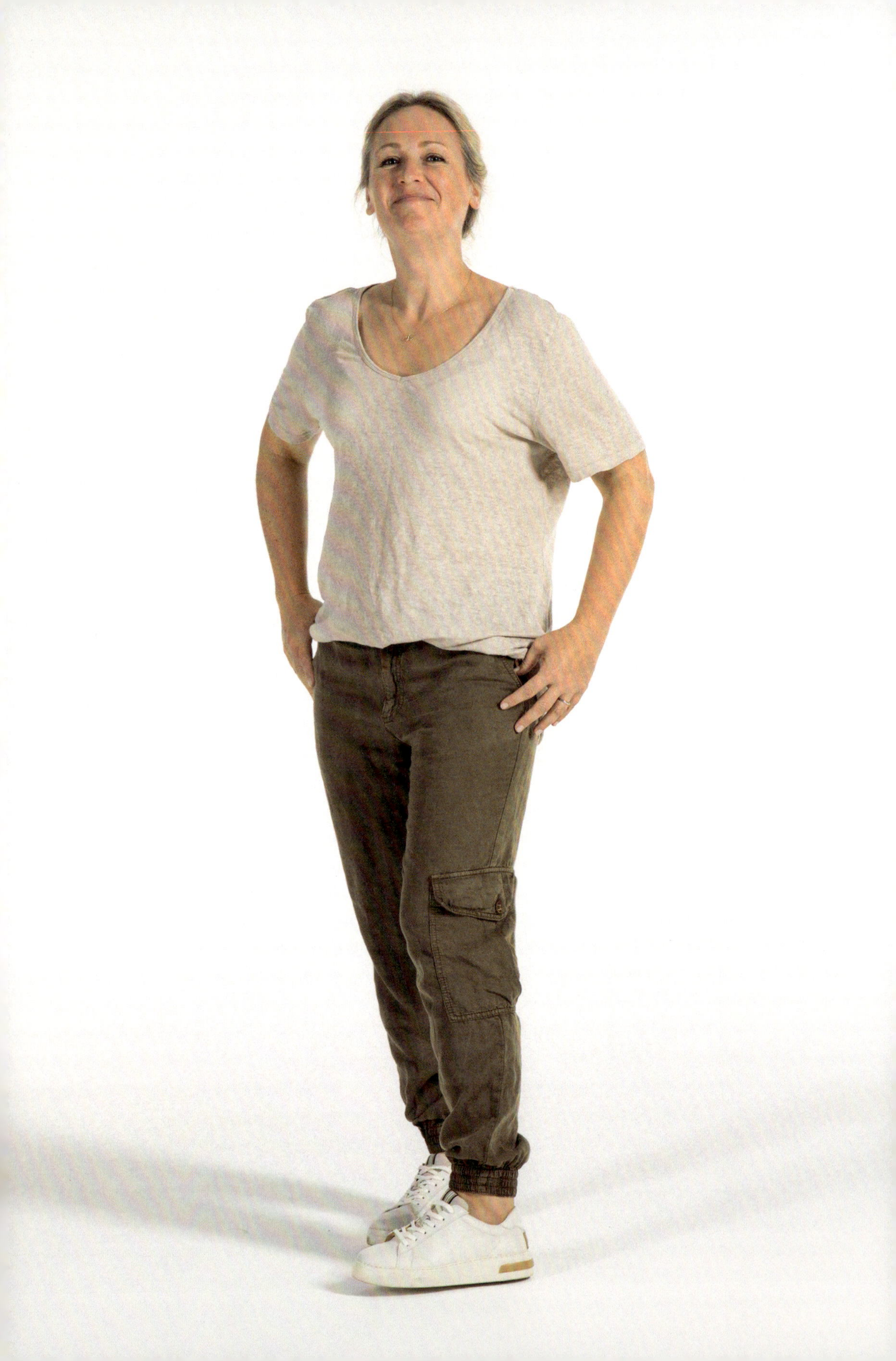

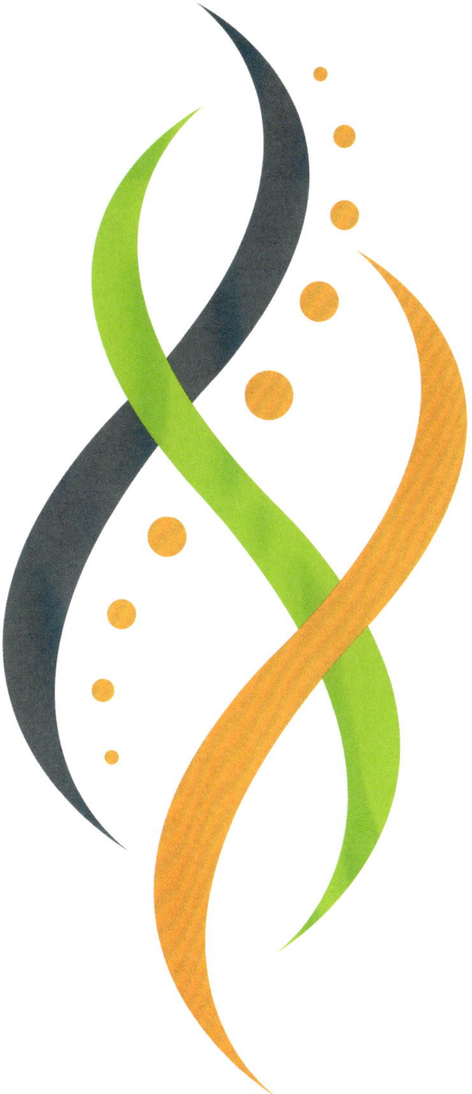

Grafik: © Taawon/stock.adobe.com

Biopsychosoziale Anpassungen

Beim letzten Modell richten wir den Blick auf die Wechselwirkung zwischen unserem Körper, unserer Psyche und unserem Umfeld.

Der Blick über den Tellerrand

Körper und Seele können eigentlich gar nicht getrennt betrachtet werden. Sie sind dynamisch, prozesshaft und aufs Innigste verwoben.

Osteopath/-innen nutzen dieses Modell, um zu erkennen, wie die äußere Umgebung, die Umwelt, die Lebensweise, der Lebensverlauf und die Persönlichkeit eines Menschen sein Wohlbefinden oder sein Unwohlsein beeinflussen. Der psychische Zustand eines Menschen mit seinem Fühlen, Empfinden und seinen Gedanken, sein soziales Umfeld und auch die Beziehung zum/zur Therapeut/-in sollten in die Behandlung einbezogen werden. Palpationstechniken (Palpation = Ertasten) in Verbindung mit der Wahrnehmung der Körperempfindungen, der neurovegetativen Erregung, der Gefühle und der Glaubensmuster des Patienten werden eingesetzt, um Störungen und Beschwerden zu verbessern und tiefere Heilung zu unterstützen. An der Entwicklung dieses Modells bin ich maßgeblich beteiligt; zahlreiche osteopathische Sichtweisen, Ansätze und Techniken in diesem Feld stammen von mir.[752]

Betrachtet werden vom Osteopathen

- äußere Umwelteinflüsse und Umweltgifte,
- Lebens- und Arbeitsumstände,
- Freundeskreis-, Familien- und Partnerbeziehungen,
- die Auswirkungen von Stress und von krank machenden Einflüssen,
- ressourcenaktivierende Einflüsse,
- innere Körperempfindungen, Gefühle und Gedankenmuster des Patienten und des Therapeuten,
- die Lebensgeschichte vom jetzigen Moment bis möglicherweise zur Befruchtung sowie transgenerationelle Einflüsse.

Alle diese Faktoren werden in Bezug zu ihren wechselseitigen Einflüssen auf den Bewegungsapparat sowie auf alle anderen Körperorgane und ihre Funktionen untersucht und in der osteopathischen Behandlung berücksichtigt.

Osteopathen unterstützen ihre Patienten darin zu erkennen, wo in ihrer inneren Haltung und in ihren Reaktions- und Verhaltensmustern mehr Flexibilität sinnvoll wäre, um angemessen auf bestehende oder sich verändernde Umstände zu reagieren, sodass Gesundheit und Glücksgefühl wachsen können. Und sie unterstützen ihre Patienten auch darin, zu erkennen, wo vielleicht mehr innere Stabilität hilfreich wäre. In beiden Fällen werden in der osteopathischen Behandlung gemeinsam Zugänge erarbeitet, um die nötige Flexibilität oder Stabilität in Psyche und Körper zu erreichen.

In unserem Alltag können viele »Umwelt«-Belastungen versteckt sein, wobei jede einzelne für sich vielleicht sogar nur wenig schädigend und kaum spürbar ist; zusammengenommen verstärken sie sich aber möglicherweise wechselseitig und unsere Homöostase und das Potenzial der Heilung werden eingeschränkt. Manches ist tatsächlich ganz einfach zu ändern, man muss es nur wissen. Dann können Sie es einfach eine Zeit lang ausprobieren – z. B. regelmäßige Waldspaziergänge oder Ihr Handy nicht nachts am Bett in die Steckdose zu stecken. Nach ein paar Wochen des Ausprobierens und der Erfahrung können Sie dann für sich entscheiden, ob Sie damit weitermachen möchten oder nicht.

Gesundheit ist langfristig nur möglich, wenn wir Verantwortung dafür übernehmen, aktiv am Heilungsprozess mitwirken und ganz bewusst ein Umfeld aufbauen und Gewohnheiten entwickeln, die uns dabei unterstützen, uns gesund und glücklich zu fühlen, und Einflüsse von uns fernhalten, die uns schaden. Manchmal müssen wir erst wieder spüren lernen, was uns guttut und was nicht. Manchmal heißt das auch, Gewohntes und Liebgewonnenes auf den Prüfstand zu stellen und sich ehrlich Fragen zu stellen wie: Tun z. B. meine bisherigen Freunde mir wirklich gut? Unterstützen sie eher ungesunde oder gesunde Gewohnheiten in mir? Wie wünsche ich mir eigentlich eine Beziehung zu Freunden und was kann ich dafür tun?

Sie werden im Folgenden eine Vielzahl von bewährten und wissenschaftlich untersuchten Tipps und Tricks finden, um

- das Steuer in Ihrem Leben wieder zu übernehmen, wo es Ihnen entglitten war;
- Ihrem Glücklichsein auf die Sprünge zu helfen;
- innere Stärke und Ressourcen zu aktivieren und zu entwickeln;
- Entspannung tief spürbar zu erleben;
- vergangene Erfahrungen zu überwinden und abzuschließen, die vielleicht nicht immer gut für Sie waren;
- unnötige Stressmacher aus Ihrem Leben zu verbannen;
- innere Widerstände zu erkennen und für Sie zu nutzen, z. B. um sich besser kennenzulernen, ihnen Gehör zu geben und manchmal auch, um an ihnen zu wachsen;
- Seiten Ihres Selbsts kennenzulernen, die vielleicht lange darauf gewartet haben, mit Ihrem bewussten Ich Kontakt aufzunehmen, um Sie zu bereichern;
- in Ihrer Persönlichkeit so flexibel zu werden, dass Sie die jetzigen Herausforderungen in Ihrem Leben meistern können;
- tiefe Bedürfnisse zu entdecken und ihnen einen Raum in Ihrem Leben zu geben.

Kleine Änderungen zeigen oft langfristig die größte Wirkung. Sie werden überrascht sein, was passiert, wenn Sie Bezüge erstmal wahrgenommen und sich entschieden haben, aktiv zu werden. Dadurch werden Sie sich schon auf dem Weg der Lösung befinden. Und manche körperlichen Beschwerden werden sich auf fast wundersame Weise vermindern oder sogar auflösen.

Soziale Einflüsse auf unsere Gesundheit

Wir existieren nicht nur in uns, sondern sind Teil einer Gesellschaft – diese prägt unser Leben und auch unsere Gesundheit.

Ich bin überzeugt: Wir haben es zu einem großen Teil selbst in der Hand, wie gesund oder krank wir durchs Leben gehen. Es gibt aber auch Faktoren, auf die wir wenig oder keinen Einfluss haben. Sie sollen – der Ehrlichkeit halber – hier angesprochen werden.

Dazu gehören verschiedene Umgebungsfaktoren, mit denen wir aufgewachsen sind und leben, wie z. B.:

Das politische System: Erlaubt es uns, unsere Meinung frei mitzuteilen und mitzuwirken? Oder wirkt es repressiv auf die Bevölkerung? Beispielsweise wurde in den USA während der vier Jahre der Trump-Regierung ein starker Anstieg von Angstzuständen in der Bevölkerung registriert. Die klinische Psychologin Jennifer Panning nannte das in einem 2017 veröffentlichten Essay »Trump Anxiety Disorder« (=Trump-Angststörung). Auch wenn dies keine offizielle Diagnose darstellt, wurden dazu Symptome gezählt wie Schlafmangel, das Gefühl von Kontrollverlust und Hilflosigkeit in einem unberechenbaren soziopolitischen Klima kombiniert mit endlosen negativen Schlagzeilen und übermäßiger Zeit, die in sozialen Medien verbracht wird.

Das ökonomische System: Wie groß ist das soziale Gefälle in der Gesellschaft, in der wir leben? Unterrichte ich beispielsweise in Brasilien, bin ich jedes Mal wieder über das Ausmaß der sozialen Ungleichheit in diesem Land betroffen. Ein sehr großer Teil der Bevölkerung lebt von der Hand in den Mund, zusammengepfercht in sogenannten Favelas. Alleine schon durch ihre Sozialisation haben die dort Geborenen so gut wie keine Aussicht auf sozialen Wohlstand und kaum Zugang zum Gesundheitssystem, geschweige denn zu einer osteopathischen Behandlung. Diese Mitbürger haben so gut wie nichts mehr zu verlieren, sodass sich die wohlhabendere Mittelschicht quasi in Schutzzonen zusammenfindet und sich von Sicherheitsdiensten vor kriminellen Übergriffen beschützen lässt.

Die wirtschaftliche Situation: Ein höheres Einkommen ist mit einer höheren Lebenserwartung über die gesamte Einkommensverteilung hinweg verbunden. Beispielsweise betrug der Unterschied in der Lebenserwartung zwischen dem einen reichsten und ärmsten Prozent der Personen in den USA einer Studie von 2017 zufolge 14,6 Jahre für Männer und 10,1 Jahre für Frauen.[753]

Das biosoziale Umfeld: Wie »gesund« ist die Umwelt, in der wir leben bzw. wie stark sind wir durch unsere Umgebung mit Toxinen in der Luft, im Boden, im Wasser sowie mit Lärm, Kunstlicht und möglicherweise auch Elektrosmog belastet? Wie gut ist der Zugang zu Bildung und Gesundheitsressourcen?

Je nachdem, um welche Einflüsse es geht, können wir möglicherweise mehr oder weniger stark reagieren – ganz entziehen können wir uns nicht, wie wir auch am Beispiel der Verbreitung von Covid 19 über die ganze Welt sehen.

Lange bekannt ist das Phänomen der stetigen Gewichtszunahme und Adipositas in der westlichen Welt. Hier ist es nicht damit getan, dass wir jeder für sich Gegenmaßnahmen ergreifen, wie sie auch in diesem Buch dargestellt sind. Gesellschaftliche Veränderungen sind dringend nötig, in vielen Bereichen längst überfällig. Appelle und Angebote zur Verbesserung des individuellen Lebensstils wirken nur begrenzt. Sie könnten – das zeigen Untersuchungen – sogar das Ungleichgewicht zwischen sozial Begünstigten und sozial Benachteiligten verstärken. Sie wirken nämlich am ehesten bei den sozial Begünstigten, da diesen Zugänge und Ressourcen zur Veränderung der Lebensführung offen stehen. Wer wenig Geld hat, kann z.B. nicht in teure Lebensmittel oder Fitnesstrainer investieren, ist möglicherweise auch viel zu stark davon beansprucht, sein Überleben zu sichern, um sich groß mit Gesundheitsvorsorge zu beschäftigen. Langfristig wirksame politische Entscheidungen sind gefragt, um allen Menschen den Zugang zu einem gesünderen Leben zu ermöglichen.

Wer sich genauer anschaut, welche Faktoren die beiden wichtigen Lebens- und Gesundheitsbereiche Ernährung und körperliche Aktivität beeinflussen, wird zu dem Ergebnis kommen, dass nur wenig Spielraum bleibt für den freien Willen des Individuums. Medien und Werbung von weltweiter Reichweite, die nationalen Gesundheits- und Bildungssysteme, Städtebau und Stadtentwicklung gehören zu den Einflussfaktoren, und, nicht zu unterschätzen, die Entscheidungen multinationaler Konzerne über die Herstellung, Zusammensetzung und den Vertrieb von Nahrungsmitteln und ihr Einfluss auf national und international wirksame Entscheidungen. So sind (um nur ein Beispiel zu nennen) trotz aller Kampagnen für gesunde Ernährung, vor allem von Kindern, Limonaden auf dem Markt, die pro 250 Milliliter 7,3 Gramm Zucker enthalten.

Sie können sich gegen diese Beeinträchtigung Ihrer Gesundheit wehren, indem Sie z.B. Zutatenlisten sorgfältig lesen und solche Produkte für sich selbst und für Kinder nicht mehr kaufen. Andere schädliche Einflüsse sind schwerer zu greifen und für Einzelne gar nicht auszuschalten. Wenn Sie hier dennoch etwas erreichen wollen, haben Sie kaum eine andere Möglichkeit, als sich Interessengruppen anzuschließen, deren Ziel die Veränderung eben dieser Einflüsse ist.

Raus in den Wald!

Was für ein Heilmittel: Es lindert Stress, stärkt das Immunsystem, kann Krankheiten vorbeugen – und kostet nichts!

Draußen leben und arbeiten, von natürlichen Reizen umgeben sein: Darauf ist der menschliche Organismus eingestellt, das bekommt uns am besten. Erst mit Beginn der Urbanisierung begannen die Menschen, in einer stark veränderten und teilweise künstlichen Umgebung zu leben, und das könnte für eine Vielzahl von chronischen Funktionsstörungen und Störungen des Stressempfindens mitverantwortlich sein.

Das Problem ist längst erkannt, mehr und mehr Menschen versuchen, dem Alltag in geschlossenen Räumen zumindest zeitweise zu entfliehen. Das allein ist natürlich schon ein Gewinn für die Gesundheit, genügt aber in vielen Fällen nicht, um die vielen oft im Sitzen verbrachten Stunden in einer unnatürlichen Umgebung auszugleichen.

In Japan wurde Shinrin-yoku erfunden, frei übersetzt heißt das »Aufnahme der Waldatmosphäre mit allen Sinnen«. Bei uns wird es unter der Bezeichnung Waldbaden zunehmend bekannt.

Ich lege Ihnen diese kostenlose, unkomplizierte Maßnahme zur Gesundheitsförderung ans Herz. Sie können sie ab sofort erproben: Sie brauchen nichts weiter zu tun, als den nächstgelegenen Wald aufzusuchen und sich einige Stunden darin zu bewegen – und das nach Möglichkeit regelmäßig. Der mögliche Gewinn für Ihre Gesundheit ist enorm: So kann Waldbaden das Immunsystem gegen virale oder bakterielle Infektionen stärken, Krebs vorbeugen, Stress lösen und die Entspannung fördern. An die Bakterien, Viren, Pilze und Pflanzenstoffe des Waldes ist unser Organismus seit Millionen von Jahren gewöhnt. Sie sind deshalb alte Freunde für uns und fördern unsere Immuntoleranz, also die Fähigkeit, harmlose Stoffe, die auch im menschlichen Organismus vorkommen, als solche zu erkennen und nicht oder nur wenig darauf zu reagieren.

Die Forschung gewinnt stetig neue Erkenntnisse über die gesundheitsfördernden Wirkungen der Waldluft. Sie ist ein hochpotenter Cocktail bioaktiver Heilstoffe. Eine bedeutsame Gruppe dieser Heilstoffe in der Waldluft sind die Terpene. Sie dienen beispielsweise bei starker Sonneneinstrahlung als Schutz für die Bäume, sichtbar als blaue Dunsthaube über dem Wald. Sie wirken als Lock- oder Abwehrstoffe der Pflanzen für Insekten und Tiere und dienen auch der Kommunikation der Bäume, Pilze und Kräuter untereinander.

Terpene stärken das Immunsystem, mindern die Ausschüttung von Stresshormonen und wirken dem Wachstum von Krebszellen entgegen. Am meisten Terpene sind im Sommer im Wald zu finden, am wenigsten im Winter. Besonders hoch ist die Konzentration bei Regen oder Nebel. Vorwiegend Nadelbäume, aber auch Laubbäume, vor allem Buche, Eiche, Birke und Haselbaum, setzen Terpene frei.

Ein Spaziergang im Wald stärkt erwiesenermaßen das Immunsystem. Bereits ein einziger Tag im Wald erhöht die Konzentration der natürlichen Killerzellen um fast 40 %, am zweiten Tag steigt sie sogar um mehr als 50%. Außerdem sind die neugebildeten Zellen fitter. Bleiben Sie 3 Tage im Wald, erhöht sich die Anzahl der Killerzellen für die folgenden 30 Tage. Zudem bildet der Körper vermehrt Proteine, die die Bildung und das Wachstum von Krebszellen hemmen. Ein Waldaufenthalt wirkt außerdem als nebenwirkungsfreies hochpotentes Psychopharmakon: Stress wird gelöst, Entspannung tritt ein. Der Wald selbst, die natürliche Umgebung, aber auch die Terpene in der Luft wirken stresslösend auf das autonome Nervensystem. Forscher konnten zudem nachweisen, dass ein Waldaufenthalt zu einer Verminderung von Angstgefühlen, Aggressionen und Erschöpfung führte. Auch der Blutdruck sinkt, wenn sich Menschen in einer Waldumgebung aufhalten.

Je mehr Kontakt Menschen zur Natur haben, desto besser schlafen sie, und das gilt auch für die Älteren. Also: Schmeißen Sie Ihre Schlaftabletten in den Mülleimer und genießen Sie ein paar Nächte in der Natur!

Bei Kindern fördert der Aufenthalt im Wald auch die Konzentration und Aufmerksamkeit, z. B. bei Aufmerksamkeitsdefizitsyndrom (ADS). Kinder in einem Waldkindergarten sind seltener krank, sie haben weniger Übergewicht, ihre Konzentrationsfähigkeit und die Grobmotorik sind besser entwickelt.

Versuchen Sie, sich einmal pro Woche Zeit für einen ausgedehnten Waldspaziergang zu nehmen und sich wann immer möglich, zum Beispiel in Pausen oder beim Sport, im Grünen aufzuhalten. Haben Sie das Glück, einen Garten zu besitzen oder einen Park in Ihrer Nähe zu haben, seien Sie so oft als möglich dort.

Auswirkungen eines Aufenthalts in einer grünen Umgebung

mehr/besser	weniger
Bewegung	Körpergewicht
Sozialkontakte	Luftverschmutzung
Geburtsgewicht des erwarteten Kindes	Stress
Wärme- und Feuchtigkeitsregulierung	Herzerkrankungen
Lärmschutz	Todesfälle (alle Ursachen)
	psychische Erkrankungen, einschließlich Angststörungen und Depressionen

Schwermetalle: die unsichtbare Gefahr

Schwermetalle – darüber denken wir im Alltag eigentlich so gut wie nie nach. Fatal, denn sie sind hochgiftig und gefährlich für uns.

Schwermetalle und das ähnlich giftige Aluminium in der Luft, im Boden und sogar in unserer Nahrung gehören zu den Einflüssen auf unser Wohlbefinden, denen wir uns nicht vollkommen entziehen können. Wir können und sollten allerdings darauf achten, dass wir die Aufnahme dieser Stoffe und die Auswirkungen auf unseren Organismus so gut wie möglich begrenzen sowie die Ausleitung der Gifte unterstützen.

Die Auswirkungen von Schwermetallen auf Wasser, Luft und Boden sind gut erforscht. Zu den möglichen Auswirkungen auf den

Wie Schwermetalle im Organismus wirken

- Störung von Enzymfunktionen und Stoffwechselprozessen. Mögliche Folgen: Energiemangel, Autoimmunreaktionen, Beeinträchtigungen des Entgiftungssystems
- Zellschädigung, vor allem im Immun- und im Nervensystem
- Schwächung des Immunsystems
- Anreicherung im zentralen Nervensystem und in den Knochen sowie in den »Entgiftungsorganen« Bauchspeicheldrüse, Nieren, Leber
- verminderte Aufnahme von Mikronährstoffen wie z. B. Zink, Selen, Calcium und Eisen. Mögliche Folge: Stoffwechselstörungen
- Erbgutschädigung
- Vielfältige Schädigungen der Organe und das Entstehen von Krebserkrankungen bereits durch geringe Mengen Arsen, Cadmium, Chrom, Blei und Quecksilber. Diese Giftstoffe gelten als systemisch; das heißt, sie wirken gezielt in bestimmten Körperregionen – unabhängig davon, wie sie in den Organismus gelangt sind.[755]

menschlichen Organismus kommen laufend neue Erkenntnisse hinzu. Auch das Wohlbefinden des Menschen können Schwermetalle auf vielfältige Weise beeinträchtigen.[754] Es kann vorkommen, dass sich durch eine osteopathische Behandlung kaum Besserungen einstellen – und manchmal scheint dabei eine unentdeckte Schwermetallbelastung eine Rolle zu spielen.

Schwermetalle und Aluminium werden durch Einatmen, Verschlucken oder Kontakt mit der Haut aufgenommen. Einige, wie z. B. Blei und Cadmium, können sich im Organismus über einen längeren Zeitraum ansammeln und sind daher selbst in kleinsten Mengen schädlich. Werden mehrere Metalle aufgenommen, können sie einander in ihrer Wirkung verstärken.

Wir kommen mit Schwermetallen in Berührung durch:

- Industrie-Abgase, z. B. aus Verbrennungsanlagen
- Pestizide, Düngemittel (Phosphate) oder saure Niederschläge
- Baustoffe, z. B. bleihaltige Wasserleitungen in alten Gebäuden
- Zahnersatzmaterialien
- Kosmetika, Getränke- und Konservendosen (Aluminium)
- Nahrung[756]

Wie stark Schwermetalle im Organismus wirken, ist von mehreren Faktoren abhängig, etwa von der Dosis, von gleichzeitig aufgenommenen anderen Schwermetallen sowie der Art und Dauer der Aufnahme. Wichtig sind außerdem Alter, Geschlecht, Körpergewicht, Genetik sowie Ernährungs- und Gesundheitszustand der Menschen, die den Schwermetallen ausgesetzt sind.[757] Am stärksten gefährdet sind Kinder, weil ihr Organismus wegen des geringeren Körpergewichts, der schnelleren Atmung und der schnelleren Aufnahme von Fremdstoffen verstärkt Schwermetalle ansammelt. Ältere sind gefährdet, weil die Funktionen der Nieren und des Immunsystems im höheren Lebensalter nachlassen. Schäden durch Schwermetalle begünstigen die Entstehung schwerer chronischer Krankheiten.

Auch mit der Nahrung nehmen wir Schwermetalle auf:

Schwermetalle in Lebensmitteln

Nahrungmittel	Schwermetalle
Fisch, Meeresfrüchte	Quecksilber, Arsen, Kupfer, Zink, Zinn
Lebensmittelzusatzstoffe (Farben, Konservierungsmittel)	Aluminium, Silber, Kupfer, Titan
Konserven, Fertigwaren	Aluminium, Blei, Zinn
Wurzelgemüse	Cadmium
Hülsenfrüchte	Blei, Aluminium, Mangan, Molybdän
Nüsse	Aluminium, Chrom, Kupfer, Kobalt, Nickel, Mangan
Innereien	Cadmium, Chrom, Kobalt, Molybdän
Fleisch	Kupfer, Zink
Gewürze	Chrom
Kakao	Kupfer, Nickel

Tabelle aus Kirkamm, Ganzimmun Diagnostics AG, Schwermetallbelastungen, Ursachen, Diagnostik und Therapie. Fachinformation 0095.

Die gute Nachricht: Wir sind den Schwermetallen nicht ganz und gar ausgeliefert, sondern können die Aufnahme und Verteilung im Organismus vermindern und die Ausleitung fördern. Wer sich gut ernährt und ausreichend trinkt (vor allem Wasser) beugt damit auch Gesundheitsschäden durch Schwermetalle vor. Konzentrierter Zucker, Fette und Eiweiße begünstigen dagegen indirekt die Löslichkeit, Aufnahme und Verteilung von Schadstoffen, weil sie eine latente Übersäuerung des Organismus bewirken. Das gilt umso mehr, wenn sie nachts, während der Ruhephase des Organismus, beim schnellen Essen aufgenommen werden. Regelmäßiges Schwitzen durch Sauna und Sport hilft, Schwermetalle über die Haut loszuwerden.

Krank durch Schwermetalle?

Allgemeine Symptome wie Abgeschlagenheit, Kopfschmerzen, Konzentrations- und Schlafstörungen, Übelkeit, Erbrechen, können – neben vielen anderen möglichen Ursachen und Auslösern – auch auf Schädigungen durch Schwermetalle hindeuten. Wenn Sie, möglicherweise in Verbindung mit einer bekannten Belastung durch Schwermetalle, diesen Verdacht haben, wenden Sie sich an Fachärzt/-innen oder Heilpraktiker/-innen zu Abklärung (z. B. Tests von Urin, Blut, Haut, Nägeln und Haaren) und Therapie. Zur Therapie gehört vor allem, den Kontakt mit den schädigenden Stoffen nach Möglichkeit zu verringern und die entstandenen Beschwerden und Krankheiten zu heilen. Bei akuten und schweren chronischen Vergiftungen werden Chelatbildner eingesetzt; diese Stoffe verbinden sich mit Metall-Ionen zu Komplexen, die dann ausgeleitet werden können.

Bessere Luft atmen

Im Gegensatz zur Nahrung, die wir zu uns nehmen, haben wir auf die Luft, die wir atmen, kaum Einfluss. Dabei kann sie uns empfindlich schaden!

Die Belastung der Umwelt durch Schadstoffe aller Art und die fortschreitende Zerstörung des Klimas gehören zu den Einflüssen auf unsere Gesundheit, denen wir je nach Wohnort mehr oder weniger ausgeliefert sind. Politischer Druck durch engagierte Wissenschaftler/-innen und Bürgerinitiativen kann, wenn überhaupt, nur auf lange Sicht etwas bewirken. Das Gefährliche an vielen Umweltbelastungen: Sie sind in dem Moment, in dem sie entstehen, nicht zu sehen, zu riechen oder zu hören. Beschwerden und Krankheiten, die auf Luftverschmutzung zurückgehen, beginnen meist schleichend und bleiben lange unbemerkt.

Viele Menschen unterschätzen das Risiko, dem sie ausgesetzt sind. Das soll dieses Kapitel am Beispiel der Luftverschmutzung zeigen. Vor allem aber soll es darum gehen, wie Sie sich im Alltag schützen können – denn das ist durchaus möglich!

Für die Luftqualität gilt wie für viele andere Bereiche: Die westlichen Industrienationen sind hier noch vergleichsweise »gut dran«. In den Großstädten der weniger industrialisierten Länder sind deutlich mehr Schadstoffe in der Luft. Es sind vor allem die Menschen in diesen Ländern, die bereits jetzt den Preis für die Zerstörung der natürlichen Lebensgrundlagen zahlen. Weltweit beschlossene und umgesetzte systemische Änderungen und eine neue Gewichtung im Verhältnis zwischen ökonomischen und ökologischen Entscheidungen in der Politik sind überfällig. Es ist an jedem/jeder von uns, zu entscheiden, ob und in welchem Umfang er/sie sich dafür engagieren will.

Dieses Kapitel gibt einen Überblick über Erkenntnisse von Forscher/-innen über die Art und das Ausmaß unserer Gefährdung durch Luftverschmutzung. Und Sie bekommen Möglichkeiten an die Hand, Ihre Belastung durch Schadstoffe in der Luft im Alltag deutlich zu vermindern.

Hintergrund: Schäden durch Luftverschmutzung

Der Zusammenhang zwischen dem Zunehmen der Luftverschmutzung und langfristigen, sichtbaren Umweltschäden ist seit Jahrzehnten bekannt. Luftverschmutzung zerstört Ökosysteme, führt zu Klimaveränderungen, minimiert die Biodiversität, beeinträchtigt die Photosynthese wie auch die Ernteerträge durch die Versauerung der Böden[758] und nicht zuletzt wirkt sie sich negativ auf die menschliche Gesundheit aus.

Ursachen der Luftverschmutzung im Außenraum sind der Einsatz von Industriemaschinen, Kraftwerken, Verbrennungsmotoren und Autos. Der Autoverkehr ist zu etwa 80 % für die heutige Verschmutzung verantwortlich.[759] In geringerem Ausmaß sind Feldanbautechniken, Heizgeräte für Treibstofftanks, Tankstellen und Reinigungsverfahren sowie natürliche Quellen wie Vulkan- und Bodenausbrüche sowie Waldbrände beteiligt.[760]

Tatsächlich gibt es aber auch Luftverschmutzung in Innenräumen, und diese ist 2–5-mal höher als in der Natur.[761] Die Konzentrationen einiger Schadstoffe in Innenräumen haben in den letzten Jahrzehnten zugenommen. Das ist vor allem auf eine höhere Energieeffizienz mit reduziertem Luftaustausch sowie die Nutzung von synthetischen Baustoffen, Einrichtungsgegenständen, Spielzeugen, Haushaltsreinigern, Körperpflegeprodukten und Pestiziden zurückzuführen.[762] Dies ist umso bedeutsamer, da wir etwa 90 % unserer Zeit in geschlossenen Räumen verbringen.[763] Menschen mit einer erhöhten Anfälligkeit für Luftverschmutzung (sehr junge sowie alte Menschen, Menschen mit Herz-Kreislauf- oder Atemwegsproblemen) verbringen in der Regel sogar noch mehr Zeit in Innenräumen.[764]

Die lang- und kurzfristige Konfrontation mit Schadstoffen aus der Luft hat unterschiedliche Beeinträchtigungen zur Folge, darunter Atemwegs- und Herz-Kreislauf-Erkrankungen, Hautkrankheiten, neuropsychiatrische Folgestörungen, Augenreizungen und langfristige chronische Krankheiten wie Krebs[765], außerdem das Risiko eines frühzeitigen Todes und eine insgesamt reduzierte Lebenserwartung.[766]

Bereits vor der Geburt und bei Neugeborenen wirkt sich Luftverschmutzung aus. Sie kann zu Frühgeburten und geringerem Geburtsgewicht führen und Lungenentwicklungsstörungen verursachen, die mit Atemwegserkrankungen bei Kindern und Erwachsenen in Zusammenhang gebracht werden.[767]

Außerdem ist Luftverschmutzung bei Erkrankungen des Gehirns[768] sowie des Immun- und Hormonsystems und bei Fortpflanzungsstörungen beteiligt.[769] Beispielsweise wirkt verkehrsbedingte Luftverschmutzung insbesondere auf die weiße Substanz (Nervenfasern, Leitungsbahnen), aber auch auf die graue Substanz (Nervenzellkörper) und Basalganglien des Gehirns – das sind Nervenkerne, u. a. zuständig für die Steuerung von Bewegungsabläufen sowie Teilen des Fühlens und Denkens.[770] Mögliche Folgen sind eine Beeinträchtigung synaptischer Funktionen[771], Veränderungen in der Morphologie von Neuronen[772] und Neuronentod[773]. Alle diese Schäden führen zu Störungen bei der Übermittlung von Signalen des Gehirns.

Feinstaub und verkehrsbedingte Luftverschmutzung können besonders eine Verminderung der weißen Substanz im Frontallappen des Gehirns zur Folge haben[774], mit besonders schwerwiegenden Auswirkungen in der pränatalen Zeit[775]. Bei Älteren kann eine Schädigung des Myelins (Schutzschicht der Nervenzellen) die Folge sein.[776]

Alle diese Belastungen können bei Kindern zu einer Abnahme der geistigen Entwicklung, des Intelligenzquotienten, des Gedächtnisses, der Aufmerksamkeit und der schulischen Leistung führen. Mögliche Folgen sind auch ein häufigeres Auftreten der Aufmerksamkeitsdefizit-Hyperaktivitätsstörung und der Autismus-Spektrum-Störung.[777] Bei Älteren sind ein Nachlassen der Denkleistung, Demenz und Alzheimer mögliche Folgen.[778]

Luftschadstoffe

Laut der Weltgesundheitsorganisation (WHO) sind die sechs wichtigsten Schädigungen und Schadstoffe aus der Luft Feinstaubbelastung, bodennahes Ozon, Kohlenmonoxid, Schwefeloxide, Stickoxide und Blei.[779] Diese sind für etwa 9 Millionen Todesfälle pro Jahr verantwortlich.[780]

Weitere Belastungen können durch eine Reihe weiterer Stoffe und toxischen Schimmel entstehen.

Feinstaub

Er entsteht in der Atmosphäre in der Regel als Ergebnis chemischer Reaktionen zwischen verschiedenen Schadstoffen sowie im Verkehr. Die Exposition gegenüber Feinstaub ist weltweit der fünfthäufigste Risikofaktor für Todesfälle. Die WHO nennt für 2018 7 Millionen Todesfälle.[781]

Feinstaubpartikel sind zwischen 0,1 und 10 Mikrometer klein. Je kleiner der Feinstaub, desto belastender ist er. Bei einer Größe von 2,5 Mikrometer oder weniger gelangt Feinstaub von der Lunge in das Blutgefäßsystem. Diese Belastung erhöht die Rate der Todesfälle durch Erkrankungen des Herz-Kreislauf-Systems als Folge von anhaltendem oxidativem Stress, Entzündungen und erhöhter Aktivierung des autonomen Nervensystems.[782] Einatmen von Feinstaubpartikeln beeinflusst den Blutdruck, die Herzfrequenzvariabilität, die Blutgerinnungsfähigkeit und den Gefäßtonus. Es begünstigt Atherosklerose und möglicherweise das Risiko, einen Schlaganfall zu erleiden.[783]

Nanopartikel mit einer Größe von 0,1 Mikrometer können die Blut-Hirn-Schranke umgehen.[784] Auch wenn nur geringe Mengen inhalierter unlöslicher Nanopartikel in das Gehirn eindringen, können sich diese bei ständigem Kontakt mit Feinstaub im Gehirn akkumulieren und dort neurotoxisch wirken und das Zentralnervensystem schädigen.[785]

Ozon

Das natürliche Ozon in der Atmosphäre schützt die Erde und ihre Bewohner vor den schädlichen UV-Strahlen der Sonne. Synthetisches Ozon gibt es eigentlich nicht – das Gas entsteht bei starker Sonneneinstrahlung aus den Stickstoffoxiden und anderen Schadstoffen der Abgase aus Autos und Verbrennungsanlagen sowie aus den flüchtigen organischen Verbindungen in Lösemitteln.

Ozon wirkt vor allem auf die Atemwege: Es beeinträchtigt die Lungenfunktion und die Atemwege insgesamt und kann Entzündungen in den Atemwegen auslösen. Die schädlichen Wirkungen verstärken sich durch körperliche Belastung, etwa beim Sport. Neben vielen negativen Einflüssen auf das gesamte Ökosystem verursacht das Gas Ozon insbesondere in städtischen Gebieten biochemische, morphologische, funktionelle und immunologische Störungen.[786]

Kohlenmonoxid

Kohlenmonoxid entsteht bei unvollständiger Verbrennung fossiler Brennstoffe. Es verstärkt den Treibhauseffekt. Bei Einatmen von Kohlenmonoxid können Kopfschmerzen, Schwindel, Schwäche, Übelkeit, Erbrechen und schließlich Bewusstseinsverlust und Tod die Folge sein.

Schwefeldioxid

Schwefeldioxid wird vor allem beim Verbrauch fossiler Brennstoffe oder bei industriellen Aktivitäten freigesetzt. Es führt zu Reizungen der Atemwege, Bronchitis, Schleimbildung und Bronchospasmus (Verkrampfung der Bronchialmuskulatur) sowie im Weiteren zu Hautrötungen, Tränenfluss und Hornhauttrübung an den Augen. Bestehende Herz-Kreislauf-Erkrankungen verschlimmern sich.[787] Insbesondere alte Menschen, Kinder und Lungenkranke sind einem höheren Risiko ausgesetzt.

Stickoxide

Stickoxide sind ein Sammelbegriff für Stickstoffmonoxid (NO) und Stickstoffdioxid (NO_2). Sie entstehen als Abgas von Automotoren und in der Energieerzeugung[788], dringen tief in die Lunge und wirken dort als Reizstoff. Stickstoffdioxid (NO_2) wurde 2014 mit rund 6.000 Todesfällen in Deutschland in Zusammenhang gebracht.[789] Werte über 0,2 ppm verursachen Atemwegserkrankungen, Husten, Atemnot, Bronchospasmen (Krämpfe der Bronchialmuskulatur) bis zu Lungenödemen und beeinträchtigen das Immunsystem, insbesondere T-Lymphozyten (CD8+-Zellen und NK-Zellen).

Sind Menschen über lange Zeit Luftschadstoffen ausgesetzt, führt das zu chronischen Lungenerkrankungen und Beeinträchtigung des Geruchssinnes sowie Reizung der Augen, des Rachens und der Nase.[790] Stickoxide erhöhen das Risiko, an Diabetes, Bluthochdruck[791] und Arteriosklerose zu erkranken[792]. Zudem begünstigen sie eine vorzeitige Hautalterung.[793]

Blei

Blei wird in Industrieanlagen genutzt und von einigen Benzinmotoren, Batterien, Kühlern, Müllverbrennungsanlagen und Abwässern emittiert. Insbesondere Metalle, Erz und kolbenmotorgetriebene Flugzeuge sind für Luftbelastung verantwortlich. Bleivergiftungen sind vor allem in Entwicklungsländern eine Bedrohung. Ungeborene, Neugeborene und Säuglinge sind extrem gefährdet,[794] auch bei geringster Belastung. Es kommt zu Anreicherungen im Blut, in der Leber, der Lunge, im Skelett-, Herz-Kreislauf-, Nerven- und Fortpflanzungssystem. Im Erwachsenenalter können Konzentrations- und Gedächtnisverlust sowie Muskel- und Gelenkschmerzen auftreten.[795]

Polyzyklische aromatische Kohlenwasserstoffe (PAK)

PAK sind sehr weit verbreitet. Sie entstehen bei unvollständiger Verbrennung von organischer Materie etwa bei Waldbränden und durch Motoren und sind in Kohle und Teer enthalten. PAK-Verbindungen wie Benzopyren, Acenaphthylen und Fluoranthen wirken toxisch sowie krebsauslösend und begünstigen Erbgutmutationen.[796]

Flüchtige organische Verbindungen (VOCs)

Sie werden z. B. von neuen Möbeln, Baumaterialien und Spielzeug abgegeben und belasten insbesondere die Innenluft.[797] VOCs in der Außenluft sind insbesondere auf Industrieanlagen zurückzuführen. Kurzzeitig entstehen Reizungen von Auge, Nase, Rachen und Schleimhäuten. Langfristiger Kontakt kann toxische Reaktionen auslösen. Die Auswirkungen von VOC-Belastungen sind schwer vorherzusagen, da es Wechselwirkungen der Stoffe untereinander gibt.[798] VOCs wie Benzol, Ethylbenzol, Toluol und Xylol wirken krebserzeugend.[799]

Kohlendioxid

Aufgrund zunehmender Wärmedämmungen entsteht in vielen Innenräumen ein hoher Gehalt an Kohlendioxid, je mehr Menschen sich darin aufhalten und wenn keine Belüftung durchgeführt wird. Dies kann zu Schläfrigkeit, Kopfschmerzen und zu Störungen der Konzentration und der Denkfähigkeit, einschließlich der Entscheidungsfindung und Problemlösungsfähigkeit, führen. Bei Kindern können Atemwegssymptome die Folge sein.[800] Deshalb sind regelmäßiges Lüften und Pausen an der frischen Luft wichtig.[801]

Dioxine

Dioxine entstehen bei industriellen Prozessen, durch Verbrauch fossiler Brennstoffe und bei Waldbränden und Vulkanausbrüchen. Es kommt zu Anreicherungen in Nahrungsmitteln wie Fleisch- und Milchprodukten, Fisch und Schalentieren.[802] Bei kurzzeitigem Kontakt können Hautveränderungen entstehen. Mögliche Folgen langfristiger Dioxinbelastung sind Entwicklungsstörungen, Beeinträchtigung des Immun-, Hormon- und Nervensystems, Unfruchtbarkeit und Krebs.[803]

Toxischer Schimmel

2016 hat die Gesellschaft für Hygiene, Umweltmedizin und Präventivmedizin (GHUP) gemeinsam mit anderen medizinischen Fachgesellschaften und Experten eine Richtlinie zur »medizinischen Diagnostik bei Schimmelpilzbelastung in Innenräumen« erstellt. Darin wird Schimmelpilzwachstum in Innenräumen als potenzielles Gesundheitsrisiko bezeichnet, auch ohne dass bisher ein Zusammenhang zwischen dem Auftreten einzelner Schimmelpilzarten und gesundheitlichen Auswirkungen bewiesen werden konnte.[804]

Ausreichende Belege gibt es laut der Richtlinie für die allergische bronchopulmonale Aspergillose, für durch Schimmelpilze verursachte Mykosen, allergische Atemwegserkrankungen, Asthma, allergische Rhinitis, exogene allergische Alveolitis und Atemwegsinfektionen/Bronchitis. Risikogruppen sind Patienten mit Immunsuppression, mit Mukoviszidose und Asthma. Eine Schimmelpilzsensibilisierung (Antwort des Immunsystems, Vorstufe der allergischen Reaktion) kann sich auch negativ bei Kindern mit Asthma auswirken.

Laut Richtlinie sollten aus der Sicht der Präventivmedizin Schimmelpilzschäden in Innenräumen nicht toleriert werden.[805]

10 Strategien für bessere Luft

1. Nutzen Sie möglichst Baustoffe und Einrichtungsgegenstände, die keine oder möglichst wenig flüchtige organische Verbindungen (VOC) aufweisen[806], wie z. B. Lehmwände, Lehmfarben bzw. VOC-arme Farben, Stein- oder Holzfußboden, natürlich behandelte Massivholzmöbel und möglichst Sofagarnituren ohne Flammschutzmittel etc. Viele Flammschutzmittel sind gesundheitlich bedenklich und können sich im Blut oder sogar in Muttermilch anreichern.[807] Seit 2019 sind Hersteller verpflichtet, auf den Verpackungen Angaben zum VOC-Gehalt zu machen: Hinweise wie «VOC-arm laut VOC-Verordnung« und geschützte Umwelt-Siegel wie der »Blaue Engel« geben Orientierung. Bisher gibt es aber keine Klassifizierung nach Schadstoff-Gehalt.
2. Verbringen Sie so viel Zeit wie möglich in Parks und Wäldern oder anderswo in der Natur, oder wenn möglich, in Ihrem Garten.
3. Lüften Sie regelmäßig die Räume, in denen Sie sich aufhalten. So können Sie für ausreichend frischen Sauerstoff sorgen. Berücksichtigen Sie dabei auch die Luftbelastung von draußen, das heißt vermeiden Sie Hauptverkehrszeiten. Ideal zum Lüften sind meist die Zeiten früh am Morgen und abends.
4. Nutzen Sie Pflanzen in den Innenräumen und – soweit erlaubt – in den Außenanlagen z. B. von Mietshäusern, als Hausbesitzer/-in auch begrünte Dächer. Pflanzen wirken als biologische Filter und haben die Fähigkeit, insbesondere Feinstaub-, aber ebenso Ozon- und Stickstoffdioxid-Werte zu reduzieren. Ideal sind beispielsweise Kiefern, Eiben und Efeu.[808] Dabei hat eine grüne Umgebung nicht nur Einfluss auf die Luftqualität. Sie dämpft den Umgebungslärm sowie Stressreaktionen, sie fördert körperliche Aktivität und Begegnungen mit anderen, der Geist kann sich erholen, die körpereigene Regulation von Hitze und Feuchtigkeit wird angeregt.[809] Ideal ist, auf mindestens 15 % der Wohnfläche (Garten/Balkon mitgerechnet) Pflanzen zu haben.
5. Nutzen Sie einen Luftreiniger.
6. Meiden Sie belastete Gebiete und verkehrsreiche Straßen, indem Sie sich möglichst wenig in Verkehrsstoßzeiten auf der Straße bewegen.
7. Achten Sie beim Kochen in Innenräumen auf gute Belüftung.
8. Praktizieren Sie körperliche bzw. sportliche Aktivitäten. Wenn Sie sich im Freien bewegen, dann möglichst in der Natur und abseits verkehrsreicher Regionen. Achten Sie darauf, im Sommer bei erhöhten Ozonwerten eher morgens zu trainieren, da nachmittags die Werte meist ansteigen. Wenn Sie gesundheitlich gefährdet sind, z. B. durch Herz-Kreislauf- oder Atemwegserkrankungen, konsultieren Sie vorher Ihren Arzt oder Ihre Ärztin.[810]
9. Wenn Sie dauerhafter Feinstaubbelastung ausgesetzt sind, ist unter Umständen ein therapeutischer Einsatz von Antioxidantien (z. B. N-Acetylcystein [NAC] oder Carotenoide) über die Nahrung oder Nahrungsergänzungsmittel sinnvoll. Lassen Sie sich dazu von einem/einer kompetenten Behandler/-in beraten.
10. Schimmel muss nicht zwangsläufig gesundheitsschädigend auf Sie wirken, auszuschließen ist das aber nicht. Deshalb sollten Sie bei Verdacht weitere Schritte einleiten. Bei Verdacht auf toxischen Schimmel können Sie sich günstig Plat-

ten mit Nährböden besorgen (Baumarkt) und diese für etwa 90 Minuten an den zu untersuchenden Zimmern/Orten aufstellen. Anschließend verschließen Sie diese rundherum fest mit einem Tesafilmstreifen. Nach 6–8 Tagen bei Raumtemperatur schauen Sie, ob auf den Nährböden in den Schalen etwas gewachsen ist. Bei positiven Ergebnissen – insbesondere dunkle Pilze – können Sie diese gemeinsam mit einer Blutprobe untersuchen lassen. Ein Institut, welches ich verwende, ist das Institut für Medizinische Diagnostik Berlin-Potsdam. Achtung: Größeren Schimmelbefall bitte nicht selbst versuchen zu entfernen, solange Sie sich nicht tief in die Materie eingelesen haben! Im ungünstigen Falle könnten Sie sonst das Problem noch verschlimmern. Kontaktieren Sie eine Fachfirma, bzw., wenn Sie Mieter sind, Ihren Vermieter.

Elektrosmog verringern

Die Elektrogeräte, die aus unserem modernen Leben nicht wegzudenken sind, haben mehr mit unserer Gesundheit zu tun, als vielen Menschen bewusst ist.

Beitrag von Michael Mumm, Baubiologe in Hamburg

Wir verbringen immer mehr Zeit vor Bildschirmen. Schon die damit verbundene Körperhaltung und ein Mangel an Bewegung führen zu körperlichem Stress. Was wir meist übersehen, ist, dass auch das Flimmern der Bildschirme und vor allem die Belastung durch elektromagnetische Felder (EMF), besonders in Form von Funkstrahlung, messbare Belastungen darstellen.

Dass EMF im Körper Stress erzeugen, haben zahlreiche wissenschaftliche Studien gezeigt.[811] Das menschliche Nervensystem arbeitet mit schwachen elektromagnetischen Feldern (EMF). Damit ist es potenziell auch anfällig für Störeinflüsse durch technische EMF. Störungen im Nervensystem können auf Dauer zu systemischen Störungen führen, wie zum Beispiel Störungen des Blut-, Hormon-, Stoffwechsel-, Muskel-, Immun- und Lymphsystems. Alle werden vom zentralen Nervensystem beeinflusst. Gibt es dort permanente Störungen, auch wenn sie nur schwach sind, geraten Körperfunktionen zunehmend aus dem Takt. Diese Faktoren können beteiligt sein, wenn sich Menschen gestresst und ausgelaugt fühlen.

Die Zusammenhänge zwischen Befindlichkeitsstörungen und EMF werden meist erst spürbar, wenn die tägliche Belastung massiv reduziert wird. Der Körper braucht Erholung. Ohne diese muss er 24 Stunden täglich Störungen durch EMF ausgleichen und befindet sich deshalb in einen dauerhaften Alarm- und Reparaturmodus. Dadurch kann der Körper im Laufe der Jahre eine zunehmende Unverträglichkeit und Sensibilität gegenüber EMF entwickeln. Es kann sogar so weit kommen, dass selbst kurze Belastungen innerhalb eines Tages diesen Alarmmodus für bis zu 36–48 Stunden aktivieren.

In einer Welt im Digitalisierungs- und Internetrausch ist es zwar schwierig, EMF zu vermeiden, möglich ist es dennoch. Wer technisch affin ist, findet schnell einfache Lösungen ohne Funk. Beauftragen Sie gegebenenfalls Elektrosmog-Experten, die über das nötige Fachwissen verfügen, das Thema ernst nehmen und Ihnen wirklich helfen möchten.

Ohne Messgerät und/oder echten Fachmann bleibt der Erfolg von Reduzierungsmaßnahmen reine Spekulation. Kaum jemand weiß tatsächlich, ob, wie stark und wie häufig technische Geräte strahlen. Zum Glück gibt es einfache Messgeräte, mit denen sich das prüfen lässt.

5 Tipps für Schlafräume

1. Alle elektrischen Kabel und Geräte sollten mindestens 50 cm vom Bett entfernt sein. Noch besser: Ziehen Sie vor dem Schlafengehen alle Stecker von Kabeln, Geräten und Lampen aus den Steckdosen.
2. Nehmen Sie Vorhänge und Gardinen ab, die sich elektrostatisch aufladen.
3. Vermeiden Sie im Schlafzimmer Computertechnik, auch Handys.
4. Schalten Sie alle Geräte mit Funktechnik ab in Räumen neben, über oder unter dem Schlafzimmer. Im Zweifel ziehen Sie den Stromstecker der Geräte heraus. Dazu gehören:
    - Router (WLAN und DECT)
    - die Basisstation von Schnurlostelefonen und schnurgebundene Telefone mit integriertem Funkmodul: ECO Modus+/FullECO/Strahlungsfrei aktivieren
    - Lautsprecher mit Funktechnik (ACHTUNG: Einige Modelle funken sogar, wenn sie abgeschaltet sind)
    - Drucker
    - Sprachcomputer (Alexa, Siri, etc.)
    - Fernseher (ACHTUNG: Viele Modelle funken auch im Standby!)
    - TV-Stick (FireTV, AppleTV, etc.)
    - Smart-Watch
    - Tablet, PC
5. Grenzen Räumlichkeiten eines oder mehrerer Nachbarn an Ihr Schlafzimmer, überzeugen Sie diese, ihre Funktechnik dort zumindest nachts abzuschalten. Im Zweifelsfall schirmen Sie die Wand, Decke und/oder Fußboden zum Nachbarn ab. Für Abschirm-Maßnahmen sollten Sie sich professionelle Hilfe holen.

7 Tipps für die Nutzung Ihres Smartphones

ACHTUNG: Immer häufiger lassen sich Funkmodule nicht mehr zuverlässig über die Schnellauswahl abschalten. Gehen Sie lieber direkt in die Einstellungen.

1. WLAN abschalten.
2. Ergänzend, sofern vorhanden, in den erweiterten WLAN-Einstellungen die Standby- bzw. Hintergrundsuche abschalten.
3. Bluetooth abschalten.
4. NFC abschalten.
5. Mobile Daten abschalten.
6. Automatische Gerätesuche abschalten: In diesem Zustand sollten Sie quasi ein klassisches Nur-Handy haben, mit dem Sie telefonieren und SMS schreiben können.
   In diesem Zustand funken die meisten Smartphones nur alle paar Minuten einmal kurz. Leider erfinden Handyhersteller gerne neue Dauerfunk-Funktionen. Bei einigen Geräten endet der Dauerfunk inzwischen erst, wenn man den Flugmodus einschaltet.
7. Es ist vorteilhaft, möglichst viele Apps mit Offline-Funktionalität zu haben. Auf diese Weise können Sie Ihr Smartphone ohne jegliche Strahlung nutzen, sobald Sie den Flugmodus eingeschaltet haben.

Entdecken Sie Ihre Kraft!

In Ihnen schlummern Ressourcen, von deren Existenz Sie vielleicht gar nichts wussten. Die Übungen in diesem Kapitel werden Ihnen helfen, sie zu aktivieren.

Wie jede Therapie kann auch eine osteopathische Behandlung nur dann optimal wirken, wenn der Behandelte »mitarbeitet« und gesundheitsschädliches Verhalten möglichst aufgibt oder einschränkt. Wer noch mehr tun und den Behandlungserfolg gezielt verstärken möchte, kann sich Übungen aus diesem Kapitel vornehmen. Erfahrungen von Osteopath/-innen deuten darauf hin, dass die Übungen, langfristig durchgeführt, die neuronale Plastizität des Gehirns (d. h. Struktur und Funktionsveränderungen des Gehirns) und Neurogenese (Bildung neuer Nervenzellen) positiv beeinflussen und Wege ebnen, die längerfristiges Erleben von Glücklichsein begünstigen.

Bei allen Übungen geht es darum, die eigenen Ressourcen, die Energievorräte von Körper und Seele, zu mobilisieren und zu stärken. Sie ermöglichen eine nährende Beziehung zur Natur, zu sich selbst und zu anderen, ein Gleichgewicht zwischen Geben und Nehmen. Wer sich seiner Ressourcen sicher sein kann, spürt Lebensfreude und ein lebensbejahendes Grundgefühl. Wertschätzung und Anerkennung (z. B. unserer Bedürfnisse) durch uns selbst und andere gibt uns Selbstwert, das Gefühl, so sein zu dürfen, wie wir sind. Durch erfüllende Aufgaben im Beruflichen oder im Privaten bildet sich ein Gefühl von Sinnhaftigkeit. Ein gelingendes Leben wird uns nicht geschenkt, wir müssen es uns selbst schaffen. Die Übungen können helfen, sich auf sich selbst und seine Stärken zu besinnen und daraus Kraft zu schöpfen.

Stärken entdecken

- Legen Sie ein leeres Blatt Papier und einen Stift bereit.
- Wann waren Sie zuletzt so richtig stark? Welche Situation haben Sie so gemeistert, dass Sie sich danach so richtig gut gefühlt haben? Rufen Sie sich diese Situation in Erinnerung, erleben Sie sie noch einmal.
- Welche Ihrer Stärken haben sich dabei gezeigt? Notieren Sie diese Stärken.

- Erinnern Sie sich an weitere Stärke-Situationen, sammeln Sie weitere Stärken.
  - Falls es ihnen schwerfällt, Ihre Stärken zu benennen, können Sie einen kostenlosen Charakterstärkentest der Universität Zürich zu Hilfe nehmen (Link siehe Empfehlungskasten am Ende des Buches, Seite 292). Er dauert etwa 30 Minuten, die anonyme Auswertung enthält Ihre 25 wichtigsten Charakterstärken.
  - Schreiben Sie sich Ihre 5 wichtigsten Stärken heraus.
  - Sie können zusätzlich mit der Hand, mit der Sie sonst nicht schreiben, einen Begriff oder ein Symbol schreiben (das synchronisiert die Gehirnhälften).
  - Lesen Sie sich Ihre 5 wichtigsten Stärken täglich einmal laut vor und führen Sie dabei die Schmetterlingsumarmung aus (Seite 267).
- Zum Abschluss können Sie zusätzlich eine Schmetterlingsumarmung (Seite 267) durchführen, um das Erlebte zu verankern.
- Führen Sie die Übung einmal pro Woche durch.

Danke sagen

Diese Übung ist eine Variante der vorigen. Es geht darum, sich bewusst zu machen, welchen Menschen wir etwas verdanken.

- Sie brauchen wieder Papier und einen Stift.
- Überlegen Sie: Welchen Menschen, die Ihnen begegnet sind, vielleicht heute noch Ihr Leben oder einen Teil davon teilen, sind Sie dankbar?
- Schreiben Sie die Namen auf.
- Überlegen Sie: Haben Sie diesen Menschen Ihre Dankbarkeit gezeigt?
- Schreiben Sie hinter jeden Namen ein Ja oder ein Nein.
- Danken Sie den Menschen, denen Sie Dank schulden, jetzt in Gedanken. Wenn Sie wollen und es noch möglich ist, können Sie das später in der Realität nachholen.
- Zum Abschluss können Sie zusätzlich eine Schmetterlingsumarmung zum Verankern durchführen.
- Führen Sie die Übung über einen Zeitraum von 6–8 Wochen durch, 2–3-mal pro Woche für 5–10 Minuten

Count your Blessings

Diese Übung geht auf den amerikanischen Psychologen Martin Seligman zurück, der als Begründer der – in Teilen auch umstrittenen – Positiven Psychologie gilt. Wird sie über einen Zeitraum von mindestens 6 Wochen durchgeführt, verbessert sich nachweislich das Wohlbefinden.

- Nehmen Sie sich am Ende des Tages 10–15 Minuten Zeit, in denen Sie ungestört sind.
- Halten Sie Papier und einen Stift bereit.
- Lassen Sie den Tag kurz Revue passieren und rufen Sie sich Situationen in Erinnerung, die Sie heute erlebt haben.
- Schreiben Sie 5 Ereignisse auf, für die Sie dankbar sind.
- Schreiben Sie zu jedem Ereignis, warum Sie glauben, dass es Ihnen passiert ist.

Bodyscan

Der Bodyscan geht zurück auf den indischen Mediationslehrer Sayagyi U Ba Khin (1899–1971). Der amerikanische Mediziner Jon Kabat-Zinn hat die Technik in sein Programm zur Stressbewältigung (Mindfulness-Based Stress Reduction – MBSR) integriert, das heute weltweit an Kliniken eingesetzt wird.

Auch ohne das gesamte Programm zu absolvieren, lässt sich der Bodyscan als Meditationspraxis einsetzen, um sich seiner eigenen körperlichen und seelischen Reaktionen bewusst zu werden und inneren Ausgleich zu finden.

Richten Sie im Liegen Ihre Aufmerksamkeit auf die Temperatur, die Schweißbildung und die Entspannung:

1. der linken Zehen
2. der linken Fußsohle
3. des linken Fußrückens
4. der linken Ferse
5. des linken Unterschenkels und Schienbeins
6. des linken Knies
7. des linken Oberschenkels, Vorder- und Rückseite
8. der linken Hüfte

Wiederholen Sie den Ablauf mit dem rechten Bein. Dann folgen:

9. das Becken
10. die Geschlechtsorgane
11. der Unterbauch, der Oberbauch und der Brustkorb
12. der untere, der mittlere und obere Rücken
13. die Finger der linken Hand
14. die linke Handfläche
15. der linke Handrücken
16. das linke Handgelenk
17. der linke Unterarm, Vorher- und Rückseite
18. der linke Ellenbogen
19. der linke Oberarm, Vorder- und Rückseite
20. die linke Schulter, Vorder- und Rückseite

Wiederholen Sie die Abfolge mit dem rechten Arm. Es folgen:

21. der Hals
22. der Nacken
23. der Kiefer
24. die Lippen
25. die Zunge
26. die Nasenregion
27. die Augenregion
28. die Ohrenregion
29. die Stirnregion
30. der gesamte Kopf

Fühlen Sie die Empfindungen in dem jeweiligen Teil Ihres Körpers. Strengen Sie sich nicht an – nehmen Sie lediglich wahr. Egal was Sie fühlen, es ist völlig in Ordnung.

Zum Schluss richten Sie Ihre Aufmerksamkeit wieder auf den Kontakt Ihres Körpers mit der Außenwelt. Beginnen Sie, den Raum

Gesundmacher Bodyscan

Studien belegen die vielen Wirkungen dieser Körperentspannungstechnik:

- erhöhte Aktivität des Parasympathikus (»Ruhenerv«)[813]
- verringerte Aktivität des Sympathikus (»Aufmerksamkeit und Flucht«)[814]
- Steigerung des Wohlbefindens;
- weniger empfindliche Reaktionen auf innere Erfahrungen[815]
- Steigerung der Beobachtungsgabe[816] und der Achtsamkeit
- deutliche Verbesserungen bei Angstzuständen, Depressionen, Stressempfinden, dem emotionalen Wohlbefinden und der gesamten psychischen Gesundheit[817]
- bei Rauchern ein geringeres Bedürfnis nach Zigaretten und weniger Entzugserscheinungen bei der Entwöhnung[818]

wahrzunehmen, und werden Sie sich des Ortes und der Zeit bewusst.[812]

Reframing

Reframing (»Neurahmung«) ist eine mentale Praxis. Es geht darum, einen bewussten Perspektivwechsel, die Umdeutung von Ereignissen und Verhaltensweisen, vorzunehmen. Das Reframing wurde von der US-amerikanischen Familientherapeutin Virginia Satir (1916–1988) entwickelt.

Der Hintergrund: Ereignisse werden auf der Basis bestimmter Erwartungen und Denkmuster von uns interpretiert. Je nach Prägungen, Lebenserfahrungen, Grundeinstellungen und Tagesform sind die Deutungen eher positiv oder negativ. Werden ständig negative Deutungen vorgenommen, engt das nicht nur unsere Wahrnehmung ein, sondern hat auch belastende physiologische Auswirkungen.

Reframing bedeutet nicht, unangenehme Gefühle pauschal zu verdrängen. Es geht vielmehr darum, einen Ausgleich der Emotionen und Gelassenheit zu finden. Einschränkungen der inneren Potenziale und der Handlungsfähigkeit durch negative Gefühle sollen überwunden werden.

Die folgende Übung kann Sie darin unterstützen, negative Gedanken und Gefühle aufzulösen und Ihre Stressbelastung zu mindern. Sie kann sitzend oder liegend ausgeführt werden.

Vorbereitung: Sorgen Sie dafür, dass Sie in der nächsten Viertelstunde nicht gestört werden.

Ausführung: Richten Sie Ihre Aufmerksamkeit für 10 Minuten auf Ihren Atem. Falls während der Meditation belastende Gedanken auftauchen, führen Sie für jeden dieser Gedanken ein spontanes Reframing durch und kehren Sie anschließend mit Ihrer Aufmerksamkeit wieder zur Atmung zurück. Beispiele:

Gedanke: Ich bin viel zu reizbar.
Reframing: Ich merke sofort, wenn etwas in einer Situation nicht stimmt.

Gedanke: In der Prüfung morgen falle ich bestimmt durch.
Reframing: Ich lasse mich überraschen, ob die Prüfung klappt, wenn ich es versuche.

Gedanke: Ich habe keine Zeit, um Sport zu machen.
Reframing: Ich schaue mal, wie ich mir für Sport Zeit freiräumen kann.

Gedanke: Wenn ich sage, was ich denke, werde ich nicht ernstgenommen.
Reframing: Ich bin offen dafür, welche Reaktionen kommen, wenn ich sage, was ich denke.

Wenden Sie diese Übung an einem Tag pro Woche an. Mit der Zeit wird Ihnen die Konzentration auf den Atem und das Reframen zunehmend vertraut werden und Sie werden es vielleicht häufiger praktizieren. Seien Sie offen dafür, wie sich das auf Ihr Erleben auswirkt.

Helfer und Heiler

In dieser Übung geht es wieder darum, die inneren Kraftquellen, die Ressourcen zu stärken und zu aktivieren. Sie können sie jederzeit durchführen, wann immer Sie ungestört und offen dafür sind.

- Stellen Sie sich Ihren inneren Helfer vor. Überlegen Sie, welche Figur das sein könnte. Vielleicht kommt der Held oder die Heldin eines Buches für Sie in Frage. Manche stellen sich einen Helden der griechischen Mythologie vor, zum Beispiel Odysseus, der auch die größte Herausforderung letztlich meistert und sogar in scheinbar hoffnungslosen Situationen einen Ausweg findet.
- Wer akut krank ist, wünscht sich vielleicht eine innere heilende Kraft. Anders als der Helfer ist diese Kraft nicht personifiziert. Wenn Sie sich einen inneren Heiler wünschen, spüren Sie in Ihren Körper hinein, wo diese Kraft sein könnte, mit welchem Organ oder Körperteil sie vielleicht verbunden ist.
- Wenn Sie Ihren inneren Helfer und oder inneren Heiler einmal gefunden haben, holen Sie ihn sich in Gedanken an Ihre Seite, wann immer Sie ihn brauchen. Sie können sich auch bildlich vorstellen, wie zum Beispiel der innere Heiler an Ihren osteopathischen und medizinischen Behandlungen mitwirkt.

Mein Freund, der Baum

Die Baumübung wurde entwickelt von der Ärztin und Psychoanalytikerin Luise Reddemann, Begründerin der Psychodynamisch Imaginativen Traumatherapie. Auch diese Übung können Sie immer dann durchführen, wenn sie ungestört und dafür offen sind.

- Holen Sie sich eine Landschaft vor Ihr inneres Auge. Nehmen Sie sich Zeit dafür, stellen Sie sich Ihre Landschaft so präzise wie möglich vor. Verweilen Sie dort etwas, gehen Sie spazieren, bis Sie einen besonderen Baum erblicken.
- Stellen Sie sich diesen Baum mit allen Sinnen vor: Wie er in den Himmel ragt, wie das Licht durch seine Blätter fällt. Seine nährende Verwurzelung nach unten und seine Öffnung nach oben. Machen Sie sich bewusst, wie über die Blätter das Sonnenlicht aufgenommen und umgewandelt wird. Lassen Sie die inneren Bilder auf sich wirken.
- Gehen Sie langsam auf den Baum zu und betrachten Sie ihn ganz genau: den Stamm, die Wurzeln, die Äste, Zweige und die Blätter. Spüren Sie, wie sich die Rinde anfühlt, umarmen Sie den Baum, nehmen Sie seinen Geruch wahr. Legen Sie Ihren Rücken an den Baum und werden Sie eins mit ihm.
- Spüren Sie Ihre Wurzeln und wie Sie Nahrung aus der Erde mit den Wurzeln aufnehmen: Welche Nahrung benötigen Sie jetzt am meisten von den Wurzeln (körperlich, emotional, geistig, spirituell)? Spüren Sie, wie Sie genau mit der benötigten Nahrung genährt werden.
- Spüren Sie Ihre Krone und wie Sie mit Ihren Blättern das Licht und die Wärme der Sonne aufnehmen: Welche Nahrung benötigen Sie jetzt am meisten von der Sonne (körperlich, emotional, geistig, spirituell)? Spüren Sie, wie Sie genau mit der benötigten Nahrung genährt werden.
- Spüren Sie jetzt, wie die Nahrung der Sonne und die Nahrung der Erde sich in Ihnen so verbinden, dass Sie zu wachsen beginnen. Nehmen Sie sich alle Zeit, die Sie dafür benötigen.

- Lösen Sie sich jetzt wieder von Ihrem Baum, sodass Sie von ihm wieder getrennt sind. Entfernen Sie sich einige Schritte von Ihrem Baum. Bedanken Sie sich bei ihm für seine Hilfe. Verabreden Sie zum Abschied mit ihm, dass Sie so oft wie möglich wiederkommen.
- Atmen Sie ein paar Mal tief und kräftig ein und aus, spüren Sie Ihre Muskeln und machen Sie Fäuste und öffnen Sie anschließend in Ihrem eigenen Tempo die Augen, um wieder ganz hier in diesem Raum zu sein.

Sie können diese Übung selbstverständlich auch in der Natur mit einem echten Baum durchführen. Schauen Sie sich Bäume in der Natur an, wann immer Ihnen das möglich ist. Treten Sie an sie heran, berühren Sie sie, spüren Sie ihre Kraft. Das ist hilfreich nach belastenden, traumatischen Erfahrungen.

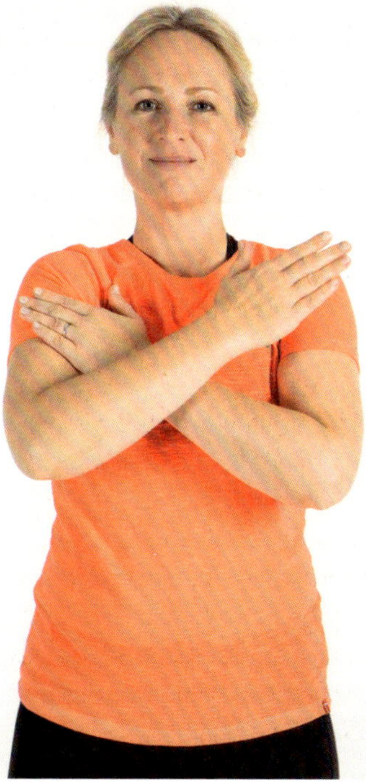

Die Schmetterlingsumarmung

Die Übung dient der Synchronisation von linker und rechter Gehirnhälfte. Sie kann helfen, das, womit wir uns gerade beschäftigen, im Bewusstsein zu verankern. Und wir können uns damit selbst signalisieren: Du bist gut, so wie du bist!

- Heben Sie die Arme und kreuzen Sie sie auf der Höhe der Schultern, als wollten Sie sich selbst umarmen.
- Klopfen Sie 10–20-mal mit den Händen auf die jeweils gegenüberliegende Schulter.

Zittern gegen Stress

Hier geht es darum, sich selbst durch willentlich herbeigeführtes Zittern von Muskeln und Bindegeweben (Fachausdruck: myofasziale Vibration[819]) aus einer Stress-Situation wieder in einen körperlichen Normalzustand zu versetzen. Bei vielen Tieren ist das eine natürliche Reaktion: Unwillkürliches starkes Zittern unmittelbar nach einer bedrohlichen Situation bewirkt, dass Hormonhaushalt und Nervensystem ihre Überreaktionen allmählich wieder einstellen. Uns Menschen ist diese natürliche, ausgleichende Reaktion verloren gegangen. Wir können sie aber wiedererlernen und für unsere Gesundheit nutzen.

Mittels Übungen einen Prozess der Muskelvibration einzuleiten, kann auf bestimmte Yogastile, Chi Kung sowie auf Haruchica Noguchi, Alexander Lowen, Mantak Chia, David Berceli und andere Praktiker auf dem Gebiet der körperorientierten Psychotherapie zurückgeführt werden.[820] Grundsätzlich geeignet ist jede Übung, die die Beinmuskeln so beansprucht, dass durch Muskelermüdung Zittern ausgelöst wird.

Ich praktiziere jeden Abend für einige Minuten die myofasziale Vibration, um die über den Tag angestaute Anspannung loszulassen.

Muskelzittern im Stehen ❶

Vorbereitung: Sie brauchen ein paar Minuten, in denen Sie nicht gestört werden, und eine freie Wand.

Ausführung:

- Ihr Rücken liegt an der Wand an. Beugen Sie die Knie um etwa 90–100°, sodass Ihre Oberschenkel parallel zum Boden sind, Ihre Unterschenkel stehen im rechten Winkel dazu. Es sieht aus, als säßen Sie auf einem Stuhl.
- Bleiben Sie so lange in dieser Position, bis Sie ein unwillkürliches Zittern in den Oberschenkeln wahrnehmen.

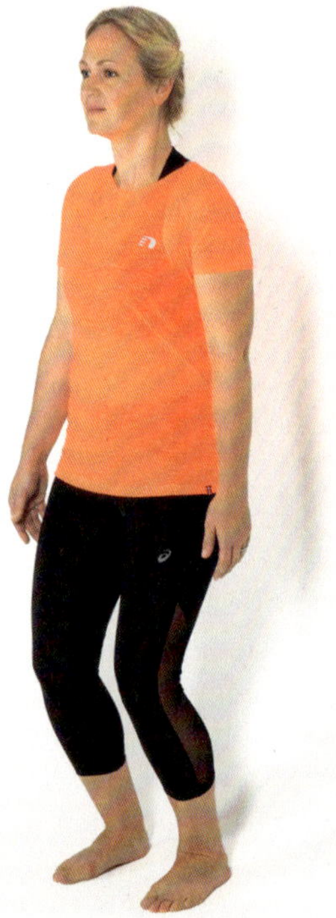

1

- Dann richten Sie sich langsam auf und lösen sich von der Wand. Die Knie nicht durchstrecken, sondern leicht gebeugt halten, damit das Zittern gut geschehen kann. Die Atmung geht tief in das Becken.
- Das Zittern kann unterschiedliche Formen annehmen. Es kann sich in den Beinen abspielen. Es kann auch hochsteigen in das Becken und sich von dort weiter in die gesamte Wirbelsäule oder bestimmte Regionen bewegen.
- Beenden Sie die Übung mit einer kurzen Entspannung, möglichst im Liegen.

Muskelzittern im Liegen ❷,❸

Vorbereitung: Sie brauchen ein paar Minuten, in denen Sie nicht gestört werden, und eine Yogamatte oder Decke auf dem Boden.

Ausführung:

- Legen Sie sich auf den Rücken, die Fußsohlen liegen aneinander. Dabei Knie beugen, sodass sie entspannt nach außen fallen.
- Heben Sie das Becken für eine bis wenige Minuten an, dabei bleiben die Knie entspannt und geöffnet ❷.
- Bringen Sie das Becken dann wieder auf die Unterlage und lassen Sie die Knie noch etwa eine Minute geöffnet. Hier kann ein unwillkürliches Zittern oder Schütteln in den Beinen auftreten ❸.
- Die Knie etwa 5 Zentimeter zueinander bewegen und einige Minuten in dieser Position bleiben. Möglicherweise verstärkt sich dadurch das Zittern oder Schütteln in den Beinen.
- Sie können die Knie jetzt noch einmal 5 Zentimeter zueinander bewegen. Das Zittern und Schütteln kann sich dabei auch über die ganzen Beine und das Becken und den Rücken ausbreiten.

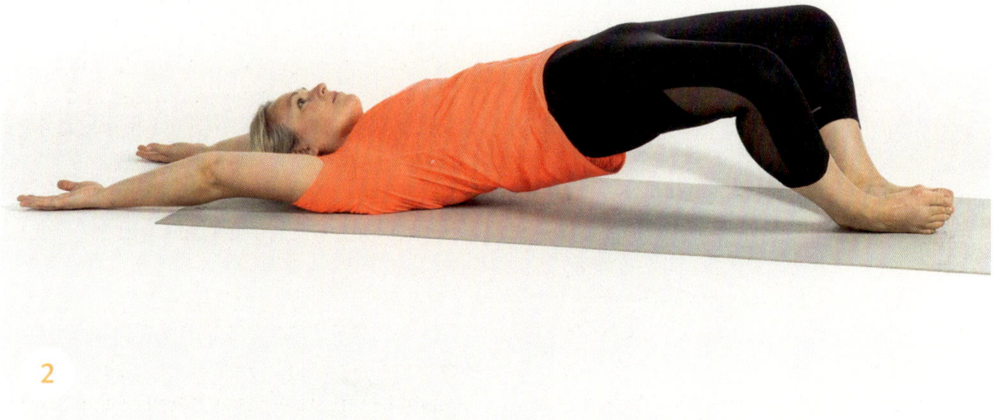

2

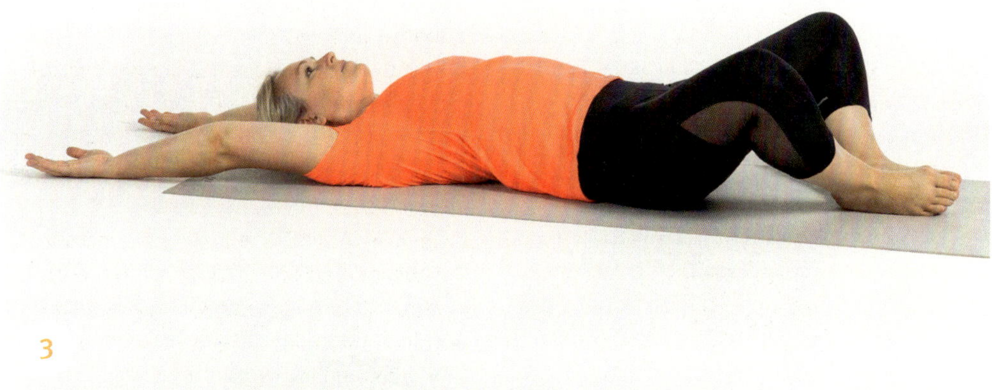

3

- Den Vorgang wiederholen und so lange fortsetzen, wie die Empfindung angenehm ist – aber nicht länger als 15 Minuten, damit sich der Körper nicht überanstrengt. Bleiben Sie noch ein paar Minuten entspannt liegen und lassen Sie den Atem fließen.

Was uns glücklich macht

Wenn sich die Seele wohlfühlt, wenn wir glücklich sind, hilft das auch der Gesundheit. Deshalb ist dieses Kapitel ganz dem Glück gewidmet.

Was genau ist eigentlich Glück? Was macht uns glücklich? Glück ist allgegenwärtig. Wir wünschen es einander – zum Geburtstag, zur Hochzeit, zum Jubiläum, zum neuen Job. Aber was wünschen wir da eigentlich genau? Gibt es das eine, für alle gleiche Glück? Und was muss passieren, damit es sich einstellt?

Seit Langem gehen Wissenschaftler/-innen der Frage nach, was glücklich macht. Das Glücksempfinden lässt sich allerdings schwer messen, wenn man es rein individuell und losgelöst von allem anderen betrachtet. Deshalb werden in allen Studien Glück und verwandte Begriffe wie zum Beispiel »Lebenszufriedenheit« in Beziehung gesetzt zu unveränderlichen Voraussetzungen (z. B. Lebensalter) und Lebensbedingungen. Die Erkenntnisse sind vielfältig – hier eine Auswahl:

Eine fürsorgliche Beziehung: Allein (ohne Partner/-in) zu sein, wirkt sich auf die Lebenszufriedenheit negativ aus. Regelmäßiger Sex wirkt positiv, und das vor allem in einer festen Partnerschaft. Weniger günstig ist eine Reihe von aufeinanderfolgenden, weniger engen Beziehungen.[821]

Kinder und Familie: Die Erkenntnisse, in welchem Maß das Wohlergehen von Kindern abhängig ist, sind unterschiedlich und unterscheiden sich je nach Untersuchung und Land. Der Kontakt mit der Familie zeigt einen positiven Effekt auf die Lebenszufriedenheit. Allerdings ist der Effekt gering.

Geld und ein faires Einkommen: Es gibt eine Fülle wissenschaftlicher Untersuchungen darüber, wie unsere wirtschaftliche Situation das Glücksempfinden und Wohlbefinden beeinflusst. Das Thema ist komplex und vielschichtig, wie zum Beispiel Untersuchungen zum Einkommen zeigen. Bei Menschen mit geringem Einkommen ist die Wahrscheinlichkeit höher, dass sie unglücklich sind, als bei denen, denen es wirtschaftlich gut geht – so, vereinfacht ausgedrückt, das wenig überraschende Ergebnis. Entscheidend ist aber nicht das absolute Einkommen, also zum Beispiel die Höhe des Monatslohns, sondern die Einkommensungleichheit innerhalb der Gesellschaft. Je größer die Unterschiede, desto weniger glücklich die Menschen, die nur wenig haben.[822] Vor allem das Gefühl, aus der Armut wohl nie herauszukommen, und die Eifersucht auf den Wohlstand der Oberschicht beeinträchtigen das Wohlbefinden.[823]

Gesundheit: Der Top-Glücksbringer! Untersuchungen zeigen eine enge Beziehung zwischen der körperlichen und psychischen Gesundheit und dem subjektiven Wohlbefinden.

Autonomie: Weitgehend selbst über sein Leben bestimmen zu können, ist offenbar eine wesentliche Voraussetzung für das Wohlbefinden.

Einstellungen und Überzeugungen: Woran wir glauben und wie wir uns selbst sehen, hat starken Einfluss auf das subjektive Wohlbefinden:

- Religiöse Menschen sind im Allgemeinen glücklicher als nichtreligiöse, unabhängig von ihrem Glauben, wie Studien zeigen.[824]
- Engagement in Kirchen, Vereinen und Initiativen trägt zu einer höheren Lebenszufriedenheit bei.[825]
- Soziales Vertrauen – das heißt, erst einmal davon auszugehen, dass andere Menschen vertrauenswürdig sind und einem nichts Böses wollen – erhöht die Chancen, mit dem eigenen Leben zufrieden zu sein.
- Ein gutes Selbstwertgefühl stärkt offenbar die Seele. Es gibt Hinweise darauf, dass Menschen mit höherem Selbstwertgefühl ein geringeres Risiko haben, an Depressionen zu erkranken.

Demokratie und eine intakte Umwelt: Auch das ist wenig überraschend, muss sich aber weltweit noch herumsprechen. In Studien wurde u. a. nachgewiesen:

- In unsicheren und /oder wirtschaftlich benachteiligten Regionen geht es den Menschen auch seelisch schlechter.
- In Gegenden mit hoher Luftverschmutzung ist die Lebenszufriedenheit geringer.
- In Europa geht es den Menschen in ländlichen Gebieten seelisch besser als den Bewohner/-innen der Großstädte.

Alter: Mehrere Studien deuten darauf hin, dass das Wohlbefinden im Verlauf des Lebens in einer U-förmigen Kurve verläuft. In der Jugend und im Alter ist es statistisch am höchsten. Am geringsten ist die Lebenszufriedenheit im mittleren Alter zwischen 32 und 50 Jahren.[826]

Humor: Wer das Leben eher von der lustigen Seite nimmt, tut auch seiner Gesundheit etwas Gutes – das ist auch wissenschaftlich belegt. Eine 15-jährige Studie mit mehr als 50.000 Teilnehmern in Norwegen ergab, dass in der Gruppe von Probanden, denen ein Sinn für Humor attestiert worden war, das Risiko eines frühzeitigen Todes im Zusammenhang mit bestimmten Erkrankungen geringer war. Das waren vor allem Infektionen, bei den Frauen zusätzlich Herz-Kreislauf-Erkrankungen.

Bildung: Einige Studien zeigen eine positive Beziehung zwischen jeder zusätzlichen Bildungsstufe und dem subjektiven Wohlbefinden.[827] Andere Forscher/-innen haben herausgefunden, dass eine mittlere Schulbildung mit der höchsten Lebenszufriedenheit zusammenhängt.[828] Und es gibt Hinweise darauf, dass Bildung sich eher in Ländern mit niedrigem Einkommen positiv auf das Glücksempfinden auswirkt.

Angehörige pflegen: Wenn sich jemand dieser Aufgabe in Vollzeit widmet, geht das laut Studien auf Kosten der eigenen Lebenszufriedenheit.[829] Befragungen haben bei den Pflegenden u. a. Beeinträchtigungen des Wohlbefindens (auch körperlich)[830] und depressive Symptome ergeben[831]. Eine mögliche Erklärung: Wer sich ganz auf die Betreuung eines pflegebedürftigen Angehörigen konzentriert, muss einen Teil seiner Autonomie aufgeben. Er kann z. B. nicht frei bestimmen, wann und für wie lange er das Haus verlässt. Damit verliert er eine der wesentlichen Grundlagen von Wohlbefinden und Glücksgefühl.

Vielleicht interessant für alle, die in absehbarer Zeit aus dem Berufsleben ausscheiden und sich fragen, was sie dann mit der frei gewordenen Zeit am besten anfangen:

Gartenarbeit und andere einfache Tätigkeiten können dazu beitragen, dass wir mit unserem Leben zufrieden sind.[832] Vor allem bei Menschen im Alter ab 60 haben Forscher/-innen diesen Zusammenhang festgestellt.[833]

Machen Sie sich glücklich!

Wir wissen es alle und Studien belegen es: Glücklichsein ist nichts, was »im luftleeren Raum« stattfindet und jederzeit abgerufen werden kann. Das Glück und auch seine Schwester, die Zufriedenheit, sind eng verknüpft mit unseren Lebensbedingungen, unserer Gesundheit und den Menschen in unserer Umgebung. Doch das ist kein Grund, die Hände in den Schoß zu legen und darauf zu warten, dass die freundlichen Geschwister Glück und Zufriedenheit von sich aus zu Besuch kommen. Wenn Sie im Alltag zufrieden sein, Glücksmomente erleben und gelegentlich das große, jubelnde Glück erleben wollen, tun Sie etwas dafür.

Das geht. Sich glücklich und zufrieden zu fühlen ist eine Kompetenz und Fähigkeit, die »trainiert« werden kann. Bitte nehmen Sie sich – jetzt oder bei nächster Gelegenheit – Zeit, über diese Fragen nachzudenken:

- Was bedeutet »glücklich sein« für mich?
- Welche Wege gibt es für mich, diesen Zustand zu erreichen?
- Wie kann ich jederzeit, unabhängig von Zeit, Raum und meinen Lebensbedingungen, glücklich sein?
- Wie kann ich trotz widriger Umstände, mit denen ich zurzeit leben muss, glücklich sein?

Die Kunst des Glücklichseins beinhaltet auch die Fähigkeit, seine eigene Sicht auf das Leben (zum Beispiel grundsätzlich das halbleere statt das halbvolle Glas zu sehen) immer wieder zu überprüfen, anzupassen, zu erweitern. Den Fokus anders auszurichten, anderes in den Blick zu nehmen als gewohnt. Vielleicht auch eigene, im Lauf des Lebens erworbene und verfestigte Glaubenssätze (»Da muss doch ein Haken sein«) und Glaubensmuster (»Ich verdiene es nicht, glücklich zu sein«) anzuschauen und zu relativieren. Auch das ist ein Schritt auf dem Weg zum Glücklichsein. Allerdings einer, der immer wieder gegangen sein will. Eine Lebensaufgabe. Und immer wieder wird es Rückschritte geben.

Ich beispielsweise meditiere seit meinem 16. Lebensjahr – eine bewährte Methode, sich der Zufriedenheit und dem Glück zu nähern. Doch obwohl ich dies relativ regelmäßig ausführe, merke ich, wie ich – gerade in herausfordernden Momenten – in alte Muster zurückfalle. Oder ich bin unzufrieden mit mir und mit bestimmten Situationen, bin eifersüchtig auf andere und die Gedanken kreisen. Trainiere ich mich dann, den Fokus wieder mehr auf die kleinen schönen Momente im Alltag und meinen Atem zu richten und nicht nur auf das, was gerade nicht so gut läuft, wächst meine Zufriedenheit langsam wieder. Gleichzeitig spüre ich mehr Kraft und Flexibilität, mit den Herausforderungen umzugehen.

Das funktioniert für mich. Vielleicht funktioniert für Sie etwas völlig anderes. Es gibt keine fertige Gebrauchsanweisung, wie Sie ihr Glück erreichen, denn das ist von Ihnen, von Ihrem Leben abhängig. Meine »Top-Tipps zum Glücklichsein« werde ich Ihnen gleich nennen. Lassen Sie sich von den Tipps inspirieren, die für Sie Sinn ergeben und vergessen Sie den Rest. Oder noch besser, erstellen Sie sich eine eigene Liste. Zwei Empfehlungen vorweg:

- Probieren Sie mehrere Wege aus. Es gibt nicht nur einen einzigen Weg, um sich glücklich zu fühlen.
- Denken Sie nicht, dass etwas mit Ihnen nicht in Ordnung ist, falls Sie sich im Augenblick wenig glücklich fühlen, und vermeiden Sie es, sich mit anderen zu vergleichen. Jeder von uns ist anders, steckt in einer anderen Lebensphase und hat auch andere Voraussetzungen, genetisch wie auch in Bezug auf frühe Phasen des Lebens, Zufriedenheit zu empfinden. Bin ich immer glücklich? Weit entfernt. Wenn Sie die Tipps – oder andere, die Sie sich selbst erarbeiten – befolgen, werden Sie jedoch Ihre Fähigkeit, Glück wahrzunehmen, kultivieren und üben und allein dadurch mehr Glück empfinden.

9 Top-Tipps zum Glücklichsein

1. Aktiv werden: Beginnen Sie, sich selbst oder die Situation zu verändern, z. B. indem Sie sich Ziele setzen. So können Sie Ihr Glücksempfinden steigern.[834] Wichtig: Setzen Sie Ihre Ziele nicht gleich zu hoch, sondern legen Sie die Schwelle für Ihr Glück niedriger. Meine Erfahrung: Auf diese Weise wertschätze ich u. a. Erfolge, die ich vorher als selbstverständlich angesehen habe. Das macht mich glücklicher. Wenn ich zum Beispiel neben meiner Praxis- und Lehrtätigkeit ein neues Buch beginne, ist das meist ein riesiges Projekt und scheinbar unerreichbares Ziel. Ich fühle mich fast erschlagen, alles wirkt so schwer und das Ende ist überhaupt nicht in Sicht. Wenn ich aber kleine Etappen, ein fertiges Kapitel oder auch nur einen Absatz als Zielmarke formuliere, habe ich viel mehr Freude beim Schreiben und erlebe Erfolgs- und Glücksmomente.

2. Saures essen: Saurer Geschmack, wie z. B beim Beißen in eine Zitrone, fördert die Risikobereitschaft. Tatsächlich ist das Eingehen von Risiken laut einer Studie von 2018 ein primitives Verhalten, das zu einem glücklicheren Leben führen kann, indem es ein Gefühl der Erregung durch Selbstverwirklichung vermittelt.[835]

3. Lachen: Zahlreiche Studien belegen es: Lachen macht glücklich. Es führt zu einer deutlichen Linderung von Depression und stärkt die Gesundheit im Allgemeinen.[836] Probieren Sie es, jetzt: Wie wäre es mit einer 2-minütigen Lachpause? Schauen Sie sich einen lustigen Videoclip oder Stand-up-Comedy an. Etwas, von dem Sie wissen, dass es Sie zum Lachen bringt. Sie können auch in einem lustigen Buch lesen. Oder etwas tun, was Sie zum Lachen bringt. Einfach so vor Ihren Badezimmerspiegel Grimassen ziehen oder eine absurde Situation, die Sie erlebt haben, pantomimisch darstellen und dabei ungezwungen und laut lachen. Sie können auch nur so tun, als würden Sie lachen. Es hat sich gezeigt, dass bereits das die Körperphysiologie verändert. Erlauben Sie sich, Ihre spielerische Entdeckungshaltung zu stimulieren, ebenso wie die Absurdität oder Inkongruenz von Lebenssituationen zu würdigen.[837]

4. In Bewegung kommen: Zahlreiche Studien belegen es, Bewegung steigert das geistige Wohlbefinden und macht glücklich.[838] Zum Beispiel verbessern Aerobic- und Kraft-Übungen nachweislich Ihre Stimmungszustände.[839] Aber auch weniger fordernde Bewegung hat positive Effekte, wie eine Studie zum Gärtnern zeigt.[840]

5. Grün sehen: Der Kontakt mit der Natur bringt ein höheres Maß an Glück und Lebenszufriedenheit mit sich.[841] Das trifft auch auf Kinder zu.[842] Nehmen Sie sich eine Auszeit für einen Spaziergang im Wald, für ein Picknick auf einer Lichtung, eine Kräuterwanderung, Führen Sie Telefonate im Grünen. Oder machen Sie Sport in der Natur. Danach sind sie noch besserer Stimmung, als wenn Sie drinnen trainieren.[843]

6. Perspektive wechseln durch Reframing: Reframing heißt so viel wie »neu rahmen«, und genau darum geht es. Die Technik gibt eine Möglichkeit, Ereignisse oder Personen, inklusive der eigenen, neu zu betrachten, ihnen eine andere Bedeutung zu geben. Durch den neuen Bedeutungsrahmen ändert sich auch der emotionale Stellenwert der Personen und Ereignisse. Sie können das Reframen einüben (Seite 265). Wenn Sie etwas Erfahrung damit haben, werden Sie manche Ereignisse von selbst anders bewerten.

Die Situation: Als Sie zur Bushaltestelle kommen, fährt der Bus, den sie nehmen wollten, gerade los.

Ohne Reframing könnte Ihr erster Gedanke sein: »Blöder Fahrer. Die paar Sekunden hätte er doch auf mich warten können.« Oder: »Typisch. Ich habe eben immer Pech.«

Mit Reframing könnte Ihr erster Gedanke sein: »Nicht schlimm. Endlich habe ich etwas Zeit, innezuhalten und durchzuatmen.« Oder: »Toll – das gibt mir die Möglichkeit, etwas Gutes für mich zu tun und zur nächsten Bushaltestelle zu laufen.«

Sie denken jetzt vielleicht, dass Sie sich diese Bedeutung nur einreden. Und das stimmt auch. Allerdings reden Sie sich die andere Bedeutung ebenso ein, nur fällt es Ihnen nicht auf, weil Sie das aus einem Gewohnheitsmuster heraus automatisch tun. Jetzt entscheiden Sie sich bewusst für eine bestimmte Bedeutung, weil Sie Verantwortung für Ihr Wohlbefinden übernehmen. Und je öfter Sie dies tun, desto leichter wird es Ihnen fallen. Diese Art mentaler Disziplin ermöglicht es Ihnen, negative Gedanken und Gefühle zu vermeiden bzw. aufzulösen.[844]

7. Glücksmomente zählen: In der Übung »Count your Blessings« aus der positiven Psychologie geht es darum, am Ende des Tages die erlebten Glücksmomente ausdrücklich zu würdigen. Sie können das mit der Übung »Count your Blessings« (Seite 263) einüben. Der Fachausdruck für solche Techniken ist Interventionen, gemeint ist ein Eingreifen in das Denken und Fühlen mit dem

Ziel einer positiven Wirkung auf das seelische Wohlbefinden. Auch wenn diese Wirkungen geringer sind als ursprünglich gedacht, sind sie doch von Bedeutung.[845] Um glücklicher zu werden, braucht es sowohl Willensanstrengung als auch einen richtigen Weg. Wenn das gegeben ist, dann funktionieren Interventionen, um sich glücklicher zu fühlen.[846]

8. Dankbarkeit ausdrücken: Wann haben Sie den Menschen, denen Sie etwas zu verdanken haben, zuletzt Ihre Dankbarkeit gezeigt? Ihrem/Ihrer Partner/-in, Ihren Freund/-innen, liebsten Kolleg/-innen, den Eltern? Mit der Übung »Danke sagen« (Seite 263) können Sie allen – auch denen, die nicht mehr leben – mental danken. Den Menschen, die Sie in Ihrer Nähe haben oder die Sie zumindest erreichen können, können Sie natürlich direkt danken – mündlich oder mit einer E-Mail, einem Brief. Wenn Sie vor allem sich selbst sofort eine Portion Glücksgefühl schenken möchten, suchen Sie jetzt die drei Menschen aus, denen Sie heute danken möchten – und tun Sie es innerhalb der nächsten Stunden.

9. Mit Freunden zusammen sein, auf andere zugehen: Mit Menschen Zeit zu verbringen, die uns guttun, macht glücklich.[847] Nehmen Sie sich Zeit, die Menschen, die Ihnen wichtig sind, zu treffen oder zumindest mit ihnen im Kontakt zu sein. Auch wenn Sie sehr viel zu tun haben, für eine SMS oder E-Mail, ein kurzes Telefonat ist immer Zeit. Sollten Sie zurzeit keine oder wenig Freunde haben, fangen Sie jetzt an, das zu ändern. Übernehmen Sie Verantwortung dafür, dass Sie nicht vereinsamen. Begeben Sie sich aktiv in Situationen, in denen Sie Menschen treffen können – im Volkshochschulkurs, beim Sport, auf Festen. Trauen Sie sich und machen Sie den ersten Schritt. Nutzen Sie jede Chance, um mit Leuten ins Gespräch zu kommen. Warten Sie nicht länger auf den perfekten Freund, die perfekte Freundin, versuchen Sie nicht, selbst überperfekt zu erscheinen, und zeigen Sie stattdessen echtes Interesse an der anderen Person.

Raus aus der Einsamkeit!

Soziale Isolation ist ein ernstzunehmendes Gesundheitsrisiko. Was passiert mit Menschen, wenn sie gezwungen sind, die Kontakte zu anderen auf ein Minimum zu begrenzen? Wenn Nähe zu anderen die Ausnahme ist und Abstand die Norm? Während der Corona-Lockdowns 2020/21 haben wir das alle gespürt, der eine mehr, die andere weniger. Schatten auf der Seele, scheinbar grundlose Traurigkeit, womöglich Depressionen. Doch das ist nicht alles: Soziale Isolation wirkt auf den gesamten Organismus. Zahlreiche Studien, lange vor der Corona-Krise entstanden, belegen das.

Die Erkenntnisse der Forscher/-innen, kurzgefasst:

- Wenn Menschen zu wenig soziale Unterstützung erfahren und nur ein begrenztes soziales Netzwerk haben, kann sich das negativ auf die Gesundheit auswirken. Soziale Isolation ist ein Risikofaktor für Erkrankungen und verfrühten Tod.
- Soziale Isolation begünstigt das metabolische Syndrom, koronare Herzkrankheiten und Herz-Kreislauf-Erkrankungen sowie Krebserkrankungen. Sie kann zu einer höheren Anfälligkeit für Infektionskrankheiten beitragen.
- Soziale Isolation bringt ein mindestens ebenso hohes Sterblichkeitsrisiko mit sich wie Rauchen oder Fettleibigkeit.

Achtung, schlechte Nachrichten!

Nachrichten über die neuesten Geschehnisse in der Welt sind allgegenwärtig. Sie werden im Fernsehen und der Zeitung sowie zunehmend über soziale Medien, Podcasts etc. verbreitet und erreichen uns, wo wir auch sind, auf dem Smartphone.

Wir sind neurologisch und evolutionär so konditioniert, dass wir negative Nachrichten eher beachten als positive. Medien leben von der Aufmerksamkeit und servieren daher überwiegend negative Nachrichten. Natürlich ist es wichtig, über die Ereignisse und Entwicklungen auf der Welt informiert zu sein. Übermäßiger Konsum von Nachrichten kann sich jedoch schädlich auf unsere Gesundheit auswirken. Studien weisen darauf hin, dass negative Nachrichten schlechte Stimmung, Sorgen und Angst auslösen können.[848] Das wiederum kann zur Folge haben, dass sich Ängste und Sorgen um persönliche Belange steigern.[849]

Der wiederholte Konsum von Berichten über bedrohliche Ereignisse, Gewalt und Unrecht sowie Fake News über angebliche Bedrohungen kann zur Folge haben, dass wir verunsichert werden und uns als Opfer fühlen – nicht nur, weil wir die Welt als gefährlicher und bedrohlicher wahrnehmen, als sie vielleicht ist, sondern vor allem, weil wir mit Situationen konfrontiert werden, auf die wir keinen Einfluss haben und in denen wir nur hilflos zusehen können. Zeuge zu sein, ohne eingreifen zu können, kann Depressionen und Herz-Kreislauf-Erkrankungen begünstigen. Nicht nur die Seele, auch der Organismus leidet.

Ablenkung scheint nicht ausreichend zu sein, um die Folgen des Nachrichtenkonsums auszugleichen.[850] Umso wichtiger erscheint es, einen ausgeglichenen Umgang mit Nachrichtenkonsum zu pflegen.

Meine Empfehlungen:

- Begrenzen Sie die Zeit des Nachrichtenkonsums bewusst auf höchstens 30 Minuten am Tag.
- Machen Sie sich nach dem Lesen/Schauen/Hören von Nachrichten bewusst, wie die Berichte auf Sie wirken. Sollten Sie starke negative Reaktionen wahrnehmen, wäre eine Alternative, nur noch Zusammenfassungen zu lesen oder zu hören oder/und ausgleichende proaktive Tätigkeiten anzuschließen, wie einen Spaziergang an der frischen Luft, eine Meditation oder Malen.
- Achten Sie auf die Qualität der Nachrichten. Gute Informationsquellen haben eine balancierte Sicht auf die Dinge. Sie verbreiten keine Panik.

- Besonders offensichtlich sind die nachteiligen Auswirkungen der sozialen Isolation bei psychischen Störungen. Das zeigen Untersuchungen zu Depressionen, Angstzuständen, Schizophrenie sowie Demenz und Alzheimer.
- Soziale Isolation trägt außerdem dazu bei, dass Menschen sich nicht an Therapiepläne halten und die Anweisungen ihrer Ärzt/-innen zur Einnahme von Medikamenten nicht befolgen.

Nur jammern, um positive Veränderungen herbeizuführen!

Wie reagieren Menschen, wenn etwas nicht nach Wunsch verläuft? Laut einer amerikanischen Studie gibt es diese Varianten:

1. Die Dauerkläger haben es sich zur Gewohnheit gemacht, über Probleme zu grübeln und sich auf Rückschläge zu konzentrieren.
2. Die Ablader stellen sich selbst und ihre negative Erfahrung in den Mittelpunkt und versuchen auf diese Art, Aufmerksamkeit von anderen zu bekommen.
3. Die Instrumentalisierer sind an Lösungen interessiert. Sie beschweren sich, um eine Änderung herbeizuführen.

Lediglich Instrumentalisierer zeigen ein gesundes Verhaltensmuster. Laut einer weiteren Studie geht es allerdings bei weniger als 25 % der Beschwerden tatsächlich darum, das Problem zu lösen. Zielloses, nicht an Lösungen orientiertes Klagen und Beschweren schlägt auf die Stimmung – nicht nur bei denen, die sich die Beschwerden anhören müssen, sondern auch bei denen, die sie äußern. Mit der Zeit entstehen ungünstige Verbindungen im Gehirn.

Tipps:

- Beschweren Sie sich möglichst selten und bleiben Sie guter Stimmung.
- Beschweren Sie sich nur, wenn das nach Ihrer Einschätzung zu einer positiven Veränderung führen wird.
- Begrenzen Sie den Kontakt zu Dauer-Klägern.[851]

Falls auch Sie zu der (wachsenden) Gruppe von Menschen gehören, die unter sozialer Isolation leiden, will ich Ihnen mit diesen Studienergebnissen keine Angst machen. Ich will Sie vielmehr ermutigen, Wege aus der Einsamkeit zu suchen – auch Ihrer Gesundheit zuliebe. Einsamkeit ist nichts, das Sie ertragen oder dessen Sie sich schämen müssten, sondern etwas, was Sie ändern können. Nicht von heute auf morgen, aber in vielen kleinen Schritten. Suchen Sie den Austausch, etwa in einer Selbsthilfegruppe oder einem vertrauenswürdigen Online-Forum. Besprechen Sie mit dem/der Therapeut/-in Ihres Vertrauens Möglichkeiten der Begleitung und Unterstützung, zum Beispiel auch durch eine psychologische Beratung oder Psychotherapie – und scheuen Sie sich nicht, bei Ihrer Krankenkasse die Kostenübernahme zu beantragen. Noch einmal: Soziale Isolation kann sich zu einer ernstzunehmenden Gesundheitsstörung entwickeln. In dem Fall steht Ihnen, wie bei jeder anderen Erkrankung auch, angemessene therapeutische Unterstützung zu.

Gewohnheiten verändern

Es sind in aller Regel nicht die Ausnahmen, die uns krank machen. Gewohnheiten entscheiden darüber, ob wir langfristig glücklich und gesund oder unglücklich und krank sind.

Meist haben sich Gewohnheiten unbewusst über Jahre entwickelt. Für eine langfristige Heilung ist es sehr wichtig, dass wir uns unsere Gewohnheiten bewusst anschauen und mit uns klären, welche wir beibehalten und welche wir ändern wollen.

Gewohnheiten sind nicht grundsätzlich schlecht, im Gegenteil: Wir brauchen Gewohnheiten, um den Alltag zu bewältigen. Gewohnheitsmuster verhindern, dass wir ständig über grundlegende Tätigkeiten nachdenken müssen, wie Gehen, Stehen oder Türen öffnen. Das Gehirn bildet im Alltag immer neue Gewohnheitsmuster, da es Wege sucht, Energie einzusparen. Je mehr solche Alltagsgewohnheiten wir haben, desto effizienter kann das Gehirn arbeiten. Es bleibt Raum für neue Dinge. Neben den nützlichen gibt es leider auch schädliche Gewohnheitsmuster.

Zum Gewohnheitsmuster gehören ein Auslösereiz (Trigger), der das Gehirn in eine automatische Gangart schaltet, Routine und eine Belohnung. Ein einmal gebildetes, über Jahre stabilisiertes Gewohnheitsmuster, die neuronale Schleife im Gehirn, die immer gleiche Abfolge von Impulsen, lässt sich nicht löschen, nur verändern.

Schlechte Gewohnheitsmuster warten nur auf die Auslösereize und die Belohnungen. Sie können so stark sein, dass sie alle anderen Hirnbereiche ausschalten und Außenstehenden völlig verrückt erscheinen. Diese Stärke entsteht durch Verlangen. Verständnis und Erkenntnis darüber, welche Verlangen unserem Verhalten zugrunde liegen, sind wichtig für den Gesundungsprozess.

Schädliche Gewohnheiten so zu verändern, dass sie künftig dauerhaft eine positive Rolle in unserem Leben spielen, ist schwer – aber möglich. Die folgenden Übungen können dabei helfen.

Vorbereitung: Lesen Sie sich alle Übungen in Ruhe durch. Von welcher fühlen Sie sich besonders angesprochen? Diese Übung probieren Sie als erste. Wenn Sie sich damit wohl fühlen, bleiben Sie dabei und wiederholen Sie sie nach der Anleitung. Wenn die erste Übung Sie beim Ausprobieren nicht anspricht, probieren Sie eine der anderen – bis Sie die Übung gefunden haben, bei der Sie erst einmal bleiben wollen. Später können Sie Ihr Repertoire an Übungen erweitern und weitere aufnehmen oder auch Übungen im Wechsel mit anderen anwenden.

Was bringt Gesundheit?

Vorbereitung: Nehmen Sie sich ein Blatt Papier und teilen Sie es mit einer senkrechten Linie in der Mitte, sodass zwei Spalten entstehen.

Über die linke Spalte schreiben Sie: **Gut für mich.**

Über die rechte Spalte schreiben Sie: **Schlecht für mich**.

Legen Sie ein weiteres leeres Blatt bereit.

Ausführung: Auf dem leeren Blatt notieren Sie die Lebensbereiche, die Ihnen wichtig sind.

Beispiele: Familie, Partnerschaft, Freunde, Beruf, Arbeitsumgebung, Arbeitszeit, Beziehungen, Gesundheit, Freizeit, Ernährung, Sport, Urlaub … Möglicherweise fallen Ihnen mehr, weniger oder auch ganz andere Bereiche ein. Nehmen Sie sich die Zeit, die Sie für Ihre persönliche Aufstellung brauchen.

Nehmen Sie sich jetzt die die vorbereitete Liste.

Überlegen Sie:

- Welche Bereiche gehören in die Spalte »Gut für mich«? Tragen Sie diese Bereiche ein.
- Welche Bereiche gehören in die Spalte »Schlecht für mich«? Tragen Sie auch diese Bereiche ein.
- Wenn Sie bei einigen Bereichen das Gefühl haben, dass sie teils gut, teils schlecht für Sie sind, tragen Sie diese Bereiche in beide Spalten ein.
- Lesen Sie die beiden Spalten durch und markieren Sie in jeder Spalte die fünf wichtigsten Punkte.
- Überlegen Sie: Warum sind diese fünf Punkte Ihnen besonders wichtig?
- Ordnen Sie die fünf Punkte, die Sie jeweils ausgesucht haben, nach Wichtigkeit: Von 1 für am wichtigsten bis 5 für am wenigsten wichtig.
- Schauen Sie sich Ihre fünf besten Punkte in Ruhe an: In diesen Bereichen läuft Ihr Leben offenbar so, wie Sie sich es wünschen und wie es gut für Sie ist. Legen Sie den Stift beiseite und nehmen sie sich einen Moment Zeit, um sich zu freuen.
- Schauen Sie sich Ihre fünf schlechtesten Punkte in Ruhe an: Diese Bereiche brauchen offenbar Ihre Aufmerksamkeit.
- Schauen Sie sich jetzt Ihren schlechtesten Bereich in Ruhe an, das ist der mit der Zahl 1. Mit diesem Bereich sollten Sie sich als Erstes beschäftigen. Es ist der Bereich, in dem eine Veränderung am dringendsten ist. Dieses Buch kann Ihnen helfen, diese Veränderung anzugehen. Möglicherweise spüren Sie auch schon seit Langem, dass dieser Bereich so nicht mehr in Ihr Leben passt und Sie etwas ändern müssen. Warten Sie jetzt nicht länger, sondern entscheiden Sie möglichst noch heute, was Ihr erster Schritt sein soll. Tun Sie diesen Schritt zum nächstmöglichen Zeitpunkt.

Gewohnheiten verstehen und verändern

Wie schon gesagt, eine schädliche Gewohnheit lässt sich nicht einfach löschen. Sie können Sie jedoch verändern, so ähnlich, wie Sie eine Datei auf Ihrem Computer überschreiben. Damit das gelingt, brauchen Sie eine starke Motivation, Energie und einen Plan. Wie Sie den erstellen können, erfahren Sie jetzt.

Vorbereitung für die folgenden Übungen: Legen Sie einige leere Blätter Papier und einen Stift bereit.

Energieräuber identifizieren

Wie der Name schon sagt: Energieräuber nehmen uns die Energie, die wir brauchen, um das zu tun, was wirklich wichtig ist: zum Beispiel für unsere Liebsten da zu sein, unserem Beruf nachzugehen – und nicht zuletzt, um für uns selbst zu sorgen.

Energieräuber sind schlau. Sie geben sich nicht gleich als solche zu erkennen, sondern kommen in ganz unterschiedlichen Gestalten daher: Es können einzelne Personen in unserem nächsten Umfeld sein, eine Gruppe von Personen, ein bestimmter Ort, ein Arbeitsplatz, ein Arbeitgeber.

Durchführung:

- Überlegen Sie, ob es in Ihrem Leben Energieräuber gibt. (In jedem Leben gibt es Energieräuber!)
- Schreiben Sie die Überschrift »Energieräuber« auf ein leeres Blatt.
- Überlegen Sie, welche Menschen, Orte, Situationen u. a. bei Ihnen Müdigkeit, Antriebslosigkeit, Niedergeschlagenheit und andere Empfindungen auslösen, die darauf hindeuten, dass Sie an Energie verlieren.
- Notieren Sie Ihre Energieräuber möglichst konkret: Bei Personen schreiben Sie den Namen hin. Bei Gruppen von Personen beschreiben Sie die Gruppen möglichst konkret, also z. B. nicht Kollegen, sondern: die Kolleginnen in meinem Team, die schon länger da sind als ich. Bei Orten nicht z. B. die Firma, sondern: das Großraumbüro.

Gewohnheitsschleifen identifizieren und verstehen

Die meisten von uns kennen ihre Gewohnheiten, die ihnen nicht guttun. Eine solche Gewohnheit kann z. B. sein: Ich esse zu viel Süßes. Doch dieser kurze Satz ist nur ein kleiner Ausschnitt eines Gesamtbildes aus Auslöser, Verlangen, Situation, Routine, Belohnung und anderen Komponenten, die eine Gewohnheitsschleife bilden. Die Gewohnheitsschleife zu verstehen ist der erste Schritt, sie zu »überschreiben«, sodass aus der negativen Gewohnheit eine positive wird.

Sie brauchen auch diesmal ein leeres Blatt Papier und einen Stift.

Entscheiden Sie, mit welcher Gewohnheit Sie sich jetzt beschäftigen wollen. Schreiben Sie diese Gewohnheit als Überschrift auf das Blatt. Beispiel: »Ich nasche zu viel Süßes.«

Schreiben Sie die folgenden Fragen auf Ihr Blatt, und zwar so, dass jeweils etwas Platz für eine Antwort zwischen den Fragen ist:

- Wann (in welcher Situation) nasche ich in der Regel?
- Wie spät ist es?
- Wie fühle ich mich gerade?
- Was ist der Auslöser?

- Wo bin ich?
- Wer ist dabei?
- Was habe ich vorher getan?

Beantworten Sie die Fragen. Sie können auch mehrere Antworten geben. Das könnte so aussehen:

- Wann (in welcher Situation) nasche ich in der Regel? – nachmittags bei der Arbeit.
- Wie spät ist es? – zwischen 14.30 und 15.30 Uhr
- Wie fühle ich mich gerade? – müde, genervt, »keine Lust mehr«
- Was ist der Auslöser? – Ich brauche einen Kick, sonst schlaffe ich total ab; müsste jetzt mal rausgehen
- Wo bin ich? – an meinem Arbeitsplatz/ Schreibtisch
- Wer ist dabei? – Kolleginnen aus dem Team
- Was habe ich vorher getan? – Abteilungsmeeting oder Kundengespräch

Wenn Sie Ihre Gewohnheitsschleife erkannt und analysiert haben, können Sie beginnen, einen Plan B zu erstellen, mit dem Sie die Gewohnheitsschleife allmählich überschreiben (siehe nächste Übung).

Aber Achtung: Sie werden mehrere Varianten erstellen und erproben müssen, bis Ihr Plan B steht. Und es wird eine Zeitlang dauern, bis die Gewohnheitsschleife tatsächlich überschrieben ist. Also: Geduld bitte, geben Sie nicht auf.

Eine neue Routine (Gewohnheit) entwickeln.

- Nehmen Sie ein neues leeres Blatt Papier und teilen Sie es durch senkrechte Linien in 3 Spalten.
- Schreiben Sie über die Spalten von links nach rechts: **Auslöser – Routine – Belohnung**. Oben in jede Spalte schreiben Sie »bisher«, etwa in die Mitte der Spalte schreiben Sie: »ab jetzt«.
- Füllen Sie die Spalten aus. In der Spalte Auslöser schreiben Sie unter »bisher« und »ab jetzt« dasselbe, da Sie den oder die Auslöser nicht verändern können. In den Spalten Routine und Belohnung schreiben Sie unter »bisher« den Ist-Zustand, und unter «ab jetzt« das, was Sie stattdessen künftig tun wollen.

Beispiel für einen Plan B

Auslöser	Routine	Belohnung
bisher: nachmittags im Büro, fühle mich müde und genervt, brauche einen Kick, damit ich nicht einschlafe	bisher: Ich hole mir einen Kaffee und eine Tüte Gummibären und lasse mir beides am Schreibtisch schmecken.	bisher: Lecker! Ich werde wieder wach, die Arbeit kann weitergehen.
ab jetzt: nachmittags im Büro, fühle mich müde und genervt, brauche einen Kick, damit ich nicht einschlafe	ab jetzt: Ich hole mir nur den Kaffee, gehe damit raus und gehe 10 Min. in schnellem Schritt durch den Park.	ab jetzt: Ich bin wieder frisch und auch ein bisschen stolz, weil ich es geschafft habe, die Gummibären wegzulassen.

- Bewahren Sie Ihren Plan B so auf, dass Sie ihn für die nächste »Gummibären-Situation« parat haben.
- Sobald die Situation da ist und Sie den Auslöser spüren, handeln Sie nach Plan B.
- Unmittelbar danach schreiben Sie die ersten drei Dinge auf, die Ihnen in den Kopf kommen. Gedanken, Empfindungen, Gefühle – egal, was. Jeweils ein Stichwort. Nach etwa einer Viertelstunde spüren Sie in sich hinein: Ist das ursprüngliche Verlangen noch da oder wurde es gestillt? Ist vielleicht ein anderes an seine Stelle getreten?

Psychologische Umkehr

Diese Übung kann Menschen helfen, sich selbst anzunehmen, wie sie sind: mit allen Schwächen und Fehlern und auch mit der Unfähigkeit, schädliche Gewohnheiten zu verändern. Sie können sie nutzen, um sich selbst positiv einzustimmen und Ihr Selbstwertgefühl zu stärken und/oder sich eine Atempause zu verschaffen in dem anstrengenden Prozess der Veränderung, Selbstreflexion und auch Selbstkritik.

Sie brauchen nur 5–10 Minuten, in denen Sie ungestört sind, ein leeres Blatt Papier und einen Stift.

Schreiben Sie bis zu fünf Sätze auf, mit denen Sie sich selbst stärken möchten. Sie beginnen mit einer negativen Eigenschaft oder Gewohnheit und enden mit der Aussage, dass Sie sich selbst achten und nehmen, wie Sie sind.

Beispiel: Obwohl ich beim Küssen stinke wie ein Aschenbecher, achte ich mich und nehme mich so an, wie ich bin.

Wichtig: Lassen Sie Ihre Gedanken treiben und sich selbst überraschen, was auf das Blatt Papier wandert oder aus Ihrem Mund tritt.

Auch diese Übung wirkt am besten, wenn Sie Ihre Sätze laut aussprechen und nach jedem Satz eine Schmetterlingsumarmung ausführen (Seite 267).

Führen Sie die Übung über einen Zeitraum von etwa 6 Wochen an 5 Tagen pro Woche für 5–10 Minuten aus.

Erster Schritt zur Veränderung

Diese Übung ist einem hawaiianischen Ritual entnommen. Sie kann Menschen helfen, sich selbst darin zu bestärken, dass sie zur Veränderung in der Lage sind. Sie können sie nutzen, um sich zu Beginn Ihres Weges und auch unterwegs Ihrer eigenen Kraft zu versichern.

Auch hier brauchen Sie nur 5–10 Minuten, in denen Sie ungestört sind. Sie können etwas notieren, nötig ist das aber nicht. Thema sind wieder negative Eigenschaften oder Gewohnheiten, die Sie ändern möchten.

Sagen oder schreiben Sie spontan, was Ihnen dazu in den Sinn kommt. Wichtig ist, dass der Satz immer mit den Worten endet: … und das kann sich ändern.

Beispiel: Ich bin Raucher, und das kann sich ändern.

Auch hier ist wesentlich, dass Sie Ihre Gedanken frei fließen lassen.

Auch diese Übung wirkt am besten, wenn Sie Ihre Sätze laut aussprechen und nach jedem Satz eine Schmetterlingsumarmung ausführen (Seite 267).

Führen Sie die Übung über einen Zeitraum von etwa 6 Wochen an 5 Tagen pro Woche für 5–10 Minuten aus.

Der bejahende Vertrag

Vielleicht haben Sie – wie sehr viele Menschen – die eine oder andere schädliche Gewohnheit, von der sie schon mehrmals vergeblich versucht haben, sich zu trennen. Sie hängen einfach zu sehr an dieser Gewohnheit. Gummibären und Zigaretten schmecken ja auch.

Mein Rat: Seien Sie nett zu sich selbst. Wenn Sie sich auch diesmal Total-Verzicht auferlegen, ist die Wahrscheinlichkeit hoch, dass Sie wieder scheitern.

Schließen Sie einen bejahenden Vertrag mit sich selbst, am besten schriftlich, mit Datum und Unterschrift. Der Text kann zum Beispiel lauten:

Bejahender Vertrag: Ich darf auch künftig Gummibären essen, aber nur noch einmal pro Woche eine Tüte (100 Gramm).

Bewahren Sie den Vertrag so auf, dass Sie ihn immer mal wieder in die Hand nehmen, und überprüfen Sie selbst, ob Sie ihn einhalten.

Wenn Sie merken, dass das einfach nicht gelingt, überprüfen und stärken Sie Ihre Motivation (Seite 12).

Achtung: Strategien wie der bejahende Vertrag sind ungeeignet bei Suchtproblemen aller Art. Hier sollten Sie unbedingt professionelle Hilfe in Anspruch nehmen.

Mögliche Widerstände bei Lifestyleänderungen

Seien Sie aufmerksam, inwiefern Ihre engen Freunde und Familienmitglieder oder bestimmte soziale Normen und traditionelle Geschlechterrollen Ihre anvisierten Lebensstilveränderungen unterstützen, erschweren oder sogar zu vereiteln versuchen. Suchen Sie sich Gleichgesinnte oder einen »Buddy«, der Sie unterstützt, und vermeiden Sie zu häufiges Beisammensein mit Personen oder Situationen, die Sie in alte ungesunde Gewohnheiten hineinziehen.

Gesundheit im Smartphone

Das Smartphone gilt nicht gerade als Gesundmacher. Es kann aber zum wichtigen Verbündeten werden, wenn es darum geht, einen gesundheitsfördernden Lebensstil zu entwickeln, wie Studien belegen. Online-Programme und Apps helfen, wichtige Lebensstilverhaltensweisen wie Ernährung und körperliche Aktivität zu verbessern, Übergewicht abzubauen und Nikotin- sowie Alkoholkonsum zu reduzieren[852]

- Beispielsweise sind die meisten Programme zur Gewichtskontrolle wirksam, vor allem solche, die Teilnehmer beim Kalorienzählen unterstützen oder sie motivieren, einen Ernährungsberater hinzuzuziehen.[853] Die Programme sollten benutzerdefinierte Informationen, personalisiertes Feedback, persönliche Unterstützung, Beratung zum Lebensstil und Selbstbestätigung enthalten.
- Biosensoren, z. B. in Armbanduhren, messen je nach Modell die Schritte, den Schlafzyklus, den Puls und die Körpertemperatur sowie die Herzratenvariabilität. Sie liefern Empfehlungen für Bewegung, Entspannungspausen, Atemübungen, Schlafzeiten und Ernährung, auch mit Erinnerungsfunktion, und bieten so Möglichkeiten der Selbstkontrolle.
- Online-Foren können ein wertvolles Werkzeug sein, sich auszutauschen und zu motivieren.
- Wichtigster Erfolgsfaktor bleibt aber das persönliche Kennenlernen sowie Aufbau und Aufrechterhaltung einer empathischen Beziehung. (Gelegentlich wird z. B. bei Sportprogrammen zusätzlich zu den Videos die Teilnahme an Online-Trainings angeboten.) Ist das geschehen, kann ein anschließendes asynchrones eHealth-Coaching (Coach und Klient/-in sind zu unterschiedlichen Zeiten auf der Plattform aktiv) gelingen. Forscher/-innen empfehlen deshalb, eHealth-Coachings grundsätzlich mit einer individuellen Beratung zu kombinieren.[854]

Epilog: alt an Jahren, jung im Körper

Ja, irgendwann gehören auch wir zu den Senioren. Wir alt wir uns dann tatsächlich fühlen, können wir beeinflussen. Die Wissenschaft zeigt den Weg.

Jeder biologische Organismus unterliegt einem Alterungsprozess – aber warum ist das eigentlich so? Eine der Theorien zur Erklärung des Alterns besagt, dass die alte Generation irgendwann Platz machen müsse für eine jüngere, denn diese sei anpassungsfähiger und könne so besser auf neue Lebensbedingungen reagieren. Hinzu kommt natürlich, dass die Erde keinen Platz bietet für unendlich viele steinalte Lebewesen. Eine andere Theorie besagt, dass irgendwann die Summe schädlicher Umwelteinflüsse zu groß werde und es dadurch allmählich zu einem Funktionsverlust unserer Zellen komme. Wieder andere Forscher/-innen gehen von einer Vererbbarkeit unserer Lebenserwartung aus.

Viel wichtiger als die Suche nach der Erklärung, warum wir altern, erscheint jedoch die Frage, wie man das eigene Altern beeinflussen kann. Denn neben den Genen spielt der individuelle Lebensstil beim Altern, insbesondere dabei, »wie man altert«, eine große Rolle.

Wir haben es in der Hand

Nach einer Verletzung schnell wieder in Bewegung kommen, vielleicht auch mal ein osteopathischer Check-up, das sind schon gute Entscheidungen, sie genügen aber nicht. Es geht darum, dauerhaft die Bedingungen herzustellen, die ein »gutes Altern« ermöglichen. Die wichtigsten Faktoren, die dazu gehören, können Sie beeinflussen. Es sind Ess- und Trinkgewohnheiten, Bewegung, Schlafrhythmus, Rauchen, UV-Strahlung und Stress. Die Bedeutung dieser Faktoren wird Ihnen allein deshalb bewusst sein, weil sie so oft und in so vielen Zusammenhängen in diesem Buch auftauchen.

Ernährung

Mediterrane Ernährung: Die »mediterrane Ernährung«, schon mehrfach erwähnt, senkt das Risiko für die Entwicklung von Herz-Kreislauf-Erkrankungen, Typ-2-Diabetes, Krebs und kognitiven Störungen.[855] Ein wichtiger Bestandteil ist »extra natives« Olivenöl mit einem Polyphenolgehalt von mindestens 150 mg/kg. Es wirkt in hohem Maß antioxidativ[856] und hat positiven Einfluss auf kardiovaskuläre Risikofaktoren[857]. Polyphenole wirken sich außerdem krebs-, entzündungs- und alterungshemmend aus.[858]

Kalorienreduzierte Ernährung: In der Forschung hat sich die Kalorienrestriktion (i.d.R. 20–40% weniger Kalorien) als Goldstandard zur Lebensverlängerung und Regulation von altersbedingten Krankheiten sowie des Alterns an sich etabliert. Eine kalorienreduzierte Ernährung kann unterschiedlichen altersbedingten Krankheiten wie Krebs, neurodegenerativen-, Herz-Kreislauf- und Stoffwechselerkrankungen vorbeugen.[859]

SIRT-stimulierende Nahrung: SIRT steht für die Gruppe der Sirtuine (Enzyme aus der Gruppe der Histon-/Protein-Deacetylasen), welche lebensverlängernd und stressabwehrend wirken sollen. Sie modulieren und regulieren eine Vielzahl von zellulären und physiologischen Prozessen, u.a. Zellvermehrung, -wachstum -differenzierung, Stressreaktionen, den Stoffwechsel und auch den Alterungsprozess. Insbesondere SIRT6 wird momentan auch auf seine antikanzerogenen (krebshemmenden) Eigenschaften untersucht.[860] Sirtuine sind körpereigen, kommen aber auch in Lebensmitteln vor. Besonders reich an Sirtuinen sind folgende Lebensmittel: Kurkuma, Blaubeeren, Grünkohl, Walnüsse, dunkle Schokolade (mindestens 85% Kakaoanteil), Buchweizen, Petersilie, natives Olivenöl, grüner Tee, Chicorée, Kaffee, Kapern, Datteln, Erdbeeren, Zwiebeln, Chilies und Rukola.

Mit der Ernährung die Kraftwerke der Zellen stärken: Das Co-Enzym Q10 ist ein körpereigener Nährstoff mit hohem gesundheitsförderlichem Potenzial. Es hat starke antioxidative Eigenschaften und spielt in der mitochondrialen Bioenergetik eine zentrale Rolle. Mitochondrien werden auch als »Kraftwerke« der Zelle bezeichnet, da sie für die Energiegewinnung zuständig sind. Wegen dieser Eigenschaften könnte das Co-Enzym für die Behandlung verschiedener Erkrankungen, bei denen oxidativer Stress die Hauptrolle spielt (z.B. kardiovaskuläre Erkrankungen, neurodegenerative Störungen, Krebs oder Diabetes Typ 2), infrage kommen und wird derzeit intensiv beforscht.

Q10 ist in der Lage, freie Radikale zu neutralisieren, die zellschädigende Lipidperoxidation zu hemmen und die Mitochondrien vor oxidativem Stress zu schützen. Daher ist es wichtig, auf eine ausreichende Zufuhr von Q10 zu achten. Q10 kommt in pflanzlichen und tierischen Lebensmitteln vor; die besten Quellen sind Fleisch, Fisch, Nüsse und Öle. Außerdem scheint der Organismus sich selbst zusätzlich mit dem Nährstoff zu versorgen. Durch Veränderungen im Stoffwechsel oder in der Biosynthese (Aufbau organischer Stoffe und Zellbestandteile) und oxidativem Stress oder durch die Einnahme bestimmter Medikamente kann es zu Mangelerscheinungen kommen. Ist dieser Mangel nicht mit der Ernährung auszugleichen, kann auch auf Supplemente zurückgegriffen werden. Hinweise für einen Mangel können u.a. chronische Erschöpfung, Antriebslosigkeit, Burn-out, Konzentrationsschwäche, Bluthochdruck und Herzschwäche sein. Bluttests geben Aufschluss.

Pyrrolochinolinchinon (PQQ): PQQ stellt einen wichtigen Co-Faktor in Stoffwechselprozessen dar. Es wird von Bodenbakterien hergestellt, wodurch es in unsere Pflanzen und damit auch in unsere Nahrung gelangt. Ähnlich wie Q10 hat auch PQQ starke antioxidative Eigenschaften und ist wichtig für die mitochondriale Gesundheit. Gegenstand aktueller Forschung sind die Vorteile von PQQ bei Diabetes Typ 2, neurodegenerativen Störungen, Störungen der Kognition und zur Senkung des C-reaktiven Proteins, welches bei entzündlichen Prozessen eine Rolle spielt.[861] PQQ kommt z. B. in der Muttermilch, in einigen Obst- und Gemüsesorten und in grünem Tee vor.

Taurin: Die Aminosulfonsäure Taurin befindet sich in der Zellflüssigkeit und in den Mitochondrien des Körpers. Die Konzentration ist in elektrisch erregbaren (z. B. Nerven- und Muskelzellen) sowie sekretorischen Geweben (z. B. Schleimhäuten) und in Blutplättchen besonders hoch. Es wird vom Körper selbst hergestellt und kann zusätzlich über die Nahrung aufgenommen werden. Zum Beispiel ist Taurin enthalten in Fisch, Meeresfrüchten, Seetang und Eiern.[862] Taurin trägt zum Schutz vor Herz-Kreislauf-Erkrankungen, Störungen der Gehirnfunktion, Diabetes und mitochondrialen Störungen bei. In einer hochwertigen Studie an Bluthochdruckpatienten konnte eine Supplementierung mit der Aminosulfonsäure den Blutdruck senken und die Gefäßfunktion verbessern.[863] In internationalen epidemiologischen Studien konnte außerdem beobachtet werden, dass eine hohe Taurinaufnahme über die Nahrung mit einer langen Lebenserwartung einhergeht.[864]

Ausreichende Versorgung mit Vitaminen B, C, D[865], ggf. durch die Einnahme einer Multivitamintablette (Seite 157).

Bewegung, Nüchterntraining

Herz-Kreislauf-Erkrankungen und Krebs gehören weltweit zu den häufigsten Todesursachen, und körperliche Aktivität spielt eine entscheidende Rolle bei der Sterblichkeit im Zusammenhang mit diesen Krankheiten. So kann regelmäßige körperliche Betätigung das Risiko, an einer dieser Erkrankungen zu sterben, senken. Bei der Krebsprävention ist die Bedeutung von Bewegung besonders hoch. In einer finnischen Längsschnittstudie konnte beobachtet werden, dass die protektiven Eigenschaften von körperlicher Bewegung auch dann relevant sind, wenn Rauchgewohnheiten, Alkoholkonsum und die Ernährung in die statistische Analyse einbezogen werden.[866] Eine kürzlich veröffentlichte Meta-Analyse mit insgesamt 232.149 Teilnehmern ergab, dass Joggen mit einem niedrigeren Risiko für die Gesamtmortalität, für kardiovaskuläre Erkrankungen und für Krebserkrankungen verbunden ist. Die Autoren kamen zu dem Schluss, dass Joggen, sei es auch nur einmal die Woche, sich positiv auf die Langlebigkeit auswirkt.[867]

Eine besondere Form des Trainings ist das Nüchterntraining: Sport treiben, ohne vorher Kalorien zu sich genommen zu haben. Nüchterntraining hat viele positive Wirkungen auf den Stoffwechsel, darunter eine Verbesserung der Insulinaufnahme und der Kontrolle des Blutzuckerspiegels und andere positive Stoffwechseleffekte bei der Energiegewinnung des Körpers.

Schlafrhythmus, UV-Strahlung und Stress

Schlaf: Es ist wissenschaftlich gut belegt, dass zu wenig Schlaf negative Auswirkungen auf die Gesundheit hat, darunter Fettleibigkeit, Typ-2-Diabetes, kardiovaskuläre Erkrankungen, Krebs, kognitiver Verfall sowie Erhöhung der Sterblichkeit insgesamt. Die National Sleep Foundation in den Vereinigten Staaten empfiehlt jungen Erwachsenen 7–9 Stunden und Älteren 7–8 Stunden Schlaf pro Tag[868].

Schutz vor UV-Strahlung ist wichtig als Vorbeugung gegen Hautkrebs (Seite 182)[869].

Stress ist ein weiterer wichtiger Faktor beim Alterungsprozess. Wie schnell wir altern, wird zum Teil von Genen beeinflusst, die mit Stress-Erlebnissen in einer Wechselbeziehung stehen. Stress ist aber nicht gleich Stress: Während sich akuter Stress eher positiv auf die Langlebigkeit auswirkt, fördert lang anhaltender, psychologischer Stress Veränderungen der körpereigenen Systeme, die den Alterungsprozess beschleunigen (z. B. Anstieg von Stresshormonen, Entzündungen, oxidativem Stress und Insulin)[870]. Zudem konnte in einer groß angelegten Studie mit über 1.000.000 Teilnehmern beobachtet werden, dass das subjektive Wohlbefinden mit einem verminderten Mortalitätsrisiko assoziiert ist.[871] Daher ist es von großer Bedeutung für die eigene Gesundheit, einen Ausgleich für Stress zu finden. Beliebte und bewährte Techniken dafür sind z. B. Meditation, Entspannungstechniken oder Yoga.

Service

Quellenangaben

Die kleinen hochgestellten Zahlen in den Texten verweisen auf die Veröffentlichungen, auf die sich der Autor bezieht. Die Listen dieser Arbeiten, genannt jeweils mit Titel, Autor/-in und Erscheinungsjahr sind online abgelegt unter:
www.osteopathie-liem.de/literaturnachweise

Stichwortverzeichnis

Liebe Leserin, lieber Leser,

hat Ihnen dieses Buch weitergeholfen? Für Anregungen, Kritik, aber auch für Lob sind wir offen.
So können wir in Zukunft noch besser auf Ihre Wünsche eingehen.
Schreiben Sie uns, denn Ihre Meinung zählt!

Ihr TRIAS Verlag

kundenservice.thieme.de | Lektorat TRIAS Verlag, Postfach 30 05 04, 70445 Stuttgart

/trias.tut.mir.gut

/trias_verlag

/triasverlag

www.trias-verlag.de/newsletter

Empfehlungen von Torsten Liem

Im Folgenden finden Sie weiterführende Empfehlungen.

Gesundheitsblog und Website des Autors

www.osteopathie-liem.de

Fragebogen

zu Ihren Lebens- und Arbeitsbedingungen, Ihrem Bewegungs- und Ernährungsverhalten sowie gesundheitlichen Beschwerden. Sie können ihn heute ausfüllen – und in einem halben Jahr noch einmal. Der Vergleich wird Ihnen zeigen, was sich verändert hat.
www.osteopathie-liem.de/fragebogen

Charakterstärkentest der Universität Zürich

Der Test dauert etwa 30 Minuten, die anonyme Auswertung enthält Ihre 25 wichtigsten Charakterstärken.
www.charakterstaerken.org

Die Videos der Übungen im Buch finden Sie unter:
www.osteopathie-liem.de/blog/category/selbsthilfe-videos

Bibliografische Information der Deutschen Nationalbibliothek
Die Deutsche Nationalbibliothek verzeichnet diese Publikation in der Deutschen Nationalbibliografie; detaillierte bibliografische Daten sind im Internet über dnb.d-nb.de abrufbar.

Programmplanung: Katja Liese, Kathleen Rother
Projektmanagement: Anja Bippus
Redaktion: Julia Jochim
Bildredaktion: Christoph Frick

Umschlaggestaltung: © Thieme
Layout: CYCLUS · Visuelle Kommunikation, Stuttgart

Bildnachweis:
Umschlagmotiv und Bild S. 3: © Taawon/ stock.adobe.com
Autorenfoto: Simone Schneider, Stuttgart
Fotos im Innenteil: Simone Schneider, Stuttgart
Zeichnungen: Nadja Stadelmann, Luzern
Die abgebildeten Personen haben in keiner Weise etwas mit der Krankheit zu tun.

Textausschnitte auf den Seiten 185–188, 222–228, 230–235 aus: Liem, Psychosomatische Osteopathie, 1. Auflage 2022 © Elsevier GmbH, Urban & Fischer, München

1. Auflage 2022

TRIAS Verlag in Georg Thieme Verlag KG
Rüdigerstraße 14, 70469 Stuttgart, Germany
www.trias-verlag.de

Printed in Germany

Satz: Fotosatz Buck, Kumhausen
Druck: Grafisches Centrum Cuno, Calbe

Gedruckt auf chlorfrei gebleichtem Papier

ISBN 978-3-432-11418-7 3 4 5 6

Auch erhältlich als E-Book:
eISBN (ePub) 978-3-432-11419-4

Wo datenschutzrechtlich erforderlich, wurden die Namen und weitere Daten von Personen redaktionell verändert (Tarnnamen). Dies ist grundsätzlich der Fall bei Patienten, ihren Angehörigen und Freunden, z. T. auch bei weiteren Personen, die z. B. in die Behandlung von Patienten eingebunden sind.

Thieme wendet sich gleichermaßen an Menschen jeder Geschlechtsidentität und nennt Autor*innen konkrete Beispiele, wie sie alle Lesenden gleichberechtigt ansprechen können. Die Ansprache aller Menschen ist ausdrücklich auch dort intendiert, wo im Text (etwa aus Gründen der Leseleichtigkeit, des Text-Umfangs oder des situativen Stil-Empfindens) z. B. nur ein generisches Maskulinum verwendet wird.

TRIAS, einer der führenden Ratgeberverlage im Bereich Gesundheit, gehört zur Thieme Gruppe, marktführender Anbieter medizinischer Fachinformationen und Services. Anspruch der Thieme Gruppe ist es, den im Gesundheitswesen tätigen Berufsgruppen sowie allen an Gesundheit Interessierten genau die Informationen und Angebote bereitzustellen, die sie in einer bestimmten Arbeitssituation oder Lebensphase benötigen. Durch die hohe Qualität und zielgruppenspezifische Relevanz der angebotenen Leistungen bereitet Thieme den Weg für eine bessere Medizin und mehr Gesundheit im Leben.

Thieme